3rd
EDITION

原书第3版

ERCP THE FUNDAMENTALS

ERCP
基础与操作

原著　[美] Peter B. Cotton　[美] Joseph W. Leung

主审　张澍田　　主译　李　鹏　王拥军

中国科学技术出版社

·北京·

图书在版编目（CIP）数据

ERCP 基础与操作：原书第 3 版 /（美）彼得·B. 科顿 (Peter B. Cotton) 等原著；李鹏，王拥军主译 . — 北京：中国科学技术出版社，2025.1

ISBN 978-7-5236-0480-9

Ⅰ . ① E… Ⅱ . ①彼… ②李… ③王… Ⅲ . ①胰管—内窥镜检②胆管—内窥镜检 Ⅳ . ① R570.4

中国国家版本馆 CIP 数据核字 (2024) 第 040857 号

著作权合同登记号：01-2023-0382

策划编辑	宗俊琳　郭仕薪
责任编辑	王　微
文字编辑	陈　雪
装帧设计	佳木水轩
责任印制	徐　飞

出　　版	中国科学技术出版社
发　　行	中国科学技术出版社有限公司
地　　址	北京市海淀区中关村南大街 16 号
邮　　编	100081
发行电话	010-62173865
传　　真	010-62179148
网　　址	http://www.cspbooks.com.cn

开　　本	889mm×1194mm 1/16
字　　数	407 千字
印　　张	17.5
版　　次	2025 年 1 月第 1 版
印　　次	2025 年 1 月第 1 次印刷
印　　刷	北京盛通印刷股份有限公司
书　　号	ISBN 978-7-5236-0480-9/R·3176
定　　价	198.00 元

版权声明

译者名单

主　审　张澍田

主　译　李　鹏　王拥军

译　者　（以姓氏汉语拼音为序）

何　振　隗永秋　李婕琳　李　巍　刘春涛　刘揆亮

吕富靖　宋久刚　王俊雄　王文海　魏红涛　赵　宇

周巧直　宗　晔

内容提要

　　本书引进自 Wiley 出版社，是一部全面阐述 ERCP 技术及临床应用的诊疗指南。本书为全新第 3 版，共四篇 25 章，在上一版本的基础上优化增补了新近研究和临床进展的相关内容，涉及 ERCP 的准备工作、临床操作的主要技巧、临床应用、质控和安全性等，以期结合临床研究数据、著者丰富的临床经验及卓越的学科思维，为初学者提供规范化入门指南，同时为经验丰富的 ERCP 医生提供珍贵的临床借鉴。本书内容实用，阐释全面，可加深内镜医生对 ERCP 的认知并启发新理念，进一步提高我国 ERCP 的操作水平。

主审简介

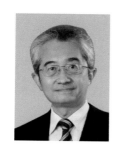

张澍田

主任医师，教授，博士研究生导师，首都医科大学附属北京友谊医院院长、消化分中心主任。国家消化系统疾病临床医学研究中心主任，国家临床医学研究协同创新战略联盟秘书长，国家重点临床专科主任，国家重点学科主任，北京市消化疾病中心主任，中华医学会常务理事，中国医师学会常务理事，世界华人消化医师协会会长，中国医师协会消化医师分会会长，世界消化内镜学会指导委员会委员，亚太消化内镜学会委员，多种期刊副主编、编委。1997年入选北京市"科技新星计划"；2004年获北京市"五四奖章"、北京市十大杰出青年，享受国务院政府特殊津贴；2005年获北京市先进工作者；2006年入选"十百千"人才工程"百"人才；2008年国家卫生部有突出贡献中青年专家；2014年入选北京市医管局"扬帆计划"；2015年北京市领军人才；2003年北京市第十二届人大代表，2018年北京市第十三届政协常务委员，2018年北京市第十三届政协教文卫体专委会副主任。

主译简介

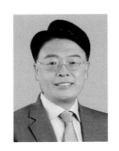

李　鹏

主任医师，教授，博士研究生导师，首都医科大学附属北京友谊医院副院长，消化分中心副主任。消化疾病癌前病变北京市重点实验室副主任，中华医学会消化病学分会常务委员，中国医师协会中西医结合消化医师分会副主任委员，中国医师协会内镜医师分会消化内镜专业委员会常务委员，中国医师协会内镜医师分会内镜感染控制及管理委员会副主任委员，欧美同学会医师协会中西医整合消化病学分会副主任委员，中国医药教育协会腹部肿瘤专业委员会委员。获批科技部中青年科技创新领军人才、北京市战略人才、北京市百千万人才工程人选、北京市医院管理中心"登峰"人才。

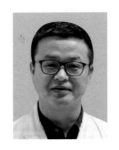

王拥军

主任医师，教授，博士研究生导师，首都医科大学附属北京友谊医院内镜中心主任。中华医学会消化内镜学分会委员，中华医学会消化内镜学分会 ERCP 学组副组长，中国医师协会内镜医师分会消化内镜专业委员会常务委员，北京医学会消化内镜学分会常务委员，北京中西医结合学会消化内镜学分会常务委员，清洗消毒护理学组组长，海峡两岸医药卫生交流协会消化专委会青年委员会副主任委员，《中华消化内镜杂志》编委，《中华消化杂志》通讯编委。积极参与内镜下乳头括约肌扩张的研究工作以及消化内镜及附件国产化工作。多次承担国家级及市级科研课题，参编专著数部，在国际、国内学术会议及杂志上发表论文多篇。

原著者名单

Lars Aabakken, MD, PhD, BC
Professor of Medicine
Chief of Gastrointestinal Endoscopy
Oslo University Hospital, Rikshospitalet
Oslo, Norway

Majid A. Almadi, MB, BS, MSc, FRC
Division of Gastroenterology
King Khalid University Hospital
King Saud University
Riyadh, Saudi Arabia

Alan Barkun, MD, CM, MSc, FRCPC
Division of Gastroenterology
Montreal General Hospital, McGill University
Montreal, Quebec, Canada

Todd H. Baron, MD, FASGE
Director of Advanced Therapeutic Endoscopy
Professor of Medicine
Division of Gastroenterology & Hepatology
University of North Carolina
Chapel Hill, NC, USA

Catherine Bauer, RNBS, MSN, MBA, CGRN, CFER
Director of Digestive Health
University of Virginia Medical Center
Charlottesville, VA, USA;
Society of Gastroenterology Nurses and
Associate President 2018–2019

Benjamin L. Bick,MD
Indiana University School of Medicine Indianapolis,
IN, USA

Michael Bourke, MD, PhD
Clinical Professor of Medicine
University of Sydney
Sydney;
Director of Gastrointestinal Endoscopy Westmead
Hospital
Westmead, Australia

Gregory A. Coté, MD, MS
Professor of Medicine
Medical University of South Carolina Charleston,
SC, USA

Peter B. Cotton, MD, FRCP, FRCS
Professor of Medicine
Digestive Disease Center
Medical University of South Carolina Charleston,
SC, USA

John T. Cunningham, MD
Professor Emeritus of Medicine
Section of Gastroenterology and
Hepatology
University of Arizona
School of Medicine
Tucson, AZ, USA

B.Joseph Elmunzer, MD, MSc
The Peter B. Cotton Endowed Chair in Endoscopic
Innovation
Professor of Medicine and Endoscopic Innovation
Division or Gastroenterology and Hepatology
Medical University of South Carolina Charleston,
SC, USA

Evan L. Fogel, MD
Indiana University School of Medicine Indianapolis,
IN, USA

Erin Forster, MD, MPH
Department of Medicine
Division of Gastroenterology and Hepatology
Medical University of South Carolina
Charleston, SC, USA

Andres Gelrud, MD, MMSc
Gastro Health and Miami Cancer Institute Miami,
FL, USA

Moises Guelrud, MD
Gastro Health and Miami Cancer Institute Miami,
FL, USA

Sundeep Lakhtakia, MD, DM
Asian Institute of Gastroenterology Hyderabad, India

John G. Lee, MD
H. H. Chao Comprehensive Digestive
Disease Center
University of California at Irvine Medical Center,
Irvine, CA, USA

Joseph W. Leung, MD, FRCP, FACP, MACG, FASGE
Emeritus Professor of Medicine
Department of Gastroenterology and Hepatology
University of California Davis School of Medicine
Sacramento, CA;
Chief of Gastroenterology
Section of Gastroenterology
VA Northern California Health Care System GI
Unit, Sacramento VAMC
Mather, CA, USA

Wei-Chih Liao, MD, PhD
Associate Professor
Department of Internal Medicine
National Taiwan University Hospital
National Taiwan University College of Medicine
Taipei, Taiwan

Phyllis Malpas, MA, RN, CGRN
Digestive Disease Center
Medical University of South Carolina Charleston,
SC, USA

Derrick Martin, FRCR, FRCP, Mb, CHb
Radiology Department
Wythenshawe Hospital

Manchester, UK

Robert A. Moran, MD
Medical University of South Carolina Charleston,
SC, USA

Zaheer Nabi, MD, DNB Gastroenterology
Consultant Gastroenterologist
Asian Institute of Gastroenterology Hyderabad,
India

D.Nageshwar Reddy, MD, DM, DSc, FRCP
Chairman and Chief of Gastroenterology
Asian Institute of Gastroenterology Hyderabad,
India

Stuart Ashley Roberts, MD
Radiology Department
University Hospital of Wales
Cardiff, UK

Joseph Romagnuolo, MD, MSc, FRCPC
Department of Medicine
Division of Gastroenterology and
Hepatology
Medical University of South Carolina Charleston,
SC, USA

Stuart Sherman, MD
Indiana University School of Medicine Indianapolis,
IN, USA

Paul R. Tarnasky, MD
Digestive Health Associates of Texas
Program Director Gastroenterology
Methodist Dallas Medical Center
Dallas, TX, USA

Shyam Varadarajulu, MD
Center for Interventional Endoscopy
Florida Hospital
Orlando, FL, USA

John J. Vargo, II, MD, MPH
Cleveland Clinic
Cleveland, OH, USA

Hsiu-Po Wang, MD
Department of Internal Medicine
National Taiwan University Hospital
National Taiwan University College
of Medicine
Taipei, Taiwan

Andrew Yen, MD, FACG, FASGE
Chief of Endoscopy and Associate Chief of
Gastroenterology
Section of Gastroenterology
VA Northern California Health Care System GI
Unit, Sacramento VAMC
Mather, CA, USA

中文版序

近年来，ERCP 技术在我国有了长足的进步和发展，国内各省市已有上千家医院开展了 ERCP 相关的工作，每年完成各类 ERCP 诊疗超过 10 万例次，越来越多的胆胰疾病患者受益于此项内镜介入技术。

中华医学会消化内镜学分会 ERCP 学组根据我国实际情况，制订了最新版的"中国 ERCP 指南（2018）"，进一步规范了 ERCP 操作方法和流程，减少了术中术后并发症的发生。近些年来，有关 ERCP 方面发表的论文数量快速增长，论文质量也较以前有了明显提高，这表明我们的工作已经得到了全世界范围内的认可和嘉许，这一切都说明我国 ERCP 水平已进入相对成熟期。目前，我国 ERCP 发展水平已与国际水平持平，某些疑难 ERCP 操作技术的成功率甚至已超越前沿国家，达到国际领先水平。

但我们仍然要清醒地认识到，我国 ERCP 临床应用还有一些不足，如国内能熟练掌握 ERCP 常规操作技术的医疗机构很多，但真正能完成复杂 ERCP 操作的单位却很少，主要集中在一些大的消化内镜中心。同时，一些医疗机构完成的 ERCP 例数还较少，治疗性 ERCP 开展得更少；我国的消化内镜培训制度尚有欠缺；治疗性 ERCP 操作有待进一步规范；ERCP 技术还需不断创新。我们只有理性地对待成绩，认真查找不足，才能让我国 ERCP 事业获得健康、持续的发展。

李鹏教授和王拥军教授均是我国消化内镜领域的著名专家，从事消化内镜工作 20 余年，在 ERCP 技术方面积累了丰富的临床经验，技术精湛，并培养了大量高水平的从事消化内镜的研究生和进修医生，经常在全国乃至国际消化内镜会议上与国内外著名专家同台操作演示和对话交流。两位教授共同主译了由世界著名 ERCP 大家 Peter B. Cotton 和 Joseph W. Leung 编写的这部 *ERCP:The Fundamentals, 3e*，书中结合大量的临床研究数据和著者丰富的临床经验，从临床应用的角度全面阐述了 ERCP 的方方面面，尤其是对各种临床问题的解决办法进行了详细论述，既有实用性，也有全面性。

相信本书的出版，一定能够进一步规范和提高我国 ERCP 操作水平和推广理念，为中国消化内镜，尤其是 ERCP 的发展和壮大奠定更加坚实的基础。据此，我向大家推荐这部著作。

首都医科大学附属北京友谊医院院长、消化分中心主任
国家消化系统疾病临床医学研究中心主任　　　张澍田

译者前言

1968 年，美国学者 William McCune 率先报道了 ERCP，如今 ERCP 已走过了半个多世纪的历程，并已成为临床诊治胆胰系统疾病的重要手段。目前，ERCP 技术已从一项单纯的影像检查技术发展成为一门微创介入技术，临床上许多胆胰系统疾病，如胆总管结石、梗阻性黄疸、急性梗阻性化脓性胆管炎、胆源性胰腺炎、胆漏、良恶性胆管狭窄、慢性胰腺炎、胰管狭窄等，甚至包括胆囊炎、胆囊结石和胆囊息肉，都可以通过 ERCP 技术得到切实有效的治疗，使患者避免开腹手术带来的创伤，安全性更高，恢复更加迅速。

ERCP 技术于 20 世纪 70 年代被引入我国，在老一辈消化病专家的探索下，在广大消化内镜专家的努力下，ERCP 技术在我国得到了前所未有的发展和普及，越来越多的单位开展了这项工作，从无到有，从弱到强，越来越多的消化科医生甚至普外科医生开始涉足这一领域，累计开展的 ERCP 手术数量逐年增加，ERCP 新技术和内镜及其附属器械也迅速出现，相关的学术活动十分活跃，相关学术组织也相继诞生，ERCP 相关指南和规范也不断问世，使我国胆胰系统疾病介入诊治进入全新的局面。

于中麟教授是我国最早开展 ERCP 和内镜下鼻胆引流术的专家之一，在国内外消化内镜领域享有极高的知名度，为首都医科大学附属北京友谊医院消化内镜的发展和壮大奠定了坚实的基础。在于中麟教授、张澍田教授的带领下，首都医科大学附属北京友谊医院消化内镜中心 ERCP 相关手术在质量和数量上均位于领先水平，并于 2020 年被世界内镜组织评审为最佳内镜中心之一（全球仅 20 家）。我院作为中华医学会消化内镜培训研究中心，每年均通过各种形式培养一定数量的从事 ERCP 的年轻医生，尤其是对外来进修医生的 ERCP 技术和理念的培养，极大推动了我国尤其是北方地区 ERCP 技术的开展和普及。本次组织首都医科大学附属北京友谊医院消化分中心的中青年专家共同翻译了由美国 Peter B. Cotton 和 Joseph W. Leung 共同编写的这部 *ERCP: The Fundamentals, 3e*。本书是一部有关 ERCP 的经典著作，与之前的版次相比，新版本针对 ERCP 技术进行了更加全面系统的阐述，主要包括 ERCP 的准备工作、操作的主要技巧、临床应用、质控和安全性等内容，旨在结合临床研究数据和著者丰富的临床经验及卓越思维，为初学者提供一部规范化入门指南，也为经验丰富的 ERCP 医师提供借鉴，以加深对 ERCP 的认知并启发新理念。相信本书的出版，一定会成为广大内镜医生不可多得的参考书。

首都医科大学附属北京友谊医院副院长、消化分中心副主任　　李　鹏

首都医科大学附属北京友谊医院内镜中心主任　　王拥军

原书前言

ERCP 五十余年的发展历史

历史

1968 年首次报道了内镜下十二指肠乳头插管的尝试。然而，随后不久，日本胃肠病专家与内镜制造商合作开发了适当的长侧视内镜，该方法很快受到关注。1974 年在墨西哥城召开的世界大会上通过了"内镜逆行胰胆管造影术"（endoscopic retrograde cholangiopancreatography，ERCP）的名称。虽然有些人对该技术的可行性和作用持怀疑态度，但该技术逐步在全球被确立为非常有价值的诊断技术，并且可能出现的严重并发症很快也变得清晰明了了。治疗应用的发展，尤其是 1974 年的胆道括约肌切开术和 5 年后的胆道支架置入术，对该技术起到了巨大的推动作用。

对于今天的大多数胃肠病学家来说，很难想象 50 年前胰腺和胆道疾病诊断和治疗所面临的挑战。没有扫描，胰腺是一个黑匣子，它的疾病只有在晚期才能被诊断出来。胆道梗阻经外科手术诊断和治疗的死亡率很高。

从 20 世纪 70 年代中期开始，大约有 20 年是 ERCP 的"黄金时代"。尽管也存在重大风险，但很显然 ERCP 对胆管结石、狭窄和胆漏的诊断和治疗比现有外科手术更容易、更便宜和更安全。在此期间还出现了经皮穿刺肝胆道成像及其引流术的应用，但仅在 ERCP 失败或不可用时才使用（除少数单位外）。

近几十年来，ERCP 在许多方面仍在不断发展。有一些新技术（如可扩张的和生物降解的支架、更简单的胆道镜检查、球囊括约肌成形术、假性囊肿清创术、腹腔镜和超声内镜引导插管）和安全性改善（如胰管支架、非甾体抗炎药、麻醉和二氧化碳）。

ERCP 操作中的其他重要变化是由于放射学和外科的改进以及对质量的关注增加所推动的。

放射学

胆道系统和胰腺的影像学检查有很多方法。高质量超声检查、计算机断层扫描、超声内镜和磁共振扫描（磁共振胰胆管成像）极大促进了对已知和疑似胆胰疾病患者的无创性评估。因此，ERCP 现在几乎完全用于通过无创技术检查确定疾病的治疗。胆道系统的放射介入技术也有了一定发展，当 ERCP 不成功或不能操作时，这些技术是有用的辅助手段。

手术

由于微创技术及更好的围术期和麻醉护理，与手术相关的风险已大幅降低，再也不能总是认为 ERCP 比手术更安全。手术应被视为 ERCP 的另一种合理选择，而不仅仅是当 ERCP 不成功时的选择。

患者权利

该领域的另一个相关发展是患者对其治疗决策的参与增加。患者有权利知道可能为他们治疗的医生信息，以及他们所患疾病可能采取的所有治疗方法的好处、风险和局限性。

质量保证

ERCP 这个术语现在已经不够准确了。该术语最初是描述一种获得胆道和胰腺系统的影像学方法。现在，ERCP 如腹腔镜检查一样，是一个广泛的治疗平台。它可能会被更好地重塑为"确保真正有能力的治疗方法"，因为现在的主要挑战是质量。我们必须确保以正确的方式完成正确的事情。人们越来越关注谁应该接受培训、专业水平如何，以及到底真正需要多少 ERCP 医生。以前，大多数消化科医生培训后进行 ERCP 操作，并继续在这一领域实践。现在的重点是确保有一小部分训练有素的 ERCP 医生，保持训练和增强他们的技能，能够处理更复杂的病例。一些问题在 ERCP 的作用尚未确定的情况下（如在治疗复发性急性和慢性胰腺炎以及可能的 Oddi 括约肌功能障碍方面）成为明确的焦点。越来越严格的研究正在解决这些问题。

本书简介

本书为全新第 3 版。*Advanced Digestive Endoscopy: ERCP* 曾于 2002 年在 gastrohep.com 网站上发布，2006 年由 Blackwell 出版并于 2015 年再版。本版主要归功于其前人，但书名更改为 *ERCP: The Fundamentals* 强调我们试图为受训者和实践者提供核心信息，而不是对现有的大量文献进行学术综述。请注意，我们在很大程度上将技术方面（如何进行）与临床方面分开，以便后面章节的作者能够回顾何时可以进行（及何时最好不进行）的复杂问题。

我们非常感谢所有参与者的努力，并期待有建设性的反馈。

Peter B. Cotton, MD, FRCS, FRCP

Joseph W. Leung, MD, FRCP, FACP, MACG, FASGE

目　录

第一篇

准备工作

Preparation

第 1 章

培训和能力评估（内镜医生的准备）
Training and Assessment of Competence (Preparing the Endoscopist)

Joseph W. Leung   Peter B. Cotton   著

要　点

- ERCP 包括一系列不同复杂程度的治疗操作。
- 培训包括临床和技术两个方面。
- 亲自动手的学徒训练占主导地位，但各种模拟器可能会有所帮助。
- 应客观地评估能力，并向患者提供数据。

一、背景

内镜逆行胰胆管造影术（endoscopic retrograde cholangiopancreatography，ERCP）是最复杂的消化内镜操作。它具有极大的获益潜力，但同样也具有重大的失败风险、不良事件的风险[1] 和法医学风险[2]。显然，这项操作应该尽可能地做到最好，近来质量控制越来越受到关注。关键问题包括以下几点。

- 应该培训谁？
- 应该教什么，如何教？
- 谁来教？
- 如何评估培训和能力？
- 什么样的水平是可以接受的？

二、应该培训谁

ERCP 培训通常是消化科研究生和部分外科医生培训的一部分。随着磁共振胰胆管成像（magnetic resonance cholangiopancreatography，MRCP）和超声内镜（endoscopic ultrasound，EUS）的广泛使用，其所需的数量已经减少。在结构化的英国国家卫生系统中，现在培训职位的数量是根据预计的人口需求量身定制的。在许多国家，特别是在美国，没有这种限制，导致一些受培训的医生被忽视，部分受培训的医生在实践中只有不多的病例。培训计划的职责是确保培训人员能够达到安全独立操作的能力水平。在美国，为了限制培训人数，同时培养更加合格的培训人员，一些消化项目计划将高级内镜检查（ERCP 和 EUS）限制在培训的第 4 年。

三、应该教什么，如何教

虽然我们主要关注的是，在传授必要的技术技能方面所涉及的困难，但必须认识到，最佳 ERCP 要求从业人员知识渊博，包括了解胰腺和胆道的解剖和各种疾病，以及许多替代性诊断和治疗方法，并熟练掌握患者护理的基本原则。这些重要的方面应包括在基础的消化科培训计划中，如美国的 3 年 fellowship 阶段。亲自动手的实践培训是 ERCP 实践的一个组成部分，在带教老师的密切监督下以渐进方式进行，以避免出现有害或可能造成负面影响的错误。

（一）复杂程度分级

ERCP 不是一种单一操作。该技术包括通过十二指肠乳头进行的一系列的广泛的干预措施。由 Schutz 和 Abbot 介绍的关于 ERCP 复杂性或困难水平的概念，最近已由美国胃肠内镜学会（American Society for Gastrointestinal Endoscopy, ASGE）的一个工作组进行了更新[3]（表 1-1）。级别 1 和级别 2 包括标准操作（主要是胆道），可以在社区层面相对较短的时间内进行。更复杂的级别 3（高级）和级别 4（更高级）手术主要由转诊中心相对较少的接受过高水平培训的内镜医生进行。

这些区别显然与培训相关。所有人培训后能力都不能低于级别 2。一些执业医生将在实践中逐步提高这些技能（通过被指导、自学和课程），通过更复杂的实践培训，高级职位的数量也在增加（如在美国的第 4 年）。

（二）进阶训练

与其他内镜操作一样，基本 ERCP 培训包括讲座，学习课程，教导式教学，图书、图谱和视频的使用，以及动手操作的临床实践[4-6]。临床教学包括正确的病史采集和体格检查以及相关的实验室检查。总体管理将包括与有胰胆管问题的住院和门诊患者沟通，讨论各种诊断和治疗选择以及风险评估和如何缓解。这最好在多学科环境中实现，特别是与外科医生和放射科医生密切合作。

经过一段时间的观察后，技术培训从学习正确的内镜插入和定位技术开始。尽管受训者可能进行过许多上消化道内镜检查和结肠镜检查，但处理和操作侧视十二指肠镜仍需要不同的技能。新手内镜医生需要 20～30 个病例才能够掌握操

表 1-1 **ERCP 复杂程度分级**

基础水平（级别 1 和级别 2）

- 目的胆管的深插管和取样
- 胆道支架移除或更换
- 胆管结石取出（< 10mm）
- 胆漏的治疗
- 肝外良恶性狭窄的治疗
- 预防性胰管支架的放置

高级水平（级别 3）

- 胆管结石取出（> 10mm）
- 小乳头插管与治疗
- 内移胆道支架取出
- 导管内成像、活检和针吸
- 急性或复发性胰腺炎的处理
- 胰管狭窄的治疗
- 移除可移动且 < 5mm 的胰腺结石
- 肝门及以上狭窄的治疗
- 疑似括约肌功能障碍的治疗（± 测压）

更高级水平（级别 4）

- 胰腺内移支架的取出
- 导管内引导下治疗（PDT、EHL）
- 胰腺结石嵌顿或 > 5mm
- 肝内结石
- 假性囊肿引流和坏死切除术
- 壶腹切除术
- Whipple 手术、Roux-en-Y 手术或减重手术

PDT. 光动力疗法；EHL. 液电碎石术
改编自 Cotton 等[3]

作侧视镜的基本技能。

选择性插管所需导管（通常最初为胆管）是 ERCP 的关键环节，因为其对治疗干预至关重要。这一步的不熟练可直接导致失败，并增加了术后胰腺炎的风险。深部插管允许导丝通过，以支持括约肌切开术、支架置入和球囊扩张。这些基本步骤的培训应分阶段进行。带教老师演示了技巧，然后给予口头指示以指导实际操作的学员。在复杂的情况下，带教老师可能会接管部分操作以完成比较困难的步骤，然后允许受训者继续操作。受训者将通过学习不同的步骤获得基本 ERCP 经验，尽管不一定是以系统的方式，但是

受训者能够从中吸收经验，并最终能够独立完成整个手术。

受训者学习更多复杂技能的程度将取决于许多因素，尤其是培训中心的可用时间长度和各种病例组合。

受训者还必须了解 ERCP 操作过程中所使用的所有器械，包括放射安全性的重要方面。在大多数中心，可能没有专门的放射学技术人员来帮助操作 X 线设备（通常是便携式 C 形臂）。受训者们应接受操作 X 线设备的培训和认证，以确保患者安全。同样，正确解读 X 线片对于确定治疗干预的下一步至关重要，受训者应接受影像学的读片训练，以指导后续治疗。ERCP 是一项团队活动，有必要认识到训练有素和积极进取的工作人员的重要性。

（三）模拟训练

由于许多医院的病例相对短缺，以及培训中涉及风险，通常鼓励开发替代实践操作的辅助方法。模拟训练为受训者们提供了一个使用内镜和各种器械的机会，并在对患者进行操作前熟悉操作流程。初步数据表明，模拟训练可提高新手的临床技能[5]。

近年来，资格认证和管理机构建议或强制要求将模拟训练用于培训，作为住院医生教育的一部分，并且模拟机已在外科手术中广泛使用。ERCP 模拟培训的本质是为受训者们提供了解基本解剖学的机会，熟悉设备（附件），学习十二指肠镜的基本操作、附件的使用和与助手配合的基本技术，而不涉及患者。除非替代实操的方法提供了使用真正内镜和附件的机会，并具有实操过程，否则受训者可能无法获得额外的或补充训练的益处。

不同的模拟机可用于学习和实践 ERCP 技术。因此，理想的模拟机 / 模拟培训应向受训者提供学习机会以提高基本技能，演示实际操作以帮助受训者了解解剖结构和运动能力，使受训者轻松融入培训计划（即不需要特殊设置即可重复操作的廉价及便携式系统），培训的内容包括治疗的流程，以及真正十二指肠镜和附件的运用，也包括 X 线机的使用[7]。

虽然使用活体的麻醉猪进行 ERCP 操作与人体结构最相似，但很少使用，因为它昂贵、所需人工量大、难以在没有特殊设施的情况下组织进行，并具有潜在的伦理问题。一般而言，多运用这 3 种类型的模拟器：计算机模拟器、离体猪胃模型和机械模拟器（表 1-2）。计算机模拟器（如 GI Mentor II）可用于学习解剖结构，包括十二指肠运动和插管的基本方向[8]。然而，计算机模拟器使用特殊探头而不是真正的附件，这缺乏真实性，并且在治疗性 ERCP 的"内镜和附件"操作时不能提供真正的触觉。

一种更常用的训练模型是附有胆道系统的离体猪胃模型，允许受训者使用真实的十二指肠镜和附件进行练习[9]。然而，解剖变异（即在猪模型中十二指肠乳头与幽门更加靠近）使得内镜定位和插管更加困难。此外，有单独的胆道和胰腺导管开口，使其不适合进行选择性插管。为便于胆管十二指肠乳头切开术的训练，通过将鸡心脏（Neopapilla 模型）连接到十二指肠第二部分创建单独开口，进一步改进了猪模型，该开口纠正了解剖学差异，并允许对每个鸡心脏（人工乳头）进行多次（最多三次）乳头切开[10]。

另一种形式的补充模拟培训涉及使用机械模拟器，即 ERCP 机械模拟器（ERCP mechanical simulator，EMS）或 X-vision ERCP 模拟器[11, 12]。两种方法均采用硬性模型，具有与机械十二指肠相适应的特殊乳头。选择性插管可以通过注入显色液（X-vision）或在导管或乳头切开刀（EMS）的帮助下使用导丝实现。X-vision 模型是在由特殊材料制成的人工乳头上实施乳头切开术[13]。EMS 是在使用浸有特殊导电凝胶的泡沫状乳头上进行乳头切开术[14]。此外，运用 EMS

表 1-2　高级 ERCP 训练中不同模拟器的比较

| | | 机械模拟器 | 计算机模拟器 | 动物组织模型 | |
		EMS 和 X-vision	GI Mentor Ⅱ	活体动物	离体猪胃模型
	参考文献	[7, 11, 13-17]	[8]	[5]	[9, 10]
	预编程	否	是	否	否
	演示解剖结构	模拟	模拟	是 *	是 *
	演示动力性	否	模拟	是	否
	基本设备	内镜和透热疗法	探头和软件	内镜和透热疗法	内镜和透热疗法
	真正的内镜和附件	是	否	是	是
	十二指肠乳头切开	是（人工的）	模拟的	是	是（Neopapilla‡）
学习经验	触觉感受	非常好	好	非常好	非常好
	配合 / 团队合作	是	可能	是	是
	监督培训	是	可能	是	是
	经验评分	是（手动）	是（计算机）	是（手动）	是（手动）
	临床益处	是（EMS†）	可能	可能	可能
技术支持	麻醉 / 技师	否 / 否	否 / 否	是 / 是	否 / 是
	助手	是	否	是	是
	X 线机器（+ 定时器）	模拟	否	是	透照
	模型估计的成本	3000～5000 美元	90000 美元	1 个动物 1000 美元	1 套 250 美元
	可重复性训练	是	是	是（同一天）§	是（同一天）§
	特殊 / 动物实验室专用内镜	否	否	是	是
	不同水平的难度系数	是	是（程序设定）	否	否
	客观评估	是	计算机记录	是	是
	文件记录	手动	计算机	手动	手动
	重复性	是	是	可能	可能
	可作为常规训练的一部分	容易	容易	困难	可能

*. 猪胃模型的解剖变异，十二指肠乳头靠近幽门
†. 两篇已发表的随机对照研究和一篇摘要显示，EMS 是目前仅有的被证明过的模型，受训者的临床表现可以通过模拟训练的指导而获得提高
‡. Neopapilla 改良模型允许进行多次乳头切开术（每个"乳头"最多 3 次）
§. 活体动物模型每只动物仅允许进行一次乳头切开术；离体模型仅允许进行一次乳头切除术，除非使用 Neopapilla 模型
EMS. ERCP 机械模拟器

还可以进行狭窄扩张、细胞学刷检和支架置入以及网篮取石和机械碎石的操作。设备制造商也使用机械模型来操作特殊配件，但文献中没有数据报道。尽管有不同的模拟器可用于补充临床 ERCP 培训，并且有两项前瞻性试验显示了其在提高受训者基本技能方面的价值[15, 16]，但迄今为止，其使用基本上仅限于特殊的教学基地。作为教学基地的一部分，要求受训者和带教老师对可用于学习 ERCP 的不同模拟器进行评估。一项试验在 EMS 和计算机模拟器之间进行了头对头比较，另一项比较了 EMS 和改良猪胃模型（pig stomach model，PSM）在 ERCP 实践中使用的容易程度和有效性。EMS 和 PSM 均被认为对 ERCP 训练非常有用，因为它们使用了真实内镜和附件[17]。由于相同的原因，EMS 被认为优于计算机模拟器[18]。

四、谁来教

熟练的内镜医生不一定是好老师。带教老师需要能够识别并纠正受训者们在技术操作和临床判断方面所犯的错误，并以支持性而非惩罚性方式进行。"培训教练"课程有助于突出关键要素。在英国体系中，现在强制要求参加此类课程，并要求受训者们通过电子评估系统来评价他们的带教老师。

五、如何评估培训和能力

无论采用何种培训方法，关键问题显然是受训者的表现如何。受训者应记录其培训的日志（包括模拟器和患者），表 1-3 至表 1-5 中建议了一些衡量指标。

在模拟器操作中，更容易记录操作的客观评估（表 1-2）。特定的终点可能包括操作的成功执行和所需的总操作时间，包括在操作过程中使用模拟透视时间[11]。计算机模拟培训期间的文件记录更完整，可跟踪执行特定程序所需的时间

和尝试次数。训练中的调整或修正可以通过使用不同复杂程度的计算机软件来完成，而机械模拟器可以调整不同的设置，包括改变乳头位置或胆管狭窄程度来完成。这些变化可以满足不同困难程度的手术需求，从基础插管到十二指肠乳头切开以及更高级的操作，如模拟胆管狭窄放置多个支架[19]。

总体而言，带教老师的评估更加主观，主要是依据受训者们总体临床表现的（表 1-3 和表 1-4）汇总，包括技术和临床。毕业医学教育认证委员会（Accreditation Council for Graduate Medical Education，ACGME）制订了客观终点，用于检测 ERCP 培训质量和操作的成功，但严格来说，这些终点不能解释该技术操作的所有不同方面。

数量

关于"受训者需要多少个实际病例才能胜任"的问题几十年来一直在该领域讨论。Jowel 等的研究显示经过 180～200 次实操后，受训者仅接近 80% 的能力[20]，所以 ASGE 最初猜想的 100 例是严重不足的。ASGE 建议受训者在被认定为有能力或准备进行能力评估之前，应该有 200 例 ERCP 实际操作，插管成功率为 80%，超过一半的操作是治疗性的[21]。澳大利亚有更严格的标准，要求受训者在没有带教老师参与的情况下完成 200 次成功的单独操作[22]。

这些评估通常是由"基地"富有同情心的带教老师进行的，并且是主观信息的复杂混合体。我们通常认为受训者"相当好"，但我们不知道他们在实践中，一旦与经验不足的员工（以及可能不熟悉的设备）合作，或在一些同行的压力下，能否取得成功。

唯一重要的数字（在实践和培训中）是使用商定的质量指标，如胆管深插管成功率和胰腺炎发生率的实际结果。因此，我们长期建议从业人员收集这些数据（报告卡）[23]，并将其与同行（基

表 1-3 用于评估受训者训练的部分模拟器的操作评分

插管	位置——正确的定位和轴向	1 分
	选择性的导管成功 / 深插管	1 分
	插管失败	-2 分
	尝试的次数	
导丝操作	操作导丝进行插管和通过狭窄	1 分
	协调交换附件	1 分
	丢失了导丝 / 入路	-1 分
	导丝的末端掉到了地上	-1 分
球囊扩张	充气器的恰当准备	1 分
	在充气的过程中保持球囊正确的位置	1 分
	球囊内剩余过量的气体	-1 分
细胞学	细胞学检查期间控制刷子的位置	1 分
	记录裸刷通过狭窄	1 分
支架	能够正确测量支架的长度	1 分
	正确的支架放置	1 分
	胆总管内放置多枚支架	1 分
	演示如何放置自膨式金属支架	1 分
	支架过长或过短	-2 分
网篮	恰当的胆石接合和移除	1 分
	演示如何解脱网篮和石头的嵌顿	1 分
	演示机械碎石技术	1 分
	胆石被推入肝内胆管	-1 分
取石球囊	能够控制球囊的大小	1 分
十二指肠乳头切开	在切开的过程中保持正确的位置	1 分
	控制切割导丝的张力	1 分
	如有必要改变导丝的位置	1 分
	实施逐步切开	1 分
	确定乳头切开的大小	1 分
	切开偏离	-2 分
带教老师的帮助	仅使用口头指导	1 分
	动手帮助 25%	-1 分
	动手帮助 50%	-2 分
	动手帮助 75%	-3 分

表 1-4　临床评估（在 ERCP 完成时由带教老师填写）

ERCP 操作评分			
受训者操作过程中带教老师没有动手帮助			
选择性插管	是	否	NA
胆管括约肌切开	是	否	NA
胰管括约肌切开	是	否	NA
胆管结石取出	是	否	NA
球囊扩张	是	否	NA
细胞学刷检	是	否	NA
胆管塑料支架置入	是	否	NA
胰管塑料支架置入	是	否	NA
金属支架置入	是	否	NA
机械碎石	是	否	NA

（是＝1，否＝0；实际 ERCP 操作评分＝适用类别的总和 / 数量，该评分用作分析的协变量）

ERCP "错误" 评分			
在该受训者执行 ERCP 期间是否发生以下情况			
插管失败	是	否	NA
将空气注入管道	是	否	NA
（梗阻的）胆道系统过度充盈	是	否	NA
导丝末端掉到了地面上	是	否	NA
丢失导丝 / 入路	是	否	NA
使用的支架长度不合适（太短）	是	否	NA
未能记录穿过狭窄的裸刷	是	否	NA
没有控制好的乳头切开	是	否	NA
胆石被推入肝内胆管	是	否	NA
胆石和网篮嵌顿	是	否	NA

（是＝0，否＝1；实际 ERCP 错误评分＝适用类别的总和 / 数量，该评分用作分析的协变量）

临床表现评估（优秀、良好、差、未评估）
手术前患者的准备
术后护理
先前影像学评估
ERCP 放射线片的解读
与患者的沟通
　• 与家属
　• 与推荐人
标准 ERCP 技能当前能力的总体评估（％）

表 1-5　带教老师考核受训者的表现评分（5 分制）

5 分（优秀）	显示在操作附件方面具有良好的知识，能够成功完成 80% 以上的病例，无医源性失败或并发症，或者表现与主治医生一样好
4 分（良好）	表现出良好的知识、良好的技能，只需要带教老师偶尔帮助
3 分（平均）	了解附件的操作，仅显示实际操作附件的合理知识，平均技能，需要带教老师的帮助
2 分（一般）	可以操作侧视的十二指肠镜，了解附件操作，不确定附件的实际操作或性能，需要带教老师提供 50% 以上的帮助
1 分（较差）	良好操作胃镜，操作侧视镜不熟练，有些了解附件，但不了解附件或导线的操作或控制，需要带教老师的大量关注和帮助

准）进行比较[24]。这些系统还包括复杂程度分级，这样操作的范围就可以被记录下来。

由于需要 X 线，ERCP 是仅能在医院进行的一种内镜操作。医院有责任确保其认证和特权系统，仅允许有能力的内镜医生进入其所在单位。在美国进行的一项资格认证实践调查表明仍有改进的空间[25]。

我们还能如何推进？训练结束时的评估可由除带教老师之外的人在其家庭环境或其他地方通过记录簿、视频、参考资料和操作的观察（实况和模拟）的组合进行。理想情况下，应该有某种形式的国家级认证，包括复杂程度分级。

六、什么样的水平是可接受的

ERCP 操作的质量存在显著差异。以深部胆管插管作为关键指标，我们知道专家的成功率超过 95%，但并非所有病例都可以或应该由专家完成。那么什么是可以接受的，谁来决定？专业协会通常建议总体为 85% 或 90%，但很大程度上取决于临床环境和背景。在紧急情况下（如急性胆管炎），不够专业的内镜医生也是可以接受的，

因为可能会挽救生命，但具有更复杂的和选择性问题的患者可能更倾向于（如果有选择）转诊至三级中心。患者不应害怕询问他们可能的干预医生的经验，并要求查看报告卡[23]。这一部分将在第 25 章中进一步讨论。

七、结论

ERCP 现在包括各种各样的操作，这需要有支持性的环境，有经验丰富的团队，同时具备极佳的临床和技术技能。培训和实践的结构正在逐步完善，以提高全世界 ERCP 操作的质量，同时患者对这些问题的了解也越来越多。我们希望未来很少有培训不足的、工作量小的 ERCP 医生[26]。

八、附录

在临床实践中评估受训者表现的一些示例。

（一）插管

了解对比剂的使用（不同浓度），预充导管并消除气泡，准备导丝引导的乳头切开刀（必要时，塑形导管或乳头切开刀）。

能够以正确的方向实现正确的定位，并与相应的导管保持轴向一致，选择性地深插单独的系统（胆总管或胰管），恰当地使用对比剂注射，避免胰腺或阻塞的胆道系统过度充盈，并且能够采集良好的 X 线片用于记录。

（二）导丝操作

了解不同导丝的使用及应用，能够操作导丝协调地进行附件交换，在交换过程中控制良好，避免导丝位置丢失，如果需要，塑形导丝头端，从而能够顺利地通过困难的（成角度）胆管狭窄，将导丝选择性地放置到左右肝内胆道系统或胰管中。

（三）扩张（硬质导管或球囊）

了解硬质导管扩张器与球囊扩张器的使用情况，了解如何使用（稀释）对比剂填充充气器，

并消除注射器中的空气，操作充气器，球囊尺寸的选择，良好地配合交换，以及在扩张过程中保持球囊的位置。

了解在特殊情况下使用 Soehendra 支架回收器进行扩张。

（四）细胞学

了解双腔细胞学刷或单腔细胞刷的使用，不同情况（胆道或胰腺）下细胞刷的选择，能够控制（并记录）采集细胞学标本期间细胞刷的位置，了解如何制备特殊的载玻片和标本。

（五）支架置入术

了解直的和双猪尾支架之间的差异、支架的选择、知道并能够操作如何使用不同方法测量支架长度、困难支架置入时导丝的选择（肝内胆管狭窄）、特殊支架（左肝胆管）和支架的正确置入（位置和长度），并且能够在胆总管、肝右管和肝左管中放置多个支架。

（六）网篮

了解不同类型网篮的操作，包括导丝引导的网篮、碎石网篮的操作，了解并演示正确的结石接合和取出，演示如何解脱嵌顿的网篮和石头，了解并演示使用机械碎石器的技能，了解并知道如何将网篮引导至肝内系统。

（七）取石球囊

了解如何操作取石或球囊封堵，了解如何控制球囊的空气量，避免过度充盈球囊，并了解在操作过程中如何调整球囊尺寸（使用双向旋塞阀）。

（八）乳头切开

了解胆管和胰管的轴向，知道如何沿各自的轴向进行可控制的切开，知道如何纠正偏离的切开，知道何时停止切开，展示了解并运用不同的止血方法来控制乳头切开术后的出血，并能够插入胆道支架以确保引流。

参考文献

[1] Cotton PB. Complications of ERCP. In: Cotton and Leung, eds. *Advanced Digestive Endoscopy: ERCP*, 339-403. Malden, MA: Blackwell Publishing, 2005.

[2] Cotton PB. Analysis of 59 ERCP lawsuits; mainly about indications. *Gastrointest Endosc* 2006;63:378-382.

[3] Cotton P, Eisen G, Romagnuolo J, et al. Grading the complexity of endoscopic procedures: results of an ASGE working party. *Gastrointest Endosc* 2011;73:868-874.

[4] Cohen J. Training and credentialing in gastrointestinal endoscopy in endoscopy practice and safety. In: PB Cotton, ed. *Advanced Endoscopy* [e-book], Gastrohep.com 2005: 1-50.

[5] Leung J, Lim B. Training in ERCP. In: Cohen, ed. *Successful Training in GI Endoscopy*. Oxford: Wiley-Blackwell, 2010; 85-96.

[6] Chutkan RK, Ahmad AS, Cohen J, et al. ERCP core curriculum. *Gastrointest Endosc* 2006;63(3):361-376.

[7] Leung JW, Yen D. ERCP training—the potential role of simulation practice. *J Interv Gastroenterol* 2011;1:14-18.

[8] Bar-Meir S. Simbionix simulator. *Gastrointest Endosc Clin N Am* 2006;16(3):471-478, vii.

[9] Neumann M, Mayer G, Ell C, et al. The Erlangen Endo-Trainer: lifelike simulation for diagnostic and interventional endoscopic retrograde cholangiography. *Endoscopy* 2000; 32: 906-910.

[10] Matthes K, Cohen J. The neo-papilla: a new modification of porcine ex-vivo simulators for ERCP training (with videos). *Gastrointest Endosc* 2006;64(4):570-576.

[11] Leung JW, Lee JG, Rojany M, et al. Development of a novel ercp mechanical simulator. *Gastrointest Endosc* 2007; 65(7): 1056-1062.

[12] Frimberger E, von Dellus S, Rosch T, et al. A novel and practicable ercp training system with simulated fluoroscopy. *Endoscopy* 2008;40:517-520.

[13] von Delius S, Thies P, Meining A, et al. Validation of the X-Vision ERCP training system and technical challenges during early training of sphincterotomy. *Clin Gastroenterol Hepatol* 2009;7(4):389-396.

[14] Leung J, Yen D, Lim B, et al. Didactic teaching and simulator practice improve trainees' understanding and performance of biliary papillotomy. *J Interv Gastroenterol* 2013; 3: 51-55.

[15] Lim B, Leung J, Lee J, et al. Effect of ERCP Mechanical Simulator (EMS) practice on trainees' ERCP performance in the early learning period: U.S. multi-center randomized controlled trial. *Am J Gastroenterol* 2011; 106: 300-306.

[16] Liao W, Leung J, Wang H, et al. Coached practice using ERCP mechanical simulator improves trainees' ERCP

performance: a randomized controlled trial. *Endoscopy* 2013; 45: 799-805.

[17] Leung J, Lim B, Ngo C, et al. A head-to-head comparison of practice with ERCP computer (ECS) and mechanical (EMS) simulators by experienced endoscopists and trainees. *Dig Endosc* 2012;24:175-181.

[18] Leung J, Wang D, Hu B, et al. A head-to-head hands-on comparison of ERCP mechanical simulator (EMS) and ex-vivo porcine stomach model (PSM). *J Intervent Gastroenterol* 2011;1:108-113.

[19] Leung JW, Lee W, Wilson R, et al. Comparison of accessory performance using a novel ERCP mechanical simulator. *Endoscopy* 2008;40:983-988.

[20] Jowell PS, Baillie J, Branch MS, et al. Quantitative assessment of procedural competence. a prospective study of training in endoscopic retrograde cholangio-pancreatography. *Ann Intern Med* 1996;125(12):983-989.

[21] Baron T, Petersen BT, Mergener K, et al. Quality indicators for endoscopic retrograde cholangiopancreatography.

Gastrointest Endosc 2006;63(4):S29-S34.

[22] Conjoint Committee for Recognition of Training in Gastrointestinal Endoscopy. Endoscopic Retrograde Cholangiopancreatography (ERCP). Available at: https://www.conjoint.org.au/applicants.php#ercp. Accessed December 27, 2019.

[23] Cotton PB. How many times have you done this procedure, doctor? *Am J Gastroenterol* 2002;97:522-523.

[24] Cotton PB, Romagnuolo J, Faigel DO, et al. The ERCP Quality Network: a pilot study of benchmarking practice and performance. *Am J Medical Quality* 2013; 28(3):256-260.

[25] Cotton PB, Feussner D, Dufault D, et al. A survey of credentialing for ERCP in the United States. *Gastrointest Endosc* 2017;86:866-869.

[26] Cotton PB. Are low-volume ERCPists a problem in the United States? A plea to examine and improve ERCP practice-NOW. *Gastrointest Endosc* 2011;74(1):161-166.

第2章 设施和设备的准备

Preparing the Facilities and Equipment

Joseph W. Leung　Andrew Yen　著

要　点

◆ ERCP 诊疗室需要特别规划，设备的摆放，不同人员的工作区域以及各种附件的放置需要合理布局。

◆ 内镜和 X 线机的监视器需要并排摆放在内镜医生和护理工作人员的对面，并与视线平齐，以利于 ERCP 操作。

◆ 4.2mm 的大工作通道十二指肠镜，可顺利通过 10Fr 的附件，可满足大多数成年患者的操作需求。

◆ 了解高频电发生器的设置与功能，对于成功实施乳头括约肌切开术是非常重要的。

◆ 内镜医生与专业护士的密切配合对于操作当中进行长导丝交换附件是十分必要的。

◆ 内镜医生需要熟悉短导丝交换辅助设备的优势。

开展 ERCP 工作需要团队的密切配合。关于内镜医生、实习生、专业护士、麻醉、放射及报告等关键问题将在后面的章节阐述。本章节重点介绍物理设施和设备。

一、房间设置与平面规划

如果能拥有 ERCP 独立诊疗室，那是非常理想的，但是一些规模相对较小的内镜中心经常需要和放射科共享一个操作间。除了手术安排上的一些问题，这样的管理也可能存在诸多问题。首先是空间受限，无法轻易地容纳所有的设备和人员（包括当需要麻醉时），而且可能会使团队成员暴露在更多的辐射中。另外，重要的一点就是监视器位置的摆放，ERCP 术者需要将 X 线机的监视器和内镜监视器并排放置，可能会因空间受限而难以排开。此外，为每个病例运输所有可能需要的设备既烦琐又低效。当 ERCP 需要在其他地方进行时，比如手术室和重症监护病房，也会面临同样的问题。

本章节将介绍 ERCP 专用诊疗室的设计要点和主要设备。

ERCP 诊疗室应足够大（至少 450 平方英尺，约 41.8m²），除了 X 线机和工作人员之外，还应容纳所有内镜设备、监视器和麻醉机。空间应该被划分成不同的功能区域，方便更多的人参与其中，如内镜医生、专业护士、放射科技师、麻醉医生和学员等（图 2-1）。

附件应合理放置和存储，以方便操作时取用（图 2-2）。

X 线机的细节将在第 12 章中进行描述，但

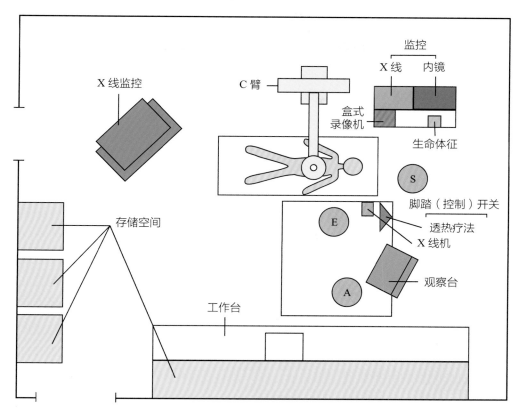

▲ 图 2-1　房间设置平面图
A. 助手；E. 内镜医生；S. 麻醉医生

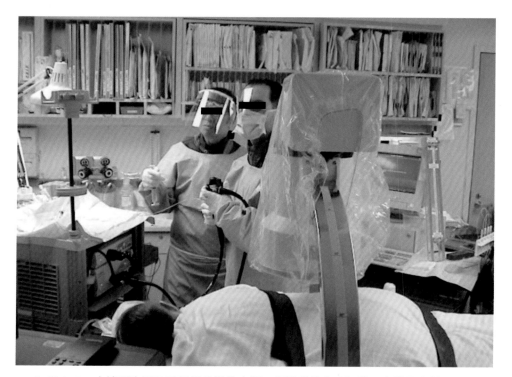

▲ 图 2-2　内镜医生及助手所需的操作空间。所需附件合理摆放，内镜医生触手可及

是基本上，便携式 C 臂 X 线机对于 ERCP 来说是足够的。理想情况下，它应该配备两个脚踏板，分别控制透视和图像采集。手持设备进行手动或远程图像捕捉将需要额外的助手辅助。虽然大多数单位现在都有记录或导入图像到服务器或内镜工作站的能力，但打印设备更适合用于制作纸质版以供后续回顾。

检查床最好有一个电动（手动）控制装置，允许检查床四向移动，以便图像显示在监视器的合适位置。手动机械控制可作为一种选择。为了工作人员的防护，应在床的周围悬挂额外的防护铅皮或铅屏风（对于下球管式），并在床上放置额外的铅屏风以保护年轻或女性患者的生殖器官。应始终使用垫片（保持 X 线管和患者之间的距离），以避免（过多的）辐射损伤患者。

内镜和 X 线机监视器应并排放置（图 2-3），（或组合在大屏幕上）安装在天花板上，平齐眼睛高度并越过 X 线机（通常在患者头部后方的右侧），以方便内镜医生和助手的操作。有些单位将内镜显示器安装在内镜推车上，放置于患者头部。这种设置需要内镜医生更多转向右侧并远离患者，这可能使内镜医生倾向于移动内镜或拉伤内镜医生的背部和颈部。如果 X 线机监视器不能移动（比如一些旧的机型），可能有必要切换信号至另外的监视器，再与内镜监视器并排放置。

二、ERCP 室的现代化设计

ERCP 联合超声内镜（EUS）检查越来越引起人们的关注，特别是在怀疑有胰胆疾病的患者中，为获得病理组织诊断和需要支架引流者。有必要设计一个更大的房间来容纳 EUS 和 ERCP 设备。在专病中心，内镜医生和胃肠外科医生之间有着更强有力的协作，ERCP 室的设计可能类似一个复合手术室，腹腔镜和内镜联合手术来治疗胆道疾病患者（如腹腔镜胆囊切除术前预先清理胆总管结石）。在治疗大量慢性胰腺炎和较大钙化结石患者的转诊中心，需要有额外的特殊设备，包括体外冲击波碎石术（extracorporeal shock wave lithotripsy，ESWL）的机器（在一个单独的房间），这对胰管结石患者的治疗更有帮助。

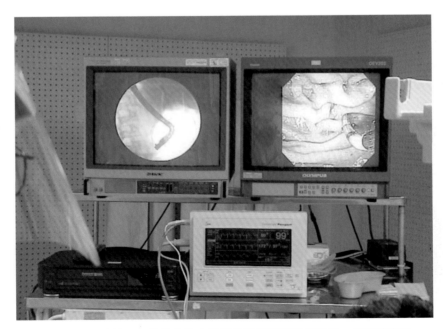

▲ 图 2-3　内镜、X 线机和生命体征的监视器应并排放置，与眼睛齐平

（一）内镜吊塔和支持系统

内镜支持系统包括光源、视频处理器和记录设备。这些最好安装在从天花板悬吊下来的吊臂上（以避免电线拖过地板）。或者，也可以使用定制的推车。设备安装的位置可以根据内镜医生的喜好进行调整，通常放在内镜医生的右侧，中间留有足够的空间供助手操作配件（图 2-4A）。与使用内镜推车相比，尽管吊臂支撑最大限度地减少了在地板上安装电缆的问题，但是吊臂是安装并悬吊在天花板上的，由于移动角度受限，因此，安装位置的选择非常重要。吊臂应正确安装并保持在一个固定的位置，以便于手术操作（图 2-4B）。

（二）十二指肠镜

电子十二指肠镜有多个制造商，如 Olympus、Pentax 和 Fujinon。大多数成年人手术首选工作钳道达 4.2mm 的大工作钳道治疗镜，因为它可以容纳 10Fr 附件。预期消化道管腔狭窄以及 2 岁以上儿童可使用 3.2mm 钳道的较小内镜。更小的小儿十二指肠镜（2.0mm 钳道）可用于新生儿检查。

对于解剖结构变异或术后改变的患者，可能需要使用前视镜，如小儿结肠镜用于 Billroth Ⅱ 式胃切除术的患者，或小肠镜用于 Roux-en-Y 肝管空肠吻合术的患者。上消化道内镜有时可用来通过先前的胆总管十二指肠吻合口来进入肝内胆管。SpyGlass 系统是一个独立的装置，可以经大工作钳道内镜插入，由操作者一人操作直接进行胆道镜检查。超大钳道内镜可用于插入光纤胆道子镜和胰管镜。新型数字胆道镜可经 4.2mm 钳道的十二指肠镜插入。

十二指肠镜的设计大体相似。Olympus Ⅴ 型系统增加了抬钳器的角度和 Ⅴ 型凹槽，当交换附件时，上抬抬钳器可帮助内镜医生锁定导丝。

（三）检查用气体

一般来说，空气的注入用于辅助内镜检查，包括 ERCP。在进镜过程中应尽量减少空气的注入，以避免内镜在扩张的胃内结襻。过量的气体注入还会导致气体反流到胃中，导致患者打嗝而干扰内镜操作。目前多用二氧化碳（CO_2）来代替空气，在检查时需要较高的流量以保持十二指

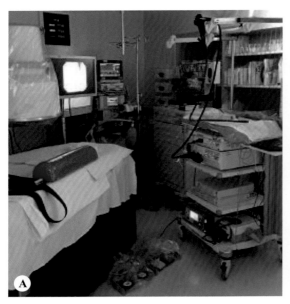 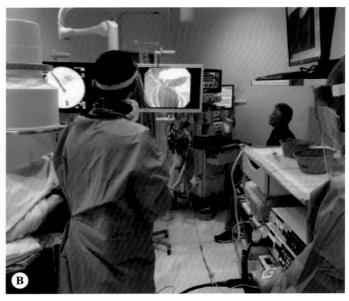

▲ 图 2-4　**ERCP 室布局**
A. 内镜吊塔、脚踏板、监视器、透视床、麻醉设备；B. 使用吊臂来支持内镜设备、顶置式监视器和麻醉设备

肠的充分扩张。因为二氧化碳吸收更快，术后腹胀或不适的发生会明显减少。

（四）附件

表 2-1 列出了常用的 ERCP 附件，下面将进一步讨论。其他更复杂或先进的附件及其应用将在技术章节分别加以描述（见第 7 章）。

1. 造影导管 造影导管通常为一种 5Fr 的尖头或圆形的塑料导管，头部带有不透 X 线的标志。它们用于注射对比剂和胆胰管插管。这些功能可以通过一个通道交替进行，但双通道的导管使用更方便。类似的导管可用于胆汁或液体的抽吸、冲洗和插入细胞刷。

表 2-1　ERCP 常用附件

项　目		品　规	功　能
插管	造影导管（S, LW）	Bullet tip（C），Taper tip（C），5-4-3（B）	单通道注射对比剂和导丝辅助选择性插管（使用特殊适配器）
	尖头导管（S）	Cramer（C）	用于小乳头插管（胰腺分裂）
	造影导管（D, SW）	Fusion glow tip（C），RX（B）	注射对比剂通道和短导丝通道分开（特殊设计）
括约肌切开术	括约肌切开刀（D, T）（LW, SW）	Cannulatome（C），DASH Papillotome（C），Clever cut（O），Truetome（B），Autotome（B）	• 便于选择性插管时插入导丝 • 胆胰括约肌切开术
	预切开刀（D, LW）（SW）	Needle-knife，Huibregtse（C），Microknife（B）	括约肌预切开术治疗结石嵌顿或支架引导下的括约肌切开术和小乳头括约肌切开术
取石术	取石网篮（D, C）	22Q（O），Webb（C），Trapezoid（B）	胆道和胰腺结石的清除（碎石器兼容）
	特殊网篮	Flower（O）	清除小石头或碎片
	取石球囊（D, T, A）	Escort（C），Fusion（C），Extractor RX（B），Extractor XL（B）	封堵胆管造影；评价狭窄处宽度和括约肌切开是否充分；取石；选择性肝内胆管插管
取石专用设备	碎石网篮	Fusion basket（C），Trapezoid（B）	如有需要，可选择碎石后取石
	碎石鞘	Soehendra Lithotripter（C）	在石头和网篮撞击的情况下，完成碎石
	机械碎石	BML（O）	内置金属鞘和手柄的特殊网篮，用于破碎大块石头
	液电碎石	Walz	胆道镜胆管内碎石术
	激光碎石	Holmium laser	联合胆道镜胆管内碎石
	胆道镜	胆道子母镜（O），SpyGlass（B）	胆道镜检查有助于活检和胆管内治疗，包括选择性插管和胆管内碎石

（续表）

项　目		品　规	功　能
狭窄扩张	扩张导管（S）	Cotton/Cunningham（C）	胆管或胰管狭窄的扩张
	扩张球囊（D, Con）	Quantum（C），Fusion Titan（C），Hurricane RX（B），Maxforce（B）	胆管或胰管狭窄扩张；球囊括约肌成形术
	细胞刷（D）	DL Brush（C），RX cytology（B）	胆管或胰管狭窄处细胞学检查
引流	塑料胆道支架（S）	Cotton Leung（C），Advanix（B），Olympus Stent	急性胆管炎胆道引流减压术；恶性胆道梗阻引流术；良性胆管狭窄引流及扩张；胰管狭窄或结石梗阻的引流
	塑料胰管支架（S）	Geenen（C），Zimmon（C）	胰管引流预防 ERCP 后胰腺炎；胰管狭窄的扩张辅助针刀胆道括约肌预切开术或小乳头切开术
	支架导引系统	OASIS（C），Naviflex（B），Fusion OASIS（C）	使用胆管或胰管支架引流
	金属裸支架	Wallflex（B），Zilver（C），Evolution（C）	恶性胆道梗阻引流
	全覆膜金属支架	Wallflex（B）	恶性胆道梗阻引流术；部分良性胆管狭窄病例
	鼻胆管（S）	Pigtail, angled tip（C），Straight tip（C），	急性胆管炎及结石梗阻的临时引流术，较少用于胰管引流
	鼻胰管	Flexima NB catheter（B）	
其他	支架回收器（圈套器）	Mini micro snare（C）	取出留置支架的圈套器
	支架回收器（活检钳）	Rat tooth forceps（O）	活检钳用于抓取并拉动支架的远端
	支架回收器	Soehendra stent retriever（C）	适用于胆管或胰管狭窄的扩张
	注射针	Sclerotherapy needle（C）	注射治疗；括约肌切开术后出血的控制

B. Boston Scientific；C. Cook 内镜；D. 双腔；Con. 对比剂充盈；A. 空气；LW. 长导丝；O. Olympus；S. 单腔；SW. 短导丝；T. 三腔

2. 括约肌切开刀　标准的"拉式"括约肌切开刀是一种塑料导管，外露 2～3cm 的金属丝用于凝固和切割。切开刀导管管腔也可以有一个或两个通道，用于注射和通过导丝。进行乳头插管时可拉弓来调节切开刀头端的方向，从而有利于插管。对切开刀头端进行塑形，使金属丝与胆管轴线更好对齐，可提高插管成功率。

针状切开刀是一根从塑料导管末端伸出的裸露金属丝。除了当常规方法插管失败［有或没有留置（胰管）支架］，用来切开乳头进入胆管以外，还可以用于胰腺假性囊肿的引流。

3. 取石球囊和网篮　这些附件用来从胆管或

胰管中取出结石，附件的选择取决于结石的大小、位置和胆管开口（末端胆总管和括约肌切开术）。取石球囊可以用来进行封堵胆管造影，注射对比剂后在充气球囊的压力下防止对比剂回流。球囊也可用来检测括约肌切开或胆管狭窄扩张是否充分。取石网篮通常由四根金属丝交错排列成六角形（Dormia 网篮）。它们通常用于套住并取出胆管内的结石。那些专为碎石而设计的网篮，有更强的金属丝和外层金属鞘。通过旋转碎石器把手上的转轮收紧金属丝将结石在金属鞘内粉碎。

4. 扩张球囊和导管　扩张球囊和导管可以用来扩张胆管和胰管的狭窄部位。扩张导管是硬质的塑料导管（通常由特氟隆制成），顶端为锥形（不透射线的标记点指示最大直径位点）。

扩张球囊通常长 4cm，直径有 4mm、6mm、8mm 或 10mm，置于 8Fr 导管上。两个不透光的标记分别位于球囊的两端，以便扩张时在透视下可正确定位。小尺寸的球囊用于胰管狭窄，以避免损伤胰腺。较大的 CRE™ 球囊（直径达 20mm）用于胆道括约肌成形术，以清除较大的胆总管结石。

5. 塑料支架　塑料支架是经塑形的塑料管，用于恶性梗阻性黄疸的姑息引流，或用于伴或不伴胆管炎的结石或狭窄的临时减压。在球囊扩张后，放置（和更换）多个支架可以对胆管良性狭窄进行持续扩张。不同尺寸的较小支架可用于胰管引流（Geenen stent, Cook Endoscopy, Winston Salem, NC）。常用的胆道支架有直径 7Fr、8.5Fr、10Fr 和 11.5Fr，形状可分为圣诞树支架（实际略弯曲）（例如，Cotton-Leung stent, Cook Endoscopy, Winston Salem, NC）或双猪尾支架（Zimmon's stent, Cook Endoscopy, Winston Salem, NC）。

6. 自膨式金属支架　自膨式金属支架（self-expandable metal stent，SEMS）比塑料支架大，主要用于姑息性胆管引流。金属裸支架主要用于恶性梗阻性黄疸的姑息治疗。金属双支架主要用于肝门部狭窄的左右侧肝管的引流，以避免阻塞对侧面。全覆膜（fc）SEMS 主要用于远端胆总管狭窄的引流。因为它们可以通过内镜回收，所以，全覆膜支架现在被用于治疗难治性的胆管良性狭窄。

7. 细胞刷和活检钳　细胞刷和活检钳用来获得细胞学和组织样本，以确认潜在的恶性肿瘤。使用时，细胞刷先缩入导管中，导管沿导丝通过狭窄处，然后在狭窄上方将刷子推出，刷子经过狭窄段时来回移动数次，以获得细胞或组织样本。然后刷子撤回至导管中，沿导丝拔出。小号活检钳可在括约肌切开术后，在透视监视下插入胆管，以获取组织样本。

8. 鼻胆引流管　鼻胆引流管主要用于胆管的临时引流，还可用于胆管冲洗或重复胆管造影。它们是长塑料管（头端有多个侧孔），在 ERCP 后沿导丝放置。其远端（猪尾形或弯曲形）固定在肝内胆管，近端从口内随内镜带出，最后进行口鼻转换后自鼻腔引出。鼻胰引流管也有类似的设计，但应用较少。

9. 导丝　导丝是许多（但不是全部）ERCP 诊疗的重要附件。各种导丝在长度、直径和材料设计上各有不同。目前，大多数导丝是用镍钛合金制成的，具有特殊外护套或涂层，使其具有亲水性。大多数导丝头端不透 X 线（定位用途）并富有弹性，以方便插管、通过狭窄段或进入肝内胆管。不锈钢导丝比较硬，但容易扭曲。根本的区别在于它们的长度（"短"为 200～260cm；"长"为 400～460cm），直径（0.018～0.035 英寸即 0.046～0.089cm），涂层（亲水与否）以及头端的弹性。它们的优点和具体用途将在第 7 章中描述。

（五）附件的存放和工作台的摆放

ERCP 附件的存放应便于拿取和存储。一定数量的常用物品应保存在诊疗间（使用后再补充），并贴上清晰的标签，像图书馆的图书一样陈列在储物架上（图2-5）。附件最好存放在封闭的橱柜或架子上以减少环境污染。同类的器械放在一起，特殊物品需要分开存放。

　　正在使用或可能被用于特殊病例的附件，需要提前取出，并放置在工作台上，工作台可以是一个单独的推车或从悬挂的吊臂上拉出的架子。为了减少交叉污染，干净的和污染的（用过的）物品需要分开放置。在操作过程中一定要妥善保管好已开封的附件，避免受到污染，以便需要时可以安全重复使用。较长的附件，如导丝，容易展开，最好盘成圈，并用夹子或湿纱布固定。其他用过的附件在不使用时应盘绕好，放置在干净的塑料袋里。目前使用的大多数附件都是一次性的（仅限一次使用），只能用于一个患者。

　　手术前进行术前讨论，向助手简要介绍手术的类型和必要的附件是非常有帮助的，这样便于在术前做好各项准备工作。

三、高频电发生器

　　高频电发生器既可电切又可电凝，可以是单极的，也可以是组合的（混合模式）。根据

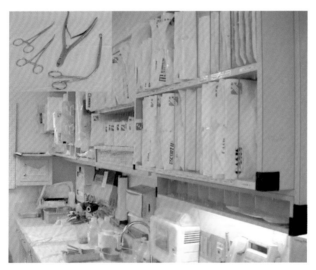

▲ 图2-5　将附件放置于易于拿取的地方。不要叠放附件，应像图书馆的图书一样，清晰地标记并分类放置。特殊配件和工具，包括 McGill 钳、止血钳和钢丝钳

型号不同，高频电发生器功率的设置可以预置（如 Erbe 电刀）或根据个人喜好调整（例如，ValleyLab 或 Olympus 电刀）。

　　不同的高频电发生器的功率设置不同，这取决于机器输出的能量。对于 Olympus 电刀（如 PSD-20 或等效），功率设置为 3～3.5W 的混合模式；ValleyLab 电刀（60W 功率）的功率设置为 30～40W，混合模式Ⅰ。Erbe 电刀已经为 ERCP 括约肌切开术（Endocut 模式）预设了模式。先电凝，然后切割乳头，因此，保证括约肌切开术在一个可控的方式下进行。内镜医生可以通过脚踏板来控制切割，或者当脚踏板启动时，内镜医生也可以使用内置的微处理器来控制切割。

四、其他物品

　　诊疗间应备有复苏设备（急救车）。通常采用鼻导管吸氧，氧流量 2L/min。然而，对于那些经口呼吸的患者（虽然增加鼻导管的氧流量还是会发生低氧），可以考虑使用手术氧气面罩（procedural oxygen mask，POM），这是一种改良的面罩，有一个开口以容纳内镜，可以为患者提供良好的氧气供应。同样的，牙垫、鼻咽通气道和其他设备应该备好，以帮助患者在检查期间保持气道畅通。

　　在操作前，应准备好对比剂，所用的注射器应标记清楚。最好准备至少两个 20ml 的注射器，用于抽取正常浓度和稀释一倍浓度的对比剂。20ml 注射器比较易于内镜医生进行对比剂注射。

　　其他包括一小瓶灭菌注射用水稀释的 30% 异丙醇（不易燃），用于清洁手套（指尖）或在交换过程中擦拭导丝以去除表面胆汁或对比剂，这些干燥后可能会变得黏稠。稀释的酒精还可以减少与活检帽处的摩擦，方便操作插入较大的附件。消毒纱布（4英寸×4英寸，即 10.16cm×10.16cm）可用来清洁和擦拭。切记不能使用稀释酒精溶液冲洗胆道系统。含稀释西甲

硅油的灭菌注射用水可沿仪器通道冲洗肠腔，清除十二指肠内的气泡，以提高手术过程中的清晰度。但值得注意的是，内镜公司提醒内镜医生注意这一做法，因为西甲硅油的固体残留物会影响十二指肠镜的后续使用。西甲硅油不应该用在带有空气 / 水通道的水瓶里，因为这个通道较小，如不能恰当清洗，残留物会堵塞通道，导致高昂的维修费用。

额外的 20ml 注射器用于抽取胆汁进行培养或细胞学检查。在插入亲水导丝或交换之前，有时会用灭菌注射用水冲洗造影导管，但这不是绝对必需的。灭菌注射用水可用于胆道的冲洗，以清除胆泥和残余结石。

McGill 钳可以协助调整鼻胆管放置位置。

黏液收集管可用于收集十二指肠抽吸液，以进行胆汁样本培养。在撤出内镜之前，务必断开与收集管的连接，以减少污染的机会。

五、个人防护

有关辐射防护设备及实践的详细内容将在第 12 章介绍。除（双层）手套和鞋套外，还应在铅衣外面穿防水手术衣（以减少污染）。内镜医生和助手应考虑佩戴保护性铅玻璃眼镜，以减少早期白内障的风险。工作人员应佩戴面屏或口罩，以避免液体喷溅（图 2-6）。

六、结论

房间、附件和所有设备（包括内镜、麻醉和超声设备）合理的布局是 ERCP 的必要条件。附件的选择将取决于手术的类型和内镜医生的偏好，但熟悉所有设备是成功的关键。

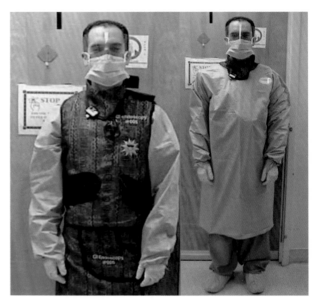

▲ 图 2-6 根据职业安全和健康管理局（Occupational Safety and Health Administration，OSHA）规定的人员防护：手术服、手套（双层）、鞋套、面屏或口罩、铅防护衣和防护颈套、X 线计量仪、房间铅衬和电离辐射标志

ERCP 团队
ERCP: The Team

Phyllis Malpas　著

第 3 章

要　点

◆ ERCP 是一系列复杂的手术操作，需要许多学科相互协作完成。

◆ 初级专业化培训和继续教育，取得合格资质，人员之间相互尊重是取得成功的关键。

◆ ERCP 需要团队协作，涉及一系列人员、培训、相互理解以及手术室内外的医疗行为。

◆ 理想的结果，包括手术成功和患者安全，取决于明智、周到、准备充分的临床医生，知识渊博和称职的工作人员，相互尊重以及各个层面的支持。

◆ 患者的需求是最重要的，隐私必须得到保护。

◆ ERCP 小组只是整个团队的一部分。

早在 20 世纪 80 年代中后期，ERCP 作为胃肠病学（gastrointestinal，GI）和护理学的一种治疗手段开始崭露头角。作为 ERCP 团队的一员，作者与 Jeffrey Ponsky 和 Roy Ferguson 这样的狂热爱好者一起工作，并且经常听到一些伟大的名字，如 Cotton、Cunningham、Leung、Geenen、Soehendra 和 Huibregste。这些名字出现在我们的对话中，也出现在我们的设备上。很自然，ERCP 成为我们工作的重点。因为我们都处在之前未知的领域，经常不知道如何，谁，为什么，去创造或发展新事物。因此，这一章将重点阐述作为内镜和 ERCP 团队成员，以及作为护士长，在长期工作实践中获得的一些经验。对于那些寻求建立伟大 ERCP 团队的人来说，花时间和精力掌握 ERCP 团队当前的状态，以及 ERCP 团队未来的发展远景是至关重要的。若不能弥合，任何文化差异将会阻碍 ERCP 团队的发展。这些分歧虽然可能看起来很轻微，然而，从长远来看，它们可能会扩大成鸿沟，影响手术数量和时间、人员配备水平、对工作人员的培训和期望、设备资金的筹措和采购限制、医生日程安排和麻醉、放射和感染控制的医疗活动。最重要的是，其中的任何一种都会影响患者的护理和安全。

ERCP 是内镜检查中最复杂的常规手术之一，也是最经典的团队活动。它可以被比作一场音乐会。虽然管弦乐队的一些成员表现更突出，但正是所有人组合在一起，才能创作出最好的音乐。同样，如果有一个成员表现不好，它也可能被毁掉。承认和重视团队所有成员的贡献是持续成功的必要条件。

ERCP 和内镜在医学、护理和管理中的领导者必须定义，有时，重新定义他们的联合愿景、目标和现有及具体的组织结构中的文化。随着时间的推移，将愿景转化为现实的协作，为制订这些目标并很好地协调它们提供了所需的坚实基础。建立这一核心是必要的，就如同在手术室的个人发展，处理设备的适当性，以及医生和工作人员的技术一样都是必要的。它是整个管弦乐队的舞台，也是最好的团队最和谐的音乐产生的舞台。

ERCP 一线人员包括那些与患者在同一诊疗间的人（即内镜医生、助手、护士或技术员、放射技师、监护护士和麻醉医生）。团队中还要有专人负责患者术前准备和术后恢复，同时安抚患者家属。幕后的工作人员要确保所有必要的设备和配件都是齐全的，并且可以安全使用。根据 ERCP 中心的位置和规模的不同，一些细节可能会有所不同，但基本原则是一致的。各中心的护士长和科室主任有责任确保万无一失。所有相关人员必须经过必要的初始和进一步培训，工作参照单位、组织、协会的规定和指南进行，同时对单位的其他人员提供适当的支持。团队成员不能自我意识太强，在团队中没有"我"，因为团队代表了技术人员、内镜医生、助手和管理人员。

一、内镜相关人员

（一）注册护士

每个手术小组应至少包括一名注册护士（registered nurse，RN）作为第一或第二助手。通过培训和实践，注册护士为患者提供连续的评估，通过锻炼批判性思维的技能，为患者的安全提供保障。例如，在美国和加拿大的胃肠病护理中，胃肠病护理协会（Society of Gastroenterology Nurses and Associates，SGNA）和加拿大胃肠病护理协会（Canadian Society of Gastroenterology Nurses and Associates，CSGNA）制订的标准被视为胃肠病护理的金标准。一个姐妹组织，胃肠病护理委员会［即美国胃肠病学护士认证委员会

（American Board of Certification for Gastroenterology Nurses，ABCGN）]通过考试对胃肠病学注册护士［即认证的胃肠病学注册护士（certified gastroenterology registered nurse，CGRN）]进行认证。教育和培训的水平，以及命名方法，在不同的国家会有所不同。

（二）GI 技术员、技师、助理

非护理助理人员在 ERCP 团队中也扮演着重要的角色。他们的培训和教育差别很大。在美国，SGNA 通过完成一系列课程来完成"胃肠技术专员"的认证。SGNA 有关于"助理人员"角色的描述指南，并定期更新。此外，组织机构可以通过引入一些外科、介入放射学或其他项目的课程对技术人员进行培训。确定助理人员的工作范畴必须经过特定组织以及所有管理机构的规则和条例的审查。

二、ERCP 诊疗间工作人员

（一）第一助手

从内镜医生的角度来看，最重要且直接的工作人员是在整个手术过程中安装设备和附件并进行操作配合的人员（通常被称为"台上护士"或"台上技师"）。内镜医生和助手之间的密切配合是成功的关键。这通常是团队中第一助手担任的主要工作。规模较大的团队可能需要 2～4 名或更多这样的专业人员，特别是如果在工作时间以外需要进行 ERCP 操作时。

在美国，根据不同的设置，这个人可能是注册护士、GI 技师或专科医生。他的技能和贡献对 ERCP 操作是非常重要的。随着 ERCP 和治疗性内镜的发展和转变，这一角色的特殊职能必须经过特定组织和监管机构的仔细评估。正如本章开头所提到的，我们这些来自 ERCP "全盛时期"的人提出了一套很好的工作理念，我们对此非常珍视。然而，今天，随着介入治疗范围的扩大，内镜起着越来越重要的作用，更需要团队和部门

之间的协调合作。花时间建立一个统一的、互相尊重的科室文化是必要的。有了这种文化，才能重视这一角色的关键作用。

　　一个很少被提及的问题是内镜医生和第一助手在操作交流时使用于约定术语的必要性。我们是"拉开"还是"收起"括约肌切开刀？"出针"是什么意思？"球囊上/下"或"充气/放气"？所有内镜医生和助手之间应使用通用的语言来进行沟通，以避免出现任何误解和不协调，导致不良的后果发生。当有来自其他中心的"有经验"的新员工加入团队时，就会出现沟通不畅的情况。

（二）第二助手

　　一名助理负责支持台上护士或技师的工作，这是至关重要的。第二助手负责巡视诊室，仔细观察患者的情况，包括摆体位和安抚患者，准备附件，制备标本，提供额外的内镜，并在适当的时候记录操作程序。在团队人员构成出现变化时，这些人通常能够胜任多项工作。此外，他们还负责维护配件的库存。

（三）麻醉，镇静和监护

　　许多标准的ERCP手术是在内镜医生的监督下，由一名注册护士在中度（有意识）镇静下进行的。然而，有一种趋势是越来越多地使用麻醉（改良的或完全的），特别是在患者的复杂手术中。虽然ERCP团队的成员都是经过特殊培训的，但这是一个更复杂和更长的过程，有时比常规的内镜检查需要更多的镇静药物。术前全面沟通ERCP时患者的镇静麻醉准备情况是至关重要的。在检查过程中，团队应警惕可能出现的低饱和度和缺氧，及时给予复苏或生命支持，因为内镜医生可能需要额外的1~2min来完成挽救生命的手术（如放置胆道支架以确保引流）。关键成员应通过高级心脏生命支持（advanced cardiac life support，ACLS）认证，并定期进行训练，以应对此类潜在并发症的发生。

（四）放射

　　X线透视和拍摄通常是由放射技师与内镜医生合作完成的。繁忙的单位能够任命他们自己的放射技师，这样他们可以更专业。与不熟悉ERCP的放射技术人员一起进行复杂的手术是很令人沮丧的。辐射安全是一个重要的考虑因素；更多细节见第12章。

三、诊疗室外的团队人员

ERCP中心主任

　　同时有几名ERCP内镜医生的规模较大的内镜中心应指定一名主任，他应与护士长一起工作，以确保操作和培训顺利进行。该人员还作为与其他相关学科同级主管的有效联络人，特别是麻醉科和放射科。

四、临床支持

　　负责ERCP患者术前准备和术后康复的工作人员，与负责其他手术的几乎没有什么不同。因为有发生严重并发症的风险，特别是胰腺炎和消化道穿孔，ERCP术后密切监测是很重要的。

（一）内镜及其维护

　　负责内镜清洗消毒的人员是团队的关键成员，必须始终如此。毫无疑问，每一个接触内镜的人都有责任随时对其进行维护。正如2015年所揭示的那样，内镜维护、设计以及清洗消毒的失误是ERCP后严重感染暴发的原因。这个重要的问题将在第4章中讨论。

　　我们常把内镜比作"仪器"。让我们再次回到管弦乐队的类比上。在任何管弦乐队中，乐器都是珍贵和至关重要的。正确操作和维护这些内镜和仪器非常重要。在任何时候，小提琴手都不会错误地操纵、损坏、猛撞、摔碎或超性能使用他们的小提琴。任何管弦乐乐器都应该被妥善保管。内镜是我们的仪器，也是我们为患者提供优质护理的关键。每个人都应该接受内镜使用和护理方面的培训。熟悉制造商的具体使用说明（instructions for use，IFU）是至关重要的。

（二）团队中技术支持

技术支持在团队中的作用同等重要，他们负责订购、采购、库存、管理和维护所有其他设备，包括日益增多且复杂的信息技术。

（三）团队之外的人员

那些在 ERCP 之前负责门诊接诊的医生，以及协调 ERCP 之前各种预约和检查的人员，负责确保所有相关临床资料（如影像光盘和报告）均可获取，并帮助对患者和家庭成员进行健康教育。最后，我们应该感谢我们的行业合作伙伴的贡献，他们为我们提供需要的设备，在某些情况下，我们还会一起合作开发新设备。

五、教育

ERCP 团队的护士和技术人员通常是从整个科室的工作人员中挑选出来的，因此，一般来说，对内镜技术和临床方面有广泛的了解和丰富的经验。他们可能会通过观察一些手术来确认自己对于 ERCP 的兴趣。需要对 ERCP 实践要点进行专门培训，包括以下内容。

- 胰、胆解剖及疾病。

- ERCP 治疗适应证。
- 专业附件。
- 放射安全。
- 具体的风险以及如何将风险降到最低。

其中大部分内容可以通过延伸阅读中列出的书籍、期刊和网站（特别是那些国内外专业协会）来进行学习。在医学院，工作人员可以与其他学员（如专科医生）一起参加教学课程。显然，员工需要时间来参加这些教育活动。本章包括 ERCP 教育和培训计划的基础，其中包括针对所有可能在 ERCP 领域工作的人员培训，随后是针对那些可以胜任关键步骤的人员的培训，以及针对 ERCP 培训人员的培训建议。这个结构可以调整，以满足不同设置的特殊需求（图 3-1 和图 3-2）。

希望 ERCP 团队正式编制的医生、护士和技术人员，通过提供全面的信息和指导来支持学员，并分享他们的专业知识。仔细思考并回答所有来自学员的问题。

如何操作专业附件应该由经验丰富的教师来指导，一开始是观摩，然后再进行实际操作。培训应在一种与带教老师一起"边走边谈"的氛围中，以循序渐进的方式进行。在这个阶段，内镜

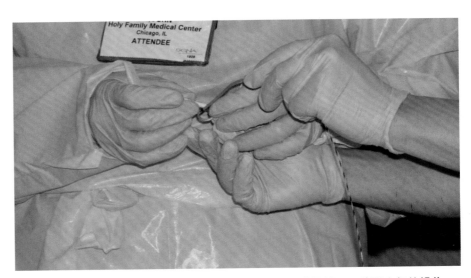

▲ 图 3-1 学员和带教老师之间进行教学实践，讨论导丝及双猪尾支架的操作

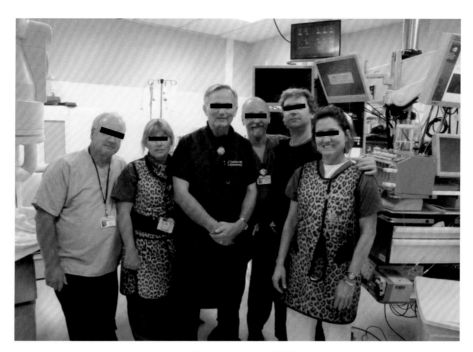

▲ 图 3-2 **ERCP 团队**

包括放射技师、台上护士、ERCP 医生、注册护士麻醉师（certified registered nurse anesthetist，CRNA）、第二助手、护士协调员

医生需要给予学员一定的耐心和支持。有经验的护士和技师应有机会参加区域和全国会议。

六、企业合作伙伴

内镜和附件的制造商和供应商（不足为奇）都渴望参与员工的培训，这在提供教学和组织示范方面是有一定帮助的。然而，如果没有有效地管理这种关系，就会有一些潜在的陷阱。有可能会对采购决策产生不当影响，如不考虑成本或实际临床需要，而且可能存在泄露患者隐私的问题。这些问题可以通过制订严格规则以及期望整个团队遵守这些规则来克服。特别是，产品代表只有在预约取得同意的情况下才能进入单位。

七、激励和团队建设

这里有两条通用原则：尊重每个团队成员的技能和贡献，关注他们的日程安排。这尤其适用于不同报告流程的成员（如麻醉和放射科）。日程安排冲突是产生摩擦和不愉快的一个潜在原因。

内镜医生应该认识到，对一项出色工作的赞美总是值得赞赏的，但批评最好是在事后私下进行。那些（可悲的）仍然在手术中装腔作势和诋毁别人的人，破坏了气氛，可能会导致进一步错误的发生。

提前准备一份手术清单，有助于团队主要人员提前了解需要准备什么。因此，许多成功的团队每天早上都要聚在一起讨论病例和可能的需求。此外，每次手术之前都应该有一个暂停时间。虽然这是出于安全原因的考虑（如患者错误、辐射防护等），同时也可向团队的成员交代病例的细节。内镜医生和助手之间关于疾病性质和特殊需求的术前讨论，也将优化手术流程并尽量减少不必要的延误。

团队成员很希望能得到一些关于以前案例的反馈，无论是好的还是坏的。在可能的情况下，应让主要工作人员参与 ERCP 其他方面的服务。因此，他们可能会被邀请参加案例讨论和 ERCP

相关研究。

八、陷阱

此外，要想规避前边提到的风险并不断取得成功，重要的是要关注进行这些活动的主要原因，即患者个体。在高科技手术的匆忙和兴奋中，很容易忽视患者特定的需求和隐私。必须保持不断的警惕，认识和防止"每个人之前都是这样做的"这种随意的工作氛围的发展。处理这种倾向是至关重要的，特别是对主管或指导护士、技术人员和 ERCP 的主要医生合作伙伴。ERCP 团队必须继续认识到，他们只是整个团队的一部分。他们个人的专业知识不能影响整个团队的决策。放射科在工作中的闭门状态不应该使 ERCP 团队产生"闭门心态"。

九、资源

内镜检查单位应该有一个图书馆，其中包括当地政策和手术的详细信息以及各种教育资源，包括打印的和在线的。幸运地拥有正式护士教师的单位将能够管理这些并添加关键的期刊文章，支持进一步培训机会的开发，并随着时间的推移监测进度。

十、结论

尽管团队中有很多人，看起来他们都是独立的个体，实际上，最伟大的团队都是高度独立且团结一致的。ERCP 团队和团队合作涉及所有参与者，包括室内和室外——证据就摆在眼前！团队以安全、有知识的、高效和富有同情的方式发展，将高科技和人性化结合起来。作者希望这一章对当前和未来快速发展 ERCP 团队有所贡献，他们每天为服务患者所做的贡献都应受到重视和认可。

十一、扩展资料

（一）图书

[1] Cotton PB, ed. *Advanced Digestive Endoscopy: Practice and Safety*. Chichester: Wiley-Blackwell; 2008.

[2] Cotton PB, Leung JWC. ERCP; *the Fundamentals*, 2nd ed. Chichester: Wiley;2015.

[3] Dhir RK, Green JW , eds. *Protection of Concrete*. Chichester: Wiley; 1990.

[4] Haycock A, Cohen J, Saunders B, et al. *Practical Gastrointestinal Endoscopy; the Fundamentals*, 7th ed. Chichester: Wiley Blackwell; 2014.

[5] Khashab M, Robinson T, Kaloo A, eds. *The Johns Hopkins Manual for GI Endoscopic Nurses, 3rd ed.* Thorofare, NJ: Slack Incorporated; 2013.

[6] Society of Gastroenterology Nurses and Associates (SGNA). *Manual of Gastrointestinal Procedures*, 7th ed. Chicago: SGNA; 2018.

[7] Society of Gastroenterology Nurses and Associates (SGNA). Gastroenterology *Nursing: A Core Curriculum*, 5th ed. Chicago: SGNA; 2013.

（二）期刊（其中许多包括学会指南和技术）

Gastroenterology Nuring

Gastrointestinal Endoscopy

Endoscopy

（三）专业协会

美国胃肠病学会（ACG）www.gi.org

医疗仪器发展协会（AAMI）www.aami.org

美国胃肠内镜学会（ASGE）www.asge.org

加拿大胃肠病护理协会（CSGNA）www.csgna.com

欧洲胃肠病学和内镜护理协会（ESGENA）www.esgena.org

胃肠病护理协会（SGNA）www.sgna.org

（四）教育和培训计划

1. 教学，适用于被分配到 ERCP 团队的每名员工

(1) 常见疾病诊断和治疗相关的应用。

(2) 患者细节，包括麻醉和体位。

(3) 详细的解剖学和一些生理学。

①胰 - 胆系统及其周围解剖图谱。

②信息网站或应用程序的链接。

③摄影和透视图像、照片和视频。

(4) 一般设备和附件类型的概述，包括使用说明的介绍和重要性。

(5) 与指导医生一起观摩手术室，非动手操作。

①内镜、诊断、治疗、放射安全：包括内镜和透视图像。

②观察重点是患者护理和病房周转。

③专注于基本设备的设置和工作台的管理。

④十二指肠镜的维护。

⑤协调内镜医生和手术助手的工作。

2. 观摩、演示、演练：为那些将承担技术工作的员工

(1) 教授内镜的基础知识，打下坚实的基础。

(2) 逐步搭建设备平台。

①诊断基础：导管、导丝和括约肌切开刀。

②增加变异和细节。

③包括推进平台建设（如扩张、取石）。

(3) 根据以往的内镜检查经验，详细介绍操作步骤，如 ERCP 教学和室内观摩。

(4) 演练："动手"鼓励提问和回答的形式。

(5) 提供行业信息、手册和使用说明，获取样本或培训设备。

(6) 附件的匹配、大小、进展和器械的传递，使用颜色和包装提示。

(7) 演示侧视镜的使用和图像在胃内定位，有条件时可使用模型。

3. 动手的机会：在熟练掌握培训内容的基础上，必须有指导教师的陪同

(1) 确定目标手术数量。

(2) 提前寻求 ERCP 医生的协助。

(3) 根据患者的诊断确定手术方案。

(4) 术前进行病例讨论，讨论手术细节。

(5) 指导教师和学员之间紧密合作，如处理专业和不常使用的器械。

(6) 必要时利用行业合作伙伴进行培训。

(7) 设计工具以确定培训后的资格。

第 4 章

减少十二指肠镜相关感染
Minimizing Duodenoscope Infections

Catherine Bauer　著

要　点

- 十二指肠镜是一种复杂设备，比内镜中心所用的其他内镜的清洗更复杂。
- 操作完成后立即在床旁进行预清洗非常重要。
- 制订严格的再处理方案及验证其有效性的方法，能够减少交叉感染的风险并保证患者的安全。
- 理解再处理过程中的问题和步骤会对医生在和患者谈及感染问题时有所帮助。
- 内镜中心的所有工作人员都必须积极参与，减少感染的风险。

近年来，污染的十二指肠镜引起严重感染的爆发甚至死亡案例，已经迫使我们专业人员、监管人员以及设备生产商重新审视并改进十二指肠镜再处理的质量并探索其他的方法。国际级学会〔美国胃肠内镜学会（ASGE），美国胃肠病学会（ACG），美国胃肠病学会（AGA），胃肠病护理协会（SGNA）及其他学会〕和相关的联邦机构〔美国疾病控制与预防中心（Centers for Disease Control and Prevention，CDC）和美国食品药品管理局（Food and Drug Administration，FDA）〕都已经参与其中。

本章的内容是关于如何减少 ERCP 内镜相关的感染。由于预防感染是内镜中心每一个工作人员的责任，因此每一个人都必须了解为预防这一并发症所采取的步骤，这一点是非常重要的。

一、患者的选择

预防感染的第一步是选择患者，要知道 ERCP 是一项高风险的操作，只能对符合适应证的患者进行操作。当其他之前的影像学检查发现的问题能够被 ERCP 很好地解决时，ERCP 凭借其更佳的成像已经成为一种治疗手段。

二、内镜再处理的步骤

从把内镜从储镜柜取出到再处理后送回储镜柜，内镜的使用和处理过程中共有明确的 7 个步骤。在内镜的使用和再处理过程中，严格遵守生产者的使用说明书是非常重要的。督促工作人员快速将内镜送回，如果遗漏一些重要的步骤将会导致内镜再处理出问题并对患者构成风险。

（一）预清洗

内镜从患者体内拔出后应立即开始这一步骤，从而防止在内镜表面和内部钳道内形成生物负载。这一步骤包括用酶洗液冲洗工作钳道以及用无绒布上下擦拭镜身表面。由于 ERCP 使用的内镜有抬钳器，此步骤需要多做一项。在酶洗液中搅动内镜的头端，同时在经过钳道进行吸引时上下活动抬钳器。通常能够看到一些结石、胆泥和其他体液从抬钳器的背侧流出，而抬钳器的背侧也是容易滋生感染的区域。

（二）测漏

当内镜被转运到再处理的区域后，首先要做的就是测漏，这一步骤能够发现内镜的损坏，否则一旦浸入水中会导致液体的渗入。这一步骤一定要正确进行，否则会对内镜造成进一步损坏，而且要将所有管道的按钮取下。在将内镜浸入水中之前连接测漏装置，检查内镜先端的可弯曲部确保测漏装置在正常状态。可以看到内镜弯曲部的橡胶有轻微膨胀。当把内镜浸入水中进行检测时，应把包括操作手柄在内的整条内镜浸入水中，从内镜冒出的任何气泡都应该引起注意。旋转内镜头端的上／下和左／右旋钮来观察有没有气泡冒出。内镜上所有不可拆卸的控件都要按压以保证没有微小的渗漏。如果没有渗漏，可以将测漏装置从内镜上完全取下，并将内镜从水池中取出。如果有渗漏，需要将内镜送去维修。

（三）人工清洗

在消毒过程中，人工清洗以去除残留物是最为重要的。要确保每一个步骤都严格按照要求来完成，这一点是至关重要的。这一过程包括使用合格的毛刷来刷洗内镜的管道，包括控制按钮和活检阀门，以清除残留物。位于内镜头端的抬钳器的前后都要进行刷洗。放大灯在人工清洗过程中也是有用的。使用内镜生产厂家的使用说明所推荐的专门清洗刷是了解内镜表面全覆盖最好的方式。刷洗完成后使用酶洗液对管道进行冲洗能够清除在刷洗时变松软的残留物。人工清洗的最后一步是将内镜中的酶洗液完全洗掉以避免对高效消毒剂的稀释。

（四）外观检查

人工清洗完成后，很重要的一点是在进行高水平消毒前对内镜进行外观检查，以发现是否有破损、残留物或有无必要进行进一步人工清洗。生产厂家建议人工清洗到高水平消毒或灭菌之间间隔的时间不超过 60min。

（五）消毒（灭菌）

洗消过程的下一步是将内镜放入自动洗消机（automatic endoscope reprocessor，AER）或送去进行消毒（灭菌）。确保根据要进行洗消的内镜类型对 AER 进行相应的校正。如果是对 ERCP 内镜进行洗消，要使抬钳器放在中央位置以保证抬钳器有最大的面积接触到消毒液。将内镜在没有任何扭转或成襻的情况下放入洗消槽，并且完全浸没于消毒液中。在每洗消一条内镜后都要对消毒液进行检测以确保有效的化学浓度。一些系统使用一次性消毒液。使用乙醇灌洗液能够简化干燥过程；乙醇灌洗可以由已经编程设计的 AER 完成或从洗消槽取出后完全人工完成，之后再使用空气进行吹干。干燥是洗消过程中一个重要的步骤。水分会使微生物生存并进行繁殖；因此，在将内镜储存前要对内镜所有的管道及内镜表面进行彻底干燥。

（六）储存

对内镜进行彻底干燥后可以放入洁净通风的储镜柜。内镜应悬挂于储镜柜内，并且不会触碰到储镜柜的底部或四壁。有时也可以将内镜水平位储存；这种类型的储存柜必须经过验证能够以这种方式来储存相应类型的内镜。内镜储存多长时间应该进行再次洗消尚没有标准界定，需要更多研究来确定。2015 年完成的一项系统回顾认为如果内镜经过有效洗消并且完全干燥地储存于没有环境和人工污染的条件下，可以储存 7 天。另一项研究发现可以储存 21 天[3]。

（七）记录

内镜中心要对内镜的洗消完成进行记录，并且每天和每周进行系统检测。记录的内容应包括每次洗消后高水平消毒的有效性。每一条内镜应有一个专属的识别码（如生产厂家的序列号）来记录使用包括维修的历史（生命史）。这一信息应当记录在患者信息中以便能够对可能发生的感染进行追溯。

（八）环氧乙烷灭菌

一些专家认为内镜是重要设备，因此在洗消过程中要进行灭菌。所有内镜在被送到无菌处理处进行灭菌前都必须进行人工清洗。灭菌通常需要大约 16h。这样也会带来一些问题。会限制内镜操作的数量并且需要购买更多的内镜来避免出现诊疗过程的中断。此外，并不是所有的医疗机构都有进行灭菌的设备或支持灭菌过程的基础设施。也有人担心这样的灭菌过程可能会对内镜造成损伤。

三、洗消人员

参与内镜洗消的工作人员的技能和经验需要每年验证一次，每季度考核一次，从而能够保持洗消系统的可信度和质量控制。软式内镜洗消的认证有助于建立洗消工作人员的高水平可信度，不久之后可能也会出现对洗消工作人员进行认证的要求。有一些认证系统可供选择，包括国际医疗保健中央服务材料管理协会（International Association of Healthcare Central Service Material Management，IAHCSMM）的认证考核，在考试前需要有 3 个月的工作经验，此外还需要专门的内镜洗消的继续教育学分来进行认证[4]。无菌处理和配送认证委员会（Certification Board of Sterile Processing and Distribution，CBSPD）已经问世很多年，也同样提供软式内镜洗消的认证考核[5]。这一认证系统需要在考核前有 12 个月的工作经验，还要求有专门的内镜洗消继续教育学分来进行认证。

进行内镜清洗和消毒的工作人员肩负重要责任。强调其所从事的工作的重要性，保持他们的积极性并且知道可能出现的令人担忧的事情，这一点是非常重要的。在考核过程中给予及时的反馈是一种方法。教育工作人员关于内镜是干什么的，是如何使用的，以及为什么对医生来说是重要的，这些都与内镜保养人员是息息相关的。

四、取得了什么进展

内镜中心

所有中心都要对洗消过程进行验证。有些中心对十二指肠镜洗消两次，有的是同时，有的是在 ERCP 之前洗消第二次。许多中心每隔几周就要进行采样以进行质量保证。一些中心在洗消结束后对所有的内镜进行采样培养，把内镜进行隔离直到得到阴性结果。很明显这种方法会增加内镜的积压量。一些中心使用环氧乙烷进行消毒（灭菌）[7]。

医院应记录所有相关的感染，并且进行监测，以发现是否与近期的 ERCP 操作相关。

美国药监局正在协调进行全国范围内的微生物监测计划。知道自己正在被评估的中心的 2019 年初的报告并不能让人放心。报告写道：对于我们高度关注的微生物，也就是与疾病更加相关的微生物，如大肠埃希菌和铜绿假单胞菌，最新的培养结果显示正确采集的标本中检测阳性率高达 5.4%，这比之前报道的 3% 的感染率有所增加[8]。

内镜生产厂家正在积极地处理这个问题。除了所有提供的洗消的指导，厂家对内镜设备也进行了改进。新型内镜有一个可以拆卸的帽，从而能够更好地对抬钳器进行洗消（抬钳器是主要的感染源）。一次性十二指肠镜也已经问世。如果能够采用，相关的费用会将 ERCP 操作限制在少数几家中心来进行。需要提醒的是，超声内镜的洗消也很困难，也有类似的顾虑。

五、结论

减少十二指肠镜使用相关的感染是每一个人的责任。理解洗消过程每一个步骤和内镜保养的重要性对于内镜医生和洗消工作人员来说是同等重要的。在签署知情同意时，向患者承诺会尽所有努力来减少污染和感染的发生，这也是医生的职责之一。医生应该欢迎并且支持向内镜中心的洗消人员提供专门关于防止发生感染的继续教育及讲课。与感染性疾病科合作并建立互信和互相支持的文化，将有助于洗消人员和内镜中心为内镜和患者提供卓越的关爱。

参考文献

[1] Reprocessing Guideline Task Force, Petersen BT, Cohen J, et al. Multisociety guideline on reprocessing flexible GI endoscopes: 2016 update. *Gastrointest Endosc* 2017; 85: 282-294. doi:10.1016/j.gie.2016.10.002.

[2] Society of Gastroenterology Nurses and Associates. Infection Prevention. Available at: https://www.sgna.org/Practice/Infection-Prevention/Infection-Prevention-Toolkit/Professional-Society-Guidelines. Accessed May 13, 2019.

[3] Schmelzer M, Daniels G, Hough H. *Safe storage time for Reprocessed Flexible Endoscopes: A Systematic Review.* Dallas: JBI Database of Systematic Reviews & Implementation Reports, 2015.

[4] International Association of Healthcare Central Service Material Management. Certification. Available at: https://www.iahcsmm.org/certification.html. Accessed May 13, 2019.

[5] Sterile Processing. Flexible endoscope reprocessing. Available at: http://www.sterileprocessing.org/gi.htm. Accessed May 13, 2019.

[6] Healthcare Infection Control Practices Advisory Committee (HICPAC), Center of Disease Control and Prevention. Essential elements of a reprocessing program for flexible endoscopes recommendations of the HICPAC. Available at: https://www.cdc.gov/hicpac/recommendations/flexible-endoscope-reprocessing.html. Accessed May 13, 2019.

[7] Ma GK, Pegues DA, Kochman ML, et al. Implementation of a systematic culturing program to monitor the efficacy of endoscope reprocessing: outcomes and costs. *Gastrointest Endosc* 2018; 87:104-109.e3. doi:10.1016/j.gie.2017.05.001.

[8] US Food and Drug Administration (FDA). The FDA continues to remind facilities of the importance of following duodenoscope reprocessing instructions: FDA safety communication. Available at: https://www.fda.gov/medical-devices/safety-communications/fda-continues-remind-facilities-importance-following-duodenoscope-reprocessing-instructions-fda.

第 5 章

患者教育和知情同意
Patient Education and Consent

Peter B. Cotton　著

要　点

◆ ERCP 是常规内镜操作中风险最高的。

◆ 进行患者教育是施行 ERCP 操作的内镜医生的基本职责。

◆ 工作人员可以相互协助，小册子和网站是有用的辅助手段。

◆ 交流应该在一个放松的诊所似的环境中进行，有时间进行提问和反馈，最好不要在手术当天进行，要有家庭成员在场。

◆ 信息必须包括预期获益，潜在风险，已知的局限性和其他的预案。

◆ 知情同意的过程必须明确地记录备案。

ERCP 能够使患者获益，但也有可能给患者造成严重损害。无可争议的是必须确保患者（以及患者的看护人）能准确理解计划做什么以及为什么这样做，因此可以做出明智的是否同意手术的决定。知情同意是一个宣教的过程，而不仅仅是一张在最后时刻签字的纸。只有在有效的医患关系的条件下才能获得知情同意。

除非是在紧急情况时，否则知情同意的过程应该在计划的手术操作之前进行，而不是在同一天。事实上，由于抗凝药和抗血小板药物的广泛应用使得知情同意的时间必须提前一周或两周进行。这些不是微不足道的事情。需要认真考虑以平衡出血和卒中的风险，通常需要咨询专科医生。

宣教的过程是面对面地坐好，衣着整齐，由内镜医生参与的咨询，如果可能，要有家庭成员在场。内镜医生要告知所有的关键因素，包括可能获益（能获得什么），已知的局限性（为什么没起到作用），主要风险和相关的预案，从而解释清楚计划进行手术的原因。要说清楚病史复杂患者的预案之一就是推荐转院至三级医疗中心。知情同意的过程中要有充足的时间进行提问。

护士和其他工作人员可以使用带有解释作用的小册子提前为患者提供其他的有用信息。从医生和其他人那里可以获取很多这样的小册子，但是我建议要制作为自身环境及临床实践量身定做的小册子。重要的一点是谈话及纸质材料深入到细节的程度（例如，你是否提及死亡）。这需要内镜医生根据他们对患者的评判来决定。

明智的做法是淡化可能的获益，强调风险。如果说："在这里签字。我们每天都做这个手术，不用担心"，这是在自找麻烦。

图 5-1 展示的是作者制作并使用的材料。你们可以自由复制和改进。知情同意表格可以包括以下表述：我已经阅读解释材料并且有机会进行了提问。

要清楚网络上的知情同意材料并不完全确切或有所帮助。明智的做法是询问患者关于手术他们已经读过什么或从朋友那里听说过什么。有一些患者听说过院内感染的风险。

一、记录过程是重要的

电子报告的记录者通过敲一敲键盘就能获得知情同意中的几句话。当对所说的话有疑义的时候，原告和律师通常会怀疑信息的准确性。因此，理想的做法是手写或亲自口述你做的手术，最好有一个同事能够见证。

交流并不是一个单向的过程。我们通常会假设患者已经听见并且理解我们所说的话，但是研究显示由于多种原因，事实却通常并非如此。或许我们是不是可以通过一个小测验来得出结论？我所说的关于风险和预案你都听到了什么？或者我们可以发起一个简短的笔答小测验。更好的是，我们愿意看到更多的使用基于网络的互动式教育和知情同意系统，并且能得到一个永久性的记录。只要愿意，患者就可以钻研得尽量深入。

恰当的知情同意过程就是一个良好的医疗实践，但是一旦出现不良后果，它就必然是至关重要的。举个例子，我们可以说，"X 线证实了有一个穿孔，您应该记得我们昨天谈过了发生这个少见并发症的可能性，对吗？"

二、结论

使患者对治疗性介入操作做好感情上和心智上的准备是一项严峻但令人愉悦的任务。这是一名医生的而不是技师的权利。因此要做好这项工作。

三、突出的问题

- 如何更好地确认患者及其家人理解了我们所说的话？
- 如何对成功地沟通进行记录？

四、扩展阅读

[1] Cotton PB. Medico-legal issues. in Baron, Kozarek, and Carr-Locke, eds. *ERCP*, 3rd ed., 99-107.Philadelphia: Elsevier, 2018.

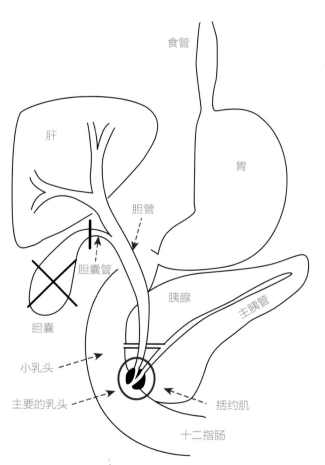

▲ 图 5-1　作者在医疗实践中使用的 ERCP 图解

第6章

风险评估和降低风险
Risk Assessment and Reduction

Erin Forster　Joseph Romagnuolo　著

要　点

- ERCP 术后最常见的不良事件包括胰腺炎、出血、感染和穿孔，也包括心肺不良事件。少见的不良事件是长期致残或死亡。
- 患者实际发生的风险与手术的过程、患者的特点、操作团队的技术和预防措施的恰当应用有关。
- 理解并处理这些相互关联的事件是做出明智的临床决定和改进患者教育及知情同意的关键。

与其他内镜操作相比，关于 ERCP 最让人担忧的就是高风险性。ERCP 术后胰腺炎（post-ERCP pancreatitis，PEP）是主要的问题，总的发生率为 5%～15%，对于高危的操作（即使采用了降低风险的措施），术后胰腺炎的发生率会更高。其他不良事件，如出血、穿孔、感染和心肺事件的发生率也在 1% 左右[1, 2]。不同患者可能发生的风险会有很大不同。因此，与既往发生过 PEP 的年轻女性进行括约肌测压和括约肌切开加放置胰管支架相比，一个健康的中年男性更换胆道支架要安全得多。因为有发生这些不良事件的可能，因此对内镜医生、内镜团队和内镜中心进行培训是合理并且恰当的，从而确保合理的适应证，选择非侵入性的治疗方案，患者被充分告知，并对风险、获益、局限和预案表示同意。

减少风险的关键点在于能够理解这些风险的预测因素[3, 4]。有一些因素是可以改变的，认识到这些因素就能够有时间去解决这些问题。对于无法改变的因素，术前认识到这些风险能让我们改变计划（或许转为 ERCP 的替代方案）或在术中和术后给予高度警觉。

本章重点关注并识别那些具有较高风险的患者、手术和围术期因素；不会关注风险的定义，风险和事件的记录，以及能够降低风险的合理的 ERCP 技术，这些内容将在其他章节进行更详细地讨论。但是也简要提到了一些手术相关的因素，从而关注这些因素以及一些非手术因素的重要性。表 6-1 总结了 ERCP 术后不良事件的预测因素。

一、评估并减少风险

前面提到过，ERCP 相关的风险主要有五个：胰腺炎、出血、感染、穿孔和心肺事件。有文章详细指出了与真正的"不良事件"相比，能将这些事件称为"事故"的临界值[4]。此外，最近有两种非传统意义的风险引起越来越多的重视：技术失败和放射暴露的风险。应注意的是，妊娠期 ERCP 有其独有的一系列风险。

表 6-1　ERCP 术后不良事件的预测因素

不良事件	修正因子	风险等级（OR）	参考资料	评　论
感染	肝移植	5.2	[5]	非常罕见（0.25%～0.5%）（风险随时间降低：OR 为 0.9/ 年）
	瘘管、不可引流导管（如肝门、肝内狭窄）		[6, 7]	
	管道镜检查			
	黄疸	1.4	[8]	
	小中心	1.4	[8]	
出血（延迟）	括约肌切开术	4.7	[9]	• 非常罕见；也可发生在大球囊括约肌成形术中 • 抗血小板药物，尤其是阿司匹林单药治疗不会增加风险[10, 11]
	小中心	1.1	[8]	
	术中出血[†]	1.7	[12]	
	凝血病[†]	3.3	[12]	定义为凝血酶原时间＞ 2s、血液透析或血小板计数＜ 80 000/mm³
	3 天内抗凝[†]	5.1	[12]	
	胆管炎[†]	2.6	[12]	
	小容量内镜[†]	2.2（每周 1 次或更少）	[12]	
穿孔	术后解剖	2.5	[8, 9]	
	切口前括约肌切开术	2.0	[8]	
	壁内对比度	1.9	[8]	
	括约肌切开术			罕见
胰腺炎*	可疑 SOD	1.9～9.7	[9, 13-15]	胆道括约肌切开术不是危险因素[8, 14, 16]
	女性	1.8～3.5	[13, 15-17]	
	PEP（前）	5.4	[13]	
	年轻的年龄	每 5 年减少 1.1 人[16]；1.1（年龄＜ 70 岁）[8]；1.6（年龄＜ 60 岁）[14]	[8, 14, 16]	
	正常胆管	1.05	[8]	
	正常胆红素	1.9	[13]	
	无慢性胰腺炎	1.9	[13]	
	非大学中心	2.4	[8]	
	插管困难	1.8～9.4	[13, 15-17]	早期预切括约肌切开术可降低风险与持续性[18, 19]

（续表）

不良事件	修正因子	风险等级（OR）	参考资料	评　论
胰腺炎 *	胰腺括约肌切开术	1.5～3.8	标准 [9, 13, 20]，小乳头 [9, 14]	
	胰腺注入	1.04～1.5	[8, 13, 14, 20–22]	大多数研究将其定义为任何注射；在 cheng 等的研究[14] 中，定义为≥ 2；重要的填充程度[22]
	缺乏胰管支架	1.4～3.2	[9, 23–25]	在高危 ERCP，尤其是 SOD 中具有显著意义
	学员参与	1.5	[14]	
	球囊括约肌成形术	2.0	[26]	对于结石疾病，异质性研究
插管失败（± 预切）	3 级难度	1.4	[27]	
	ASA 生理分级Ⅲ～Ⅴ级	1.9		
	实习生参与（1%～50%）	2.0		
	适应证：黄疸	2.2		
	手术后疾病	1.9		
	胰腺炎	急性（2.2），慢性（1.6）		
	小体积内镜	2.79（＜ 90/ 年 vs. ＞ 239/ 年）		
	低效 X 线（＞ 3min/ 低难度情况）	1.72		
	中度镇静	1.49 vs. 更深		
心肺活动‡	年龄	1.02/ 年	[7]	事件非常罕见，1.1%～1.2%[7, 28]
	ASA 生理分级	1.8，3.2，7.5（ASA 生理分级Ⅲ级，Ⅳ级，Ⅴ级）	[7, 28]	
	APACHE-Ⅱ	12（评分＞ 15 分），EGD	[27, 29]	在高 APACHE 组中可能与近期 MI 相混淆
	麻醉类型	• 0.3（MAC vs. ASA 生理分级Ⅰ～Ⅱ级中的 GAP）；ASA 生理分级≥Ⅲ级无差异 • 0.5（丙泊酚 vs. 中度镇静）	[28, 30–33]	Cochrane 评论得出结论，使用丙泊酚和非丙泊酚镇静在 AE 方面没有区别，但没有按 GAP 和 MAC[31] 进行分层
	住院患者	1.5	[7]	
	设置（VA，非大学）	1.2，1.4	[7]	
	补充氧气	1.2	[7]	

（续表）

不良事件	修正因子	风险等级（OR）	参考资料	评　论
心肺活动[‡]	学员参与	1.3	[7]	受训者的风险因素也研究了[34]
	肺病	睡眠呼吸暂停、重度COPD或需要家庭氧疗	[35, 36]	未诊断的睡眠呼吸暂停似乎不能预测中度镇静期间的短暂缺氧
	心脏疾病	5.2 近期MI（30天内）	[27, 29, 35, 37, 38]	MI患者中较高的APACHE-Ⅱ可能引起混淆[27, 36]；其他人发现EGD风险只在MI[37]后的几天内增加
		既往MI，既往或当前/近期的CHF，除窦性心律外的其他节律，严重的瓣膜疾病	[34, 39–41]	
	肥胖	低氧血症约1.5	[42]	BMI可以预测低氧血症，但不一定是AE
	其他并发症	糖尿病，肾衰竭，无法控制的高血压，既往中风或其他神经损伤，不能进行4～6次METS活动（上楼梯）	[34, 41]	

*. 正如本节所述，在ERCP术后胰腺炎的危险因素方面，一些因素比其他因素更具有共识；许多研究中只有一项因素具有显著性，可能是也可能不是真正的危险因素

†. 这些危险因素仅在括约肌切开术亚组中确定，并不一定能预测所有ERCP的出血

‡. 大多基于非ERCP或甚至非内镜检查的患者

AE. 不良事件；APACHE. 急性生理评分和慢性健康评价；ASA. 美国麻醉医生协会；BMI. 体重指数；CHF. 充血性心力衰竭；COPD. 慢性阻塞性肺疾病；EGD. 食管、胃、十二指肠镜检查；GAP. 胃肠病学家管理的丙泊酚；MAC. 监测麻醉护理（通常使用丙泊酚）；METS. 代谢当量；MI. 心肌梗死；OR. 比值比；PEP. ERCP术后胰腺炎；SOD. Oddi括约肌功能障碍；VA. 退伍军人事务部

由Romagnuolo等人[2, 3]修正

（一）胰腺炎和术后疼痛

有许多研究探讨了PEP的预测因素，但至今仍无定论。有些研究发现胆管管径正常[8]、胆红素水平[13]、既往PEP病史[13]、非大学医学中心[8]以及实习医生参与操作[14]是PEP的预测因素，但其他研究结论却并不相同。造成结果不一致的原因是在一些研究中没有对混杂因素设立对照，这些混杂因素包括疑似Oddi括约肌功能障碍（sphincter of Oddi dysfunction, SOD）和胰腺的治疗；疑似SOD和接受胰腺治疗的患者有可能有更高的独立危险因素并且通常胆红素水平和胆管直径是正常的。总的来说，PEP的混杂因素是累积的并且有协同作用。

有一些预测因素是得到共识的。PEP的独立预测因素包括女性（OR为1.8～3.5）[13, 16, 17]，疑似SOD（OR为1.9～9.7）[9, 13–15]，青年[8, 14, 16]，胰管显影（尤其是胰尾部胰管显影[21]）（OR为1.04～1.5）[8, 13, 14, 20–22]及胰管括约肌切开术（OR为1.5～3.8）[8, 9, 14, 20]。插管困难会（OR为1.8～9.4）增加PEP风险[15, 16, 17, 43]，这也提示插管技术以及能够造成插管困难的患者因素都是重要的共同因素。反复发作或进展期的伴有胰腺萎缩或腺体消失的慢性胰腺炎由于胰酶储备的下降会降低PEP的风险[8]；而轻症的胰腺炎不会降低胰酶储备，因此不能说这类患者PEP的风险较低。随机的研究结果表明胰管支架和肛用非甾体抗炎药

（nonsteroidal anti-inflammatory drug, NSAID） 能够降低高危患者发生 PEP 的风险；也就是说，高危患者没有胰管支架（OR 为 1.4～3.2）[9, 23-25] 或未用 NSAID 药物进行预防 [44] 通常会增加 PEP 风险。也有其他药物经研究证明可以降低 PEP 风险。例如，外用肾上腺素和静脉使用类固醇激素。然而，没有一种药物同肛用吲哚美辛的疗效相同 [45]。手术记录中对这些药物使用的系统记录应该成为标准程序。

应该指出的是，胆道括约肌切开术并不是增加胰腺炎风险的独立危险因素。此外，预切开或针刀括约肌切开术也不可能在困难插管的基础上再增加额外的风险；事实上，根据一项随机对照研究的 Meta 分析结果，尽早行预切开与不行预切开相比，能够降低风险 [18, 19]。括约肌球囊扩张术可能会增加风险（OR=2.0）[26]，但不同研究结论并不一致；因此球囊扩张用于无法停用抗凝药但是需要行括约肌消融的患者，以及巨大结石的患者。近期的一项 Meta 分析指出，可能是球囊扩张能够更有效地撕裂括约肌（而不是仅仅刺激括约肌导致痉挛和胰腺炎），因此能够降低发生 PEP 的风险 [46]。

ERCP 术后有一些患者出现腹痛但并未达到诊断胰腺炎的标准。这种腹痛可能是气体膨胀、内脏高敏感性、亚临床胰腺炎以及其他因素的综合作用。近期一项 Meta 分析表明 ERCP 术中使用二氧化碳（而不是空气）能够减少术后腹痛的发生 [47]。大脑刺激也能够减少 ERCP 术后腹痛 [10]。

由于胰腺炎是 ERCP 相关事件中发病率和死亡率最高的，因此在决定适应证和获益的概率与风险是否相匹配时要认真考虑术后胰腺炎发生的预测因素；这些因素也能帮助筛选出高危患者，而这些患者是能够受益于留院观察保守治疗和静脉输液（乳酸林格液）的。此外，当非侵入性措施如磁共振胰胆管成像（MRCP）能够对胆系进行评估时，要避免进行诊断性 ERCP。只有具有治疗性 ERCP 适应证的患者才应接受 ERCP。熟练的插管，选择性胰管支架和肛入 NSAID，以及尽可能避免乳头的球囊扩张可以降低发生术后胰腺炎的风险（但并不是完全消除风险）。使用二氧化碳可以减少 ERCP 术后腹痛的发生。

（二）出血

只有治疗性 ERCP 操作，且多数是括约肌切开的患者有出血的风险。术中出血但并没有因此而终止手术并不被认为是一种不良事件 [49]。括约肌切开（OR=4.7）被认为是 ERCP 术后出血的独立预测因素 [9]。病例数量较少的中心从事 ERCP（OR=1.1）也被认为是 ERCP 术后出血的危险因素 [8]。后者与出血风险具有相关性的原因目前并不清楚；或许是由于内镜医生 ERCP 操作数量或中心经验缺乏会在控制术中出血或选择合适的电外科设备和设置的过程中带来混杂因素。

ERCP 患者中行括约肌切开术的一组其预测因素有可能与病例选择更相关。在这一组中，凝血功能障碍（OR=3.3），3 天内服用过抗凝药物（OR=5.1），胆管炎（OR=2.6）（原因可能是血管增多和组织堵塞，或者是由于嵌顿的结石取石困难而加重），操作量小（OR=2.2）以及术中出血（OR=1.7）提示出血发生率显著增加。目前还不清楚术中出血经恰当处理后是否能够减少迟发性出血或术后当晚密切观察是否对减少出血有帮助。

抗血小板药物似乎并不会显著增加括约肌切开术后出血发生的风险 [11, 12]，但是对抗血小板药物和 ERCP 关系的分析正慢慢变得越来越多。一项纳入 2500 例在美国和韩国完成的治疗性 ERCP 的回顾性综述的数据表明，总的出血发生率为 1.4%（未服用抗血小板药物发生率为 0.8%，服用多种抗血小板药物的发生率为 8.3%）。大多数的 ERCP 术后出血都是轻症和自限性的（n=10），或者能够通过内镜成功止血（n=25）[50]。一项关于 ERCP 的病例对照研究发现阿司匹林或抗血小板药物并没有增加出血的风险[11]。根据结肠镜下息肉切除的文献,看起来双抗治疗能够解释氯吡格雷所引起的显著或潜在的高风险,单用氯吡格雷或阿司匹林并不增加出血的风险[51]。美国胸科医生学会(American College of Chest Physicians,ACCP)指南建议对于血栓形成中高风险的非心脏手术患者,可以继续服用阿司匹林[52]。

减少出血风险的措施包括对于预期将进行括约肌切开的患者停用抗凝药[通常对于华法林停药 5 天能够使治疗性国际标准化比值(international normalized ratio,INR)变为正常,对于其他抗凝药停药 2~3 天即可],并且在术后继续停药几天再恢复华法林(对于迅速起效的抗凝药应继续停药更长的时间);对于有机械瓣膜和近期有血栓形成的患者则需尽快恢复使用抗凝药。然而,对出血的相对风险和血栓形成的风险进行权衡是重要的,2016 年美国胃肠内镜学会(ASGE)的指南中也对这一点进行了总结[53]。此外,ACCP 支持使用经过验证的 CHA_2DS_2-VASc[充血性心力衰竭,高血压,年龄≥75 岁(2 分),糖尿病,卒中病史或一过性缺血发作(2 分),血管疾病包括心肌梗死(myocardial infarction,MI),周围动脉疾病(peripheral artery disease,PAD)或主动脉斑块(1 分),年龄 65—74 岁(1 分)及性别分类评分(女性为 1 分)]以及它的修订版本来对房颤患者的卒中风险进行量化,而且使用起来很简便[54, 55];CHA_2DS_2-VASc 评分≥2 分被认为具有形成血栓栓塞的高风险(>2.2%/ 年)[52, 56]。对于不能停用抗凝药的患者考虑进行球囊括约肌成形术或临时置入支架被认为是合理的方式。

值得注意的是,胆汁淤积或黄疸,营养不良,抗生素治疗以及胰腺功能不全都是(隐性)维生素 K 缺乏的危险因素。因此,虽然不建议对所有行 ERCP 的患者术前检测 INR,但是对于高危患者选择性进行术前 INR 检测(最好是提前一天以使维生素 K 能够起效)是重要的。尽管 INR 不是出血风险的预测指标,但是对于伴有肝脏疾病的患者也要进行血小板技术和 INR 检测[57, 58]。然而肝病患者由于门脉压力增高及十二指肠静脉淤血,不管 INR 水平如何,其括约肌切开术出血的风险轻度升高。

阿司匹林单药治疗时不需要停药,但是如果是双重治疗,在安全的前提下应调整为单药治疗。ASGE 指南建议对于血栓栓塞风险较低的患者应停用非阿司匹林的抗血小板药物[53]。在非心脏外科手术后的患者中也有发现停用抗血小板药物后出现冠脉支架的堵塞,尤其是在冠脉解剖存在高危因素的患者中(如金属裸支架术后 6 周内以及药物洗脱支架术后 1 年内)[10]。支架类型以及支架置入时间也应被纳入风险评估中。

指南关于抗血小板药物停药时间的建议的依据是不可逆的抗血小板药物通常需要停药 7~9 天来使骨髓更新正常的血小板。然而,一般 5 天时间血小板功能就可以恢复正常,因此即使是大型外科手术停药 5 天也是足够的。冠脉搭桥术后,阿司匹林 – 氯吡格雷双抗治疗停药 5 天与阿司匹林单药治疗的出血结局是基本一致的,但是如果在术后 5 天内服用氯吡格雷出血风险会升高 1.5 倍[60]。胃肠道出血的患者中抗血小板药物停药 7 天会导致心脏病死亡率增加,因此停药 5 天或许是风险和获益更好的平衡点。括约肌切开术后恢复双抗治疗的理想时间目前仍不明确[53]。

对于内镜医生和内镜团队,有足够的手术量以及充分了解如何处理术中出血都是非常重要的。最后,对于那些术前并未计划行括约肌切开术因而未停用抗凝药或双抗治疗的患者,一些挽救性技术(如预切开)都是不应该应用的。

(三)感染

ERCP 术后感染很少见。据文献报道,感染更容易发生于肝移植患者(OR=5.2)[5],肝门 / 肝内胆管狭窄[如肝门部胆管癌或原发性硬化性胆管炎（primary sclerosing cholangitis，PSC）]患者[6, 62]，以及操作数量较少的中心（OR=1.4）[8]。（梗阻性）黄疸的患者发生感染的风险也较高（OR=1.4）[8]，但是值得商榷的是，如果 ERCP 成功解除了梗阻，感染发生的风险是否仍较高。尽量抽吸胆汁并避免过量注射对比剂以减少胆管内压力。尤其是对于术前已经通过支架或括约肌切开术造成了胆汁内菌群定植的患者，更应该重视感染的发生。

尽管对比剂都是无菌的，但是注射对比剂的导管会触碰内镜前端，而内镜前端是通过患者的口腔进入的。因此，即使是没有过胆道污染或细菌定植的患者，如果操作中有对比剂浸入没有引流的无菌体腔内（如在有内漏或瘘管形成而进入腹腔），感染的风险都较高。

因此，对于预期会有无法引流（或引流困难）的梗阻区域（PSC，肝门肿瘤，慢性胰腺炎引起的胆管狭窄）的患者，假性囊肿或胆漏的患者以及肝移植术后的患者需要预防性使用抗生素。非预期的有感染风险的患者（如取石失败的患者）应该尽快进行抗生素治疗，最好是在术中就开始使用。虽然现在有一些内镜医生选择在术前给黄疸的患者使用抗生素，但事实上并不推荐对所有的黄疸患者都预防性使用抗生素。

近些年，越来越关注十二指肠镜相关的感染，尤其是对碳青霉烯类耐药的肠道杆菌。建议的措施包括加强消毒灭菌，使用环氧乙烷气体消毒，以及开发一次性使用的十二指肠镜[48]。这些问题已在第 4 章进行详细介绍。

（四）穿孔

穿孔并不常见。穿孔有两种形式：内镜引起的穿孔（大穿孔）和附件引起的穿孔（小穿孔）。多因素分析显示，内镜引起的肠腔穿孔与外科手术术后解剖结构改变有关（OR=2.5），这可能是由于需要较长的内镜，扭曲的结构以及粘连造成的[8, 9]。也许随着对解剖结构改变患者乳头插

管新技术的出现，如超声内镜引导下经胃穿刺的 ERCP，与内镜使用相关的穿孔数量会逐步减少。大多数附件相关的穿孔都是由括约肌切开术造成的，而预切开（OR=2.0）较传统的括约肌切开术造成穿孔的风险更高[8]。如果在术中发现穿孔，临时放置支架能够帮助封堵穿孔并将分泌物从穿孔处引流。对比剂壁内注射有时仅仅是困难插管和附件对胆管和壶腹过多操作的标志，但也有研究发现其可以增加穿孔的风险（OR=1.9）[8]。少见的胆管穿孔与活检、消融或胆管内的内镜有关。导丝穿到黏膜下或穿出管腔是一种技术性原因造成的小穿孔，患者通常都能较好地耐受（通常算不上一种不良事件），可以放置支架或使用抗生素，不使用一般也没有问题。

避免过度操作，括约肌切开时要格外小心（尤其是预切开时），对解剖结构改变而且需要行 ERCP 的患者要有恰当的知情同意，在临床实践中要综合考虑以上这些从而减少风险。

（五）心肺事件

很多研究已经详细介绍了心肺事件危险因素的作用以及风险的修正[3]。简单地说，多数关于术前评估的文献更适用于外科手术。有一些并不适用于内镜。

1. 病例背景及伴发病的量化　年龄[7]，美国麻醉医生协会（American Society of Anesthesiologists，ASA）生理分级（评分）[7, 28]，麻醉类型[28, 30-52]，住院患者[7]，非大学附属医院[7]以及有实习医生参与手术[7, 34]，这些都是内镜相关文献（主要是结肠镜）中发现的危险因素，其中 ASA 生理分级是最有力的预测因素[7, 28, 41]。此外，还有一些评分系统被开发出来帮助校正主要是外科手术合并症的混杂因素[3]。尽管这些合并症的评分系统在日常工作中并不实用，但其中的内容对一些重要的因素给予了关注。

急性生理与慢性健康评估（APACHE-II）评分，心肺疾病，尤其是最近发生的心肌梗死，

也能够预测不良事件[27, 29, 35-38]；APACHE-Ⅱ是一项负责的工具，包括以下维度，生理评分（12 个输入项），年龄评分，器官衰竭评分，以及一些对于多数内镜操作都没有的要素［例如，氧分压（PaO_2）和动脉 pH 值］。

睡眠呼吸暂停和体重指数（body mass index，BMI）也很重要。然而在一项常规内镜的研究中，术中左侧卧位给予中等镇静，未能发现的睡眠呼吸暂停并不提示会出现一过性缺氧或不良事件[36]；另一项研究发现 ASA 生理分级为Ⅰ～Ⅱ级的患者，其 BMI 可能预示一些低氧事件的发生[42]。BMI 升高和梗阻性睡眠呼吸暂停能够预测手术后围术期的发病率[64]，会增加风险且在深度镇静过程中保持气道通畅更加困难[41]，尤其是对于 ERCP 过程中的标准体位半俯卧位更是如此。对于半俯卧位的患者由于上呼吸道的问题或位于 X 线床上的患者进行插管是非常困难的。通常要将患者翻身到担架床上成仰卧位进行插管，然后再将患者翻身到 X 线床上来完成操作。尽管有这种理论上的担心，但是一项随机研究的 Meta 分析表明，深度镇静而不插管对于 ERCP 来说也是安全的[65]。虽然有这篇文献的证据，但是许多中心对于 ERCP 的麻醉还都是丙泊酚麻醉后进行插管，除非患者是左侧卧位，BMI 正常并且 ERCP 操作预期比较容易能够很快完成。

另外，还有其他形式的评分系统。卡尔森合并症指数[19]是 19 项合并症的加权列表，能够预测数月或数年的预期寿命。对于预测短期内的事件没有帮助（如 30 天内）。列举发病率和死亡率的生理和手术严重程度评分（Physiologic and Operative Severity Score for the enUmeration of Mortality and Morbidity，POSSUM）包含分级的生理和手术要素从而预测手术发病率和死亡率，但是手工计算评分非常烦琐（已经有了线上计算器），并且多数要素（覆膜种植等）并不适用于内镜。国家外科质量改进计划（National Surgical Quality Improvement Program，NSQIP）是一项注册研究，包括多种术前风险因素、实验室数据、手术细节、ASA 生理分级、气道情况评分、创伤等级及术后事件。数据输入的第一部分是劳动量很大的，有 30 多个是或否的问题。然而，最重要的 20 个因素在评估 ERCP 麻醉风险中应该是有用的（大概是按照逐步下降的预测重要性）。其中包括功能状况［如依赖（部分 / 全部）、呼吸困难（静息 / 劳累）、感觉功能变化、病态肥胖］、心脏介入史、吸烟、卒中、高血压、糖尿病、慢性阻塞性肺疾病（COPD）、年龄及低白蛋白血症。

2. 心脏风险评估　一些风险评估工具能够对非心脏的手术进行心脏风险的评估，包括 Goldman's[39] 和 Detsky's[40] 评估系统。前者有 9 项独立预测因素：活动性心力衰竭和心肌梗死（6 个月内）是最有力的预测因素，其次是心律失常、年龄（＞ 70 岁）、手术类型、全面 / 功能状况差（如低氧、高碳酸血症、低钾血症、低碳酸氢根、肌酐＞ 2.5 倍正常上限、肝脏疾病或长期卧床）。修订版本包括男性和使用丙泊酚，可以预测内镜后的心脏不良事件[66]。Detsky 评分[40] 比较简单，包括近期发作（静止期）的心力衰竭、心肌梗死病史及加拿大心血管协会心绞痛分类。非心脏外科手术围术期评估的指南在 2002 年进行了更新[67]，包含许多原有的特点，新增加了心脏瓣膜病、糖尿病、卒中和舒张压＞ 100mmHg，其中近期发作的心肌梗死或活动性心力衰竭是最重要的因素。使用代谢当量（metabolic equivalents，METS）对功能状况差进行了更准确的定义[67, 68]。

在美国，联合委员会强调对于需要麻醉的操作要继续使用 β 受体拮抗药。然而这一建议是以大型腹部、骨科以及血管手术围术期的死亡率下降为基础的，而不是以内镜为基础[69]。此外，一项更大的包括各种外科手术的 Meta 分析并不支持能够降低风险[70]。ERCP 术前通常要求患者饮小口水服用心脏药物。尽管出于联合委员会的"终止"清单的要求并收到国家质量论坛支持作为中心质量准则，但是将这一做法外推到内镜中似乎并没有证据支持。

最常见于心肺疾病风险的因素其重要性也是最大的，包括年龄，既往和近期的心肌梗死，既往或新发/近期的心力衰竭，心律失常，糖尿病，肾衰竭，不可控的高血压，既往卒中或其他神经损伤以及无法进行 4～6 个代谢当量的运动（如爬一段楼梯，从事家庭工作，不需要球车的高尔夫球运动或步行 >4 英里/小时，即 6.4km/h）。其他因素如睡眠呼吸暂停，肥胖，服用多种药物，严重 COPD 并需要家庭吸氧，操作时间以及镇静深度同样可能改变内镜操作过程中的心肺风险，因此需要进一步研究。在考虑行 ERCP 时要对这些因素进行分析，尤其是对于高危人群且适应证并不强时。有一些因素是无法改变的，但是控制高血压，心肌梗死或心力衰竭后等待 4～6周，改变瓣膜的病理状态以及改善功能状态有可能降低 ERCP 术后心肺事件的风险，在适当的时候应当予以重视。与麻醉医生建立良好关系并且在必要时加强术前临床评估是至关重要的。

（六）插管失败

插管失败并不是传统意义上的风险，但却是一项重要的不良事件，因为后续有可能出现补救手术相关的风险。此外，失败概率高的内镜医生，内镜中心或患者群体通常由于插管困难而伴随较高的其他不良事件的发生率。最近，我们通过多中心包含 80 多位内镜医生完成的 10 000 多例ERCP 手术的 ERCP 质量网络的一个子集，来评估与插管失败的相关性[69]。常规操作（如没有预切开的辅助）在门诊患者中的成功率更高（OR=1.21），但是在复杂病例（OR=0.59），状况差的患者［ASA生理分级（Ⅱ、Ⅲ/Ⅴ 的 OR 分别为 0.81、0.77）］，教学病例（OR=0.53）及其他一些适应证（如狭窄，活动性胰腺炎）成功率较低。操作数量大的内镜医生（每年 >239 例，OR=2.79）以及能够更有效使用 X 线时（OR=1.72）总的插管成功率更高（包括一些使用预切开的病例），但是中度镇静（与深度镇静相比）时插管成功率较低（OR=0.67）[27]。

（七）辐射暴露和对比剂过敏

通过使用 ERCP 质量网络数据库的一个包含由 50 多名内镜医生完成的 9000 多例 ERCP 的子集，发现 90% 的术者透视时间是 10min（占操作总时间的 22%）；14min（平均值 +2× 标准差）被定义为辐射过度[66]。纳入注册表的连续的每 50个患者与透视时间降低有关（下降 0.2min，$P=0.001$），这也提示追踪一个人的透视时间有可能会帮助降低所有人的透视时间。此外，多因素分析显示，较低的生存时间（<1000 例）和每年操作例数（<100 例），较高的难度等级，学术水平，实习医生参与，深度镇静，来自英国和美国以外的国家，各种治疗方式（例如，括约肌切开术、球囊扩张、支架、取石）以及插管失败这些因素都是与较长的透视时间或较高概率的辐射过度呈独立相关的。放射技师在现场及其经验能够有助于降低透视时间。

即使是有严重过敏史的患者，对 ERCP 术中使用的对比剂出现过敏反应也并不常见[71]。放射指南最常见的建议是对有食物不良反应史或严重特异反应史（如食物，哮喘等）的患者在 ERCP术前约 6h、2h、1h 预防性口服泼尼松（给药三次），在最后一次口服激素时可以给予抗组胺药物。在 ERCP 术前静脉给予激素治疗有可能没有效果[72]。一些研究发现激素有可能会增加 PEP 的风险[45]，因此，随意给予预防对比剂过敏的药物有可能出现无法预估的不良后果[73]。

这些问题强调了经验，对透视时间的认识以及实现降低减少辐射暴露的失败率的重要性。预防对比剂过敏有可能是过度治疗，但是间隔 12h

的口服激素治疗是标准方案。

（八）妊娠

与妊娠期 ERCP 相关的潜在危害有很多，包括麻醉相关的血流动力学改变，药物和辐射暴露，以及内镜和内镜相关的不良事件。除非是像急性胆管炎这样的急症，否则应避免在妊娠前 3 个月施行 ERCP[74]。请产科会诊以进行胎儿检测。恰当选择患者，争取使用非侵入性检测（MRCP 在妊娠期是安全的），患者合理的体位，铅遮挡以及使用绝对最低透视时间都能够降低风险[74]。

（九）不良事件结局的改变及特定的风险

一些因素并不增加特定不良事件的可能性，但是会通过时间结局的改变来影响其他结局事件的风险，如住院时间和死亡率。高龄和严重合并症就是这样的因素，即使是在这一群体中穿孔的风险并不更高，但能够影响穿孔的结局。同样，较高的 BMI 有可能并不增加胰腺炎的风险，但一旦出现胰腺炎，它可以影响胰腺炎的严重程度、发病率和死亡率。

此外，来自回顾性队列研究的数据表明，终末期肾病的患者 ERCP 术后出现不良事件的风险极大升高。其原因是 PEP（8.3% vs. 4.6%，$P<$ 0.001）和出血（5.1% vs. 1.5%，$P<0.001$）风险增高，同样会造成住院时间延长和死亡[75]。同样这些患者有较大可能需要进行机械通气，这可能是与为预防 PEP 而采取的与透析相平衡的水化疗法有关。有研究表明，由于尿毒症导致的血小板功能障碍及凝血功能障碍可能是出血风险增加的原因[75]。

其他相关的复杂操作如穿刺假性囊肿引流及内镜下清创术、穿刺（EUS 引导）胆管引流、会师法、乳头切除术、经皮胆道镜、激光或液电碎石（如胆管穿孔）、胆管内消融（如光动力治疗）及共聚焦内镜都具有其特定的风险。关于每一种操作的风险预测的数据目前还是有限的。

二、为 ERCP 患者做好术前准备以减少可控风险的关键点

为了更加合理地给患者关于风险获益比的建议，并且能够尽可能安全地施行 ERCP，至关重要的是理解能够增加风险的患者因素和操作因素，并将影响最小化。其中包括对临床状况的仔细评估，分析 ERCP 是否确实是现有解决问题的最好方法，将风险与特定的适应证进行比较，考虑将患者转诊给有足够操作例数和技术的特定的内镜医生和支持团队，能够给予合理的药物或操作介入来降低风险。

参考文献

[1] Cotton PB, Lehman G, Vennes J, et al. Endoscopic sphincterotomy complications and their management: an attempt at consensus. *Gastrointest Endosc* 1991;37(3):383-393.

[2] Kochar B, Akshintala VS, Afghani E, et al. Incidence, severity, and mortality of post-ERCP pancreatitis: a systematic review by using randomized, controlled trials. *Gastrointest Endosc* 2015;81(1):143-149.

[3] Romagnuolo J, Cotton PB, Eisen G, e al. Identifying and reporting risk factors for adverse events in endoscopy. Part I: cardiopulmonary events. *Gastrointest Endosc* 2011; 73(3): 579-585.

[4] Romagnuolo J, Cotton PB, Eisen G, et al. Identifying and reporting risk factors for adverse events in endoscopy. Part II: noncardiopulmonary events. *Gastrointest Endosc* 2011; 73(3): 586-597.

[5] Cotton PB, Connor P, Rawls E, et al. Infection after ERCP, and antibiotic prophylaxis: a sequential quality-improvement approach over 11 years. *Gastrointest Endosc* 2008;67(3):471-475.

[6] Ertugrul I, Yuksel I, Parlak E, et al. Risk factors for endoscopic retrograde cholangiopancreatography-related cholangitis: a prospective study. *Turk J Gastroenterol* 2009; 20(2): 116-121.

[7] Sharma VK, Nguyen CC, Crowell MD, et al. A national study of cardiopulmonary unplanned events after GI endoscopy.

Gastrointest Endosc 2007; 66(1):27-34.

[8] Loperfido S, Angelini G, Benedetti G, et al. Major early complications from diagnostic and therapeutic ERCP: a prospective multicenter study. *Gastrointest Endosc.* 1998; 48(1): 1-10.

[9] Cotton PB, Garrow DA, Gallagher J, et al. Risk factors for complications after ERCP: a multivariate analysis of 11,497 procedures over 12 years. *Gastrointest Endosc* 2009; 70(1): 80-88.

[10] Borckardt JJ, Romagnuolo J, Reeves ST, et al. Feasibility, safety, and effectiveness of transcranial direct current stimulation for decreasing post-ERCP pain: a randomized, sham-controlled, pilot study. *Gastrointest Endosc* 2011; 76(6): 1158-1164.

[11] Hussain N, Alsulaiman R, Burtin P, et al. The safety of endoscopic sphincterotomy in patients receiving antiplatelet agents: a case-control study. *Aliment Pharmacol Ther* 2007; 25(5): 579-584.

[12] Freeman ML, Nelson DB, Sherman S, et al. Complications of endoscopic biliary sphincterotomy. *N Engl J Med* 1996; 335(13): 909-918.

[13] Freeman ML, DiSario JA, Nelson DB, et al. Risk factors for post-ERCP pancreatitis: a prospective, multicenter study. *Gastrointest Endosc* 2001; 54(4):425-434.

[14] Cheng CL, Sherman S, Watkins JL, et al. Risk factors for post-ERCP pancreatitis: a prospective multicenter study. *Am J Gastroenterol* 2006;101(1):139-147.

[15] Bailey AA, Bourke MJ, Kaffes AJ, et al. Needle-knife sphincterotomy: factors predicting its use and the relationship with post-ERCP pancreatitis (with video). *Gastrointest Endosc* 2010; 71(2):266-271.

[16] Williams EJ, Taylor S, Fairclough P, et al. Risk factors for complication following ERCP; results of a large-scale, prospective multicenter study. *Endoscopy* 2007;39(9):793-801.

[17] Wang P, Li ZS, Liu F, et al. Risk factors for ERCP-related complications: a prospective multicenter study. *Am J Gastroenterol* 2009;104(1):31-40.

[18] Cennamo V, Fuccio L, Zagari RM, et al. Can early precut implementation reduce endoscopic retrograde cholangiopancreatography-related complication risk? Meta-analysis of randomized controlled trials. *Endoscopy* 2010; 42(5):381-388.

[19] Gong B, Hao L, Bie L, et al. Does precut technique improve selective bile duct cannulation or increase post-ERCP pancreatitis rate? A meta-analysis of randomized controlled trials. *Surg Endosc* 2010;24(11):2670-2680.

[20] Romagnuolo J, Hilsden R, Sandha GS, et al. Allopurinol to prevent pancreatitis after endoscopic retrograde cholangiopancreatography (ERCP): a randomized placebo-controlled trial. *Clin Gastroenterol Hepatol* 2008; 6:465-471.

[21] Ho KY, Montes H, Sossenheimer MJ, et al. Features that may predict hospital admission following outpatient therapeutic ERCP. *Gastrointest Endosc* 1999; 49(5):587-592.

[22] Cheon YK, Cho KB, Watkins JL, et al. Frequency and severity of post-ERCP pancreatitis correlated with extent of pancreatic ductal opacification. *Gastrointest Endosc* 2007; 65(3):385-393.

[23] Andriulli A, Forlano R, Napolitano G, et al. Pancreatic duct stents in the prophylaxis of pancreatic damage after endoscopic retrograde cholangiopancreatography: a systematic analysis of benefits and associated risks. *Digestion* 2007;75(2-3):156-163.

[24] Fazel A, Quadri A, Catalano MF, et al. Does a pancreatic duct stent prevent post-ERCP pancreatitis? A prospective randomized study. *Gastrointest Endosc* 2003;57(3):291-294.

[25] Singh P, Das A, Isenberg G, et al. Does prophylactic pancreatic stent placement reduce the risk of post-ERCP acute pancreatitis? A meta-analysis of controlled trials. *Gastrointest Endosc* 2004;60(4):544-550.

[26] Weinberg BM, Shindy W, Lo S. Endoscopic balloon sphincter dilation (sphincteroplasty) versus sphincterotomy for common bile duct stones. *Cochrane Database Syst Rev.* 2006; (4):CD004890.

[27] Cappell MS, Iacovone FM Jr. Safety and efficacy of esophagogastroduodenoscopy after myocardial infarction. *Am J Med* 1999;106(1):29-35.

[28] Vargo JJ, Holub JL, Faigel DO, et al. Risk factors for cardiopulmonary events during propofol-mediated upper endoscopy and colonoscopy. *Aliment Pharmacol Ther* 2006; 24(6): 955-963.

[29] Cappell MS. Safety and efficacy of colonoscopy after myocardial infarction: an analysis of 100 study patients and 100 control patients at two tertiary cardiac referral hospitals. *Gastrointest Endosc* 2004; 60(6):901-909.

[30] Qadeer MA, Vargo JJ, Khandwala F, et al. Propofol versus traditional sedative agents for gastrointestinal endoscopy: a meta-analysis. *Clin Gastroenterol Hepatol* 2005; 3(11): 1049-1056.

[31] Singh H, Poluha W, Cheung M, et al. Propofol for sedation during colonoscopy. *Cochrane Database Syst Rev.* 2008; (4): CD006268.

[32] Rex DK, Deenadayalu VP, Eid E, et al. Endoscopist-directed administration of propofol: a worldwide safety experience. *Gastroenterology* 2009;137(4):1229-1237; quiz 518-519.

[33] Horiuchi A, Nakayama Y, Hidaka N, et al. Low-dose propofol sedation for diagnostic esophagogastroduodenoscopy: results in 10,662 adults. *Am J Gastroenterol* 2009;104(7):1650-1655.

[34] Bini EJ, Firoozi B, Choung RJ, et al. Systematic evaluation of complications related to endoscopy in a training setting: a prospective 30-day outcomes study. *Gastrointest Endosc* 2003; 57(1):8-16.

[35] Steffes CP, Sugawa C, Wilson RF, et al. Oxygen saturation monitoring during endoscopy. *Surg Endosc* 1990;4(3):175-178.

[36] Khiani VS, Salah W, Maimone S, et al. Sedation during endoscopy for patients at risk of obstructive sleep apnea. *Gastrointest Endosc* 2009;70(6):1116-1120.

[37] Spier BJ, Said A, Moncher K, et al. Safety of endoscopy after myocardial infarction based on cardiovascular risk

categories: a retrospective analysis of 135 patients at a tertiary referral medical center. *J Clin Gastroenterol* 2007; 41(5): 462-467.

[38] Cappell MS. Safety and clinical efficacy of flexible sigmoidoscopy and colonoscopy for gastrointestinal bleeding after myocardial infarction. A six-year study of 18 consecutive lower endoscopies at two university teaching hospitals. *Dig Dis Sci* 1994;39(3):473-480.

[39] Goldman L, Caldera DL, Nussbaum SR, et al. Multifactorial index of cardiac risk in noncardiac surgical procedures. *N Engl J Med* 1977;297(16):845-850.

[40] Detsky AS, Abrams HB, Forbath N, et al. Cardiac assessment for patients undergoing noncardiac surgery. A multifactorial clinical risk index. *Arch Intern Med* 1986; 146(11): 2131-2134.

[41] Cote GA, Hovis RM, Ansstas MA, et al. Incidence of sedation-related complications with propofol use during advanced endoscopic procedures. *Clin Gastroenterol Hepatol* 2010; 8(2):137-142.

[42] Qadeer MA, Rocio Lopez A, Dumot JA, et al. Risk factors for hypoxemia during ambulatory gastrointestinal endoscopy in ASA I-II patients. *Dig Dis Sci* 2009;54(5):1035-1040.

[43] Freeman ML, DiSario JA, Nelson DB, et al. Risk factors for post-ERCP pancreatitis: a prospective, multicenter study. *Gastrointest Endosc* 2001;54:425-434.

[44] Elmunzer BJ, Scheiman JM, Lehman GA, et al. A randomized trial of rectal indomethacin to prevent post-ERCP pancreatitis. *N Engl J Med* 2012;366(15):1414-1422.

[45] Dumot JA, Conwell DL, O'Connor JB, et al. Pretreatment with methylprednisolone to prevent ERCP-induced pancreatitis: a randomized, multicenter, placebo-controlled clinical trial. *Am J Gastroenterol* 1998;93:61-65.

[46] Liao WC, Tu YK, Wu MS, et al. Balloon dilation with adequate duration is safer than sphincterotomy for extracting bile duct stones: a systematic review and meta-analyses. *Clin Gastroenterol Hepatol.* 2012;10(10):1101-1109.

[47] Wang WL, Wu ZH, Sun Q, et al. Meta-analysis: the use of carbon dioxide insufflation vs. room air insufflation for gastrointestinal endoscopy. *Aliment Pharmacol Ther* 2012; 35(10): 1145-1154.

[48] Chandrasekhara V, Khashab MA, Muthusamy VR, et al. Adverse events associated with ERCP. *Gastrointest Endosc* 2017;85(1):32-47.

[49] Cotton PB, Eisen GM, Aabakken L, et al. A lexicon for endoscopic adverse events: report of an ASGE workshop. *Gastrointest Endosc* 2010;71(3):446-454.

[50] Oh HC, El Hajj II, Easler JJ, et al. Post-ERCP bleeding in the era of multiple antiplatelet agents. *Gut Liver* 2018;12(2):214-218.

[51] Singh M, Mehta N, Murthy UK, et al. Postpolypectomy bleeding in patients undergoing colonoscopy on uninterrupted clopidogrel therapy. *Gastrointest Endosc* 2010; 71(6):998-1005.

[52] Douketis JD, Spyropoulos AC, Spencer FA, et al. Perioperative management of antithrombotic therapy: Antithrombotic Therapy and Prevention of Thrombosis, 9th ed: American College of Chest Physicians Evidence-Based Clinical Practice Guidelines. *Chest* 2012;141(2 Suppl):e326S-e350S.

[53] Acosta RD, Abraham NS, Chandrasekhara V, et al. The management of antithrombotic agents for patients undergoing GI endoscopy. *Gastrointest Endosc* 2016; 83(1): 3-16.

[54] Gage BF, Waterman AD, Shannon W, et al. Validation of clinical classification schemes for predicting stroke: results from the National Registry of Atrial Fibrillation. *JAMA* 2001; 285(22):2864-2870.

[55] Lip GY, Nieuwlaat R, Pisters R, et al. Refining clinical risk stratification for predicting stroke and thromboembolism in atrial fibrillation using a novel risk factor-based approach: the euro heart survey on atrial fibrillation. *Chest* 2010; 137(2): 263-272.

[56] Nutescu EA. Oral anticoagulant therapies: balancing the risks. *Am J Health Syst Pharm* 2013; 70(10 Suppl 1):S3-S11.

[57] Townsend JC, Heard R, Powers ER, et al. Usefulness of international normalized ratio to predict bleeding complications in patients with end-stage liver disease who undergo cardiac catheterization. *Am J Cardiol* 2012; 110(7): 1062-1065.

[58] Giannini EG, Greco A, Marenco S, et al. Incidence of bleeding following invasive procedures in patients with thrombocytopenia and advanced liver disease. *Clin Gastroenterol Hepatol* 2010;8(10):899-902; quiz e109.

[59] Kwok A, Faigel DO. Management of anticoagulation before and after gastrointestinal endoscopy. *Am J Gastroenterol* 2009; 104(12):3085-3097; quiz 3098.

[60] Bristol-Meyers Squibb. Plavix(R) prescribing information. Available at: http://packageinserts.bms.com/pi/pi_plavix.pdf. Accessed May 26, 2019.

[61] Sung JJ, Lau JY, Ching JY, et al. Continuation of low-dose aspirin therapy in peptic ulcer bleeding: a randomized trial. *Ann Intern Med* 2010;152(1):1-9.

[62] Bangarulingam SY, Gossard AA, Petersen BT, et al. Complications of endoscopic retrograde cholangiopancreatography in primary sclerosing cholangitis. *Am J Gastroenterol* 2009;104(4):855-860.

[63] Netzer NC, Stoohs RA, Netzer CM, et al. Using the Berlin Questionnaire to identify patients at risk for the sleep apnea syndrome. *Ann Intern Med* 1999;131(7):485-491.

[64] Hillman DR, Loadsman JA, Platt PR, et al. Obstructive sleep apnoea and anaesthesia. *Sleep Med Rev* 2004;8(6):459-471.

[65] Bo LL, Bai Y, Bian JJ, et al. Propofol vs traditional sedative agents for endoscopic retrograde cholangiopancreatography: a meta-analysis. *World J Gastroenterol* 2011;17(30):3538-3543.

[66] Gangi S, Saidi F, Patel K, et al. Cardiovascular complications after GI endoscopy: occurrence and risks in a large hospital system. *Gastrointest Endosc* 2004;60(5):679-685.

[67] Eagle KA, Berger PB, Calkins H, et al. ACC/AHA guideline update for perioperative cardiovascular

evaluation for noncardiac surgery--executive summary: a report of the American College of Cardiology/American Heart Association Task Force on Practice Guidelines (Committee to Update the 1996 Guidelines on Perioperative Cardiovascular Evaluation for Noncardiac Surgery). *J Am Coll Cardiol* 2002;39(3):542-553.

[68] Hlatky MA, Boineau RE, Higginbotham MB, et al. A brief self-administered questionnaire to determine functional capacity (the Duke Activity Status Index). *Am J Cardiol* 1989; 64(10):651-654.

[69] Peng C, Nietert PJ, Cotton PB, et al. Predicting native papilla biliary cannulation success using a multinational Endoscopic Retrograde Cholangiopancreatography (ERCP) Quality Network. *BMC Gastroenterol* 2013;13(1):147.

[70] Romagnuolo J, Cotton PB. Recording ERCP fluoroscopy metrics using a multinational quality network: establishing benchmarks and examining time-related improvements. *Am J Gastroenterol* 2013;108(8):1224-1230.

[71] Draganov PV, Forsmark CE. Prospective evaluation of adverse reactions to iodine-containing contrast media after ERCP. *Gastrointest Endosc* 2008;68(6):1098-1101.

[72] Draganov P, Cotton PB. Iodinated contrast sensitivity in ERCP. *Am J Gastroenterol* 2000; 95(6):1398-1401.

[73] Budzynska A, Marek T, Nowak A, et al. A prospective, randomized, placebo-controlled trial of prednisone and allopurinol in the prevention of ERCP-induced pancreatitis. *Endoscopy* 2001;33: 766-772.

[74] Chan CH, Enns RA. ERCP in the management of choledocholithiasis in pregnancy. *Curr Gastroenterol Rep* 2012; 14(6):504-510.

[75] Sawas T, Bazerbachi F, Haffar S, et al. End-stage renal disease is associated with increased post endoscopic retrograde cholangiopancreatography adverse events in hospitalized patients. *World J Gastroenterol* 2018; 24(41): 4691-4697.

第7章

镇静、麻醉及药物
Sedation, Anesthesia, and Medications

John J. Vargo, II 著

要 点

◆ ERCP 的复杂性要求在提供镇静和麻醉时给予高度关注。

◆ 对于所有的内镜操作，都是由患者的健康状况及预期的操作来选择决定的。

◆ 术中和术后的密切监控是非常重要的。

◆ 对于大多数病例，目前的趋势是更多使用丙泊酚来进行监护性麻醉（monitored anesthesia care，MAC），而不需要进行气管插管。

规范 ERCP 中镇静和麻醉合理使用的原则与其他胃肠的内镜操作相同，但是 ERCP 更复杂且通常时间更长，所以至关重要的是创造理想的条件来最大可能地实现手术成功，将发生不良事件的风险最小化。

镇静和麻醉的连续性包括从轻度镇静到全身麻醉的深度镇静，对这一连续性的深入理解是非常必要的[1]。大多数接受 ERCP 手术的患者需要进行深度镇静或全身麻醉。这种麻醉状态下，患者只对疼痛刺激有反应。此外，患者的保护性气道反射和自发通气会受到影响[1]。因此，精心的看护或麻醉专业人员必要性体现在能够对患者的生命体征和保护性气道反射进行持续监控，或者说在多数情况下，拥有一支麻醉团队也是非常必要的。对于多数患者可以施行中度镇静。在这种麻醉状态下，患者能够在语言或触觉（不是疼痛感）感知后给出目的性反应，同时不会影响患者的气道、通气或心血管功能。

一、术前准备

麻醉团队必须进行充分的术前评估，包括现病史、既往史和体格检查。恰当选择患者进行中度或深度镇静 / 全身麻醉应该基于多种因素，包括以下内容。

• 重要的合并症。

• 镇静和麻醉史，包括对计划使用的药物不耐受或潜在过敏可能。

• 精神病史。

• 非法药物滥用或酗酒史。

• 药理情况，包括镇静药和镇痛药的使用。

• 在体格检查时发现的潜在气道和其他症状，这些症状有可能会使计划施行的镇静出现问题。

二、镇静药物

很明显，充分理解不同镇静药物的药代动力学和药效动力学包括与其他药物可能的相互作用及其他不良反应，是手术镇静非常重要的先决条件。这些药物包括阿片类药物如哌替啶和芬太尼，苯二氮䓬类药物如咪达唑仑和地西泮，丙泊酚及咽部麻醉药，潜在的辅助药物如氯胺酮、苯海拉明、盐酸异丙嗪和氟哌利多。要掌握拮抗药如氟马西尼和纳洛酮的追加使用（表 7-1）。

三、患者监护

除了传统的生理监测方法（包括脉搏血氧测定、血压监测以及心电图）之外，还应该考虑进行二氧化碳浓度测定。二氧化碳浓度测定之所以重要，是因为深度镇静有可能发生呼吸暂停，却不能被视觉监测所发现，只有在发生严重的肺泡通气不足后才能够被脉氧监测所发现。此外，放射设备的存在有可能会妨碍对患者呼吸活动的视觉监视，从而进一步妨碍对呼吸代偿的发现。一项前瞻性、随机对照的单盲性研究

发现，与标准的监测相比（包括对行 ERCP 和超声内镜的患者经消化医生给药的镇静进行的脉氧测定和视觉监测），进行二氧化碳浓度测定能够显著减少缺氧和呼吸暂停的发生[2]。脑电双频指数（bispectral index，BIS）监测是对额皮质活动脑电指标的复杂评估，而这种脑电活动是与不同程度的镇静相呼应的。BIS 评分为 1～100 分（0 分代表没有皮层活动或昏迷；40～60 分代表无意识；70～90 分代表不同程度的清醒镇静；100分代表完全清醒）。然而，评分中会有患者与患者之间的可变性，从而限制了该评分在内镜操作中的应用[3]。未来患者监控的发展中，令人感到振奋的是自动响应监控（automated responsiveness monitoring，ARM）的应用[4]。这一平台是利用对听觉和振动刺激的感应来预测中度镇静到深度镇静的转换。在对 20 例接受逐步增大剂量丙泊酚注射的志愿者的使用中，在从中度镇静到深度

表 7-1　内镜镇静用药物的药理学介绍

药物	起效时间（min）	达峰时间（min）	作用时间（min）	初始剂量	药理拮抗药	副作用
右美托咪啶	＜ 5	15	未知	1μg/kg	无	心动过缓，低血压
地西泮	2～3	3～5	360	5～10mg	氟马西尼	化学性静脉炎，呼吸抑制
苯海拉明	2～3	60～90	＞ 240	25～50mg	无	镇静延长，眩晕
氟哌利多	3～10	30	120～240	1.5～2.5mg	无	QT 间期延长，室性心律失常，锥体外系反应，分裂反应
芬太尼	1～2	3～5	30～60	50～100μg	纳洛酮	呼吸抑制，呕吐
氟马西尼	1～2	3	60	0.5～0.3mg		焦虑，停药症状
氯胺酮	＜ 1	1	10～15	0.5mg/kg	无	应急反应，呼吸暂停，喉痉挛
哌替啶	3～6	5～7	60～180	25～50mg	纳洛酮	呼吸抑制，瘙痒，呕吐，与单胺氧化酶抑制药相互作用
咪达唑仑	1～2	3～5	15～80	1～2mg	氟马西尼	去抑制，呼吸抑制
纳洛酮	1～2	5	35～45	0.2～0.4mg		麻醉戒断
氧化亚氮	2～3	剂量依赖	15～30	滴定起效	无	呼吸抑制，头痛
异丙嗪	2～5	未知	＞ 120	12.5～25mg	无	呼吸抑制，椎体外系反应，低血压
丙泊酚	＜ 1	1～2	4～8	10～40mg	无	呼吸抑制，心血管不稳定性

镇静的转换之前准确地发生了 ARM 应答的缺失。上消化道内镜和结肠镜操作中的麻醉目标一般是中度镇静，在一项对接受上消化道内镜和结肠镜操作使用丙泊酚诱导镇静的多中心研究中成功地使用了 ARM。这一技术有望在未来应用于需要接受更深程度镇静的患者中。

四、心肺风险评估及结局

对接受 ERCP 患者的心肺风险进行界定会对镇静类型的选择产生重要的影响。美国麻醉医生协会（ASA）生理分级（表 7-2）被认为是非预期的心肺事件的有效预测指标[5]。在一项使用临床结局研究倡议（clinical outcomes research initiative，CORI）的研究中，使用 ASA 生理分级来界定非预期的心肺事件的发生风险。在 ERCP 中，对于 ASA 生理分级为Ⅳ级和Ⅴ级的患者发生非预期的心肺事件的 OR 值显著升高（OR=2.21，95%CI 1.18～3.82）。同样需要注意的是，行 ERCP 操作的患者发生严重不良事件如住院，转入急诊科，手术以及心肺复苏的概率升高，达到 1.84%，而与之相比，行食管、胃和十二指肠内镜操作（0.33%），结肠镜（0.35%）以及软式乙状结肠镜（0.12%）的概率较低。本研究同时发现，年龄增加也是发生严重不良事件的危险因素。在一项纳入 799 例行高级操作如 ERCP 或 EUS 的患者的前瞻性队列研究中，Coté 等同样发现 ASA 生理分级为Ⅲ级或更高是需要麻醉医生进行诸如抬下颌、放置鼻导管或使用面罩通气等气道操作的危险因素[6]。其他独立危险因素包括高体重指数（BMI）和男性。有趣的是 Mallampati 分级以及丙泊酚的总量并不提示需要气道操作的风险升高。总的来说，14.4% 的患者需要进行气道操作。这项研究同样强调，对于进行 ERCP 这样的高级内镜操作的患者，即使有麻醉团队在，有时也是必须要进行气道操作的。

STOP-BANG 评分是已知的对梗阻性睡眠呼吸暂停的筛查工具，已经证实其能够在高级内镜操作中对麻醉医生进行的丙泊酚镇静具有气道操作必要性的预测价值[7]。这个评分系统由 4 个问题和 4 项临床特征构成。STOP-BANG 评分≥3 分的患者需要进行气道操作干预的风险显著增加（OR=1.81，95%CI 1.36～2.42）。STOP-BANG 评分增加的患者发生呼吸暂停的风险同样增加（OR=1.63，95%CI 1.19～2.25）。$BMI > 30 kg/m^2$ 的肥胖患者在行麻醉医生施行的丙泊酚介导镇静的高级内镜操作中发生镇静相关的并发症的风险也是增加的[8]。

五、镇静和麻醉的类型会影响 ERCP 的结局吗

能够回答这个问题的数据很少。一项病例对照研究强调了消化科医生进行的阿片类和苯二氮䓬类药物联合镇静或麻醉科医生进行的镇静对 ERCP 患者胆管深插管成功率的影响[9]。这项研究中，"成功"定义为对于初次行 ERCP 的患者实现胆管深插管。这项研究发现尽管由麻醉医生进行镇静时有提高胆管深插管成功率的趋势（95.2% vs. 94.4%），但并未达到统计学差异。这一队列规模太小，只有 367 例患者，不足以突出 ERCP 的并发症，ERCP 术后胰腺炎或胆管炎的

表 7-2　ASA 生理分级

ASA 生理分级	表　述
Ⅰ级	健康人
Ⅱ级	患有轻度可控系统性疾病的患者
Ⅲ级	患者重度可控系统性疾病的患者
Ⅳ级	患有重度系统性疾病且经常危及生命的患者
Ⅴ级	生命垂危且如不给予干预就即将死亡的患者
Ⅵ级	宣布脑死亡并且准备进行器官捐献的患者

改编自 ASA website https://www.asahq.org/standards-and-guidelines/asa-physical-status-classification-system

发生率与其他研究没有显著差异。在一项大型的系统分析中，丙泊酚介导的镇静与阿片类和苯二氮平类药物联合进行比较。其中纳入 4 项大型随机对照研究，共有 510 例患者 [10-14]。值得指出的是，在这些研究中，所有的镇静都不是由麻醉科医生进行的。没有出现死亡或类似低氧或低血压的严重心肺事件。接受丙泊酚介导的镇静的患者复苏速度显著改善。

六、患者的体位

ERCP 的患者通常采取半俯卧位，采取这个体位也是为了内镜医生操作更方便。而有时麻醉医生喜欢采用仰卧位。患者的体位会影响结局吗？在一项前瞻性随机试验中，由内镜医生进行咪达唑仑介导的镇静，发现俯卧位和仰卧位并不影响 ERCP 成功率和后续的并发症发生率 [15]。一项小型的纳入 34 例患者的随机试验通过使用 Freeman 评分并没有发现 ERCP 患者采取俯卧位能显著降低技术难度 [16]。与俯卧位相比，仰卧位时出现的心肺事件也有所增加（41% vs. 6%，$P=0.039$）。尽管有统计学差异，但是由于这项研究病例数较少，可能带来 2 型误差，因此，这项研究的结果还是有待进一步考证的。在一项纳入 649 例患者的大型病例对照研究中，143 例患者采取的是仰卧位，Ferreira 和 Baron 发现采取不同体位时，成功率或并发症发生率并没有差异 [17]。因此可以说，ERCP 时采取仰卧位会给内镜医生带来更大的技术挑战，但是成功率或并发症发生率并没有明显区别。

七、每一位患者都使用丙泊酚吗？需要气管插管吗

丙泊酚介导的镇静已经成为 ERCP 麻醉的标准方式，至少在更复杂的操作比较多的转诊中心是这样的，对于这些患者，已经较少进行选择性气管插管了。采取这一类型麻醉的重要前提包括经验丰富的麻醉医生全程参与气道管理以及对脉氧、心电图（electrocardiogram, ECG）、血压的监测以及二氧化碳浓度监测或使用目测发现呼吸暂停。许多病例研究发现这种方式是非常有效的 [6-8, 18]。同样，这种方式看起来也是非常安全的，而丙泊酚介导的镇静联合气管插管并没有足够的数据来证实安全性问题。需要进行选择性气管插管的病例包括有气道解剖问题的贲门失弛缓症和胃轻瘫患者（需要紧急插管时可能变得很困难），以及对于 ERCP 联合进行内镜下假性囊肿引流的患者 [19]。文献报道也倾向对于 BMI > 30kg/m² 的患者进行选择性气管插管，但是这一做法并没有得到安全性的增强。我们的做法是对于 BMI > 35kg/m² 的患者进行选择性气管插管。

八、结论

ERCP 需要进行麻醉辅助时有许多因素需要考虑。除了一些像恰当的镇静及恢复指标等结局因素，还有其他一些因素可能会让医生考虑行 ERCP 时给患者进行镇静。针对消化内镜的多学会镇静课程认为 ASA 生理分级为Ⅳ级或更高的患者发生心肺并发症的风险更高。此外，使用镇痛药、镇静剂和酗酒的患者也会增加发生镇静相关的风险。其他麻醉辅助相关的指南列举在表 7-3 中。

表 7-3　**ERCP 术中麻醉的指南**

- 对标准的镇静药物出现非预期的不耐受，过敏或异常反应
- 由于存在严重的合并症（ASA 生理分级为Ⅳ级或更高）发生并发症的风险增加
- 气道梗阻的风险增加
- 哮喘病史
- 严重睡眠呼吸暂停病史
- 面部变形（如 21 三体综合征）
- 口腔畸形（如成人张口 < 3cm）
- 颈部畸形（如成人甲颌间距 < 3cm）
- 颈椎疾病（如严重的类风湿关节炎或创伤）
- 严重的气管偏斜
- 下颌畸形（如牙关紧闭症，下颌后缩或小下颌）

总之，使用 MAC 联合丙泊酚镇静以达到深度镇静或全身麻醉的效果比阿片类和苯二氮平类药物联合的效果更好，这是因为阿片类联合苯二氮平类药物的主要作用是起效和恢复快。其他指标如患者满意程度、安全性和有效性都是类似的。值得指出的是，在所有的对这两种给药方法进行比较的随机对照研究中，都是由非麻醉医生来进行丙泊酚麻醉。越来越多的证据显示，使用丙泊酚麻醉不需要进行气管插管。我们希望未来会有更进一步的前瞻性随机试验和计算机辅助的镇静平台出现，能更好地改善 ERCP 镇静操作中患者的安全性、有效性和满意度。

参考文献

[1] American Society of Anesthesiologists. *Standard and Guidelines*. Available at: https://www.asahq.org/standards-and-guidelines. Accessed February 22, 2014.

[2] Qadeer MA, Vargo JJ, Dumot JA, et al. Capnographic monitoring of respiratory activity improves safety of sedation for endoscopic cholangiopancreatography and ultrasonography. *Gastroenterology* 2009;136:1568-1576.

[3] Bower AL, Ripepi A, Dilger J, et al. Bispectral Index Monitoring of sedation during endoscopy. *Gastrointest Endosc* 2000;52:192-196.

[4] Doufas AG, Moriorka N, Mahgoub AN, et al. Automated responsiveness monitor to titrate propofol sedation. *Anesth Analg* 2009;109(3):778-786.

[5] Enestvedt BK, Eisen GM, Holub J, et al. Is the American Society of Anesthesiologists classification useful in risk stratification for endoscopic procedures? *Gastrointest Endosc* 2013; 77:464-471.

[6] Coté GA, Hovis RM, Anastas MA, et al. Incidence of sedation-related complications with propofol use during advanced endoscopic procedures. *Clin Gastroenterol Hepatol* 2010; 8:137-142.

[7] Coté GA, Hovis CE, Hovis RM, et al. A screening instrument for sleep apnea predicts airway maneuvers in patients undergoing advanced endoscopic procedures. *Clin Gastroenterol Hepatol* 2010;8:660-665.

[8] Wani S, Azar R, Hovis CE, et al. Obesity is a risk factor for sedation related complications during propofol mediated sedation for advanced endoscopic procedures. *Gastrointest Endosc* 2011;74:1238-1247.

[9] Mehta P, Vargo JJ, Dumot JA, et al. Does anesthesiologist-directed sedation for ERCP improve deep cannulation and complication rates? *Dig Dis Sci* 2011;56:2185-2190.

[10] Garewal D, Powell S, Milan SJ, et al. Sedative techniques for endoscopic retrograde cholangiopancreatography.
Cochrane Database Syst Rev 2012;(6):CD007274. doi:10.1002/14651858.CD007274.pub2

[11] Kongkam P, Rerknimitr R, Punyathavorn S, et al. Propofol infusion versus intermittent meperidine and midazolam injection for conscious sedation in ERCP. *J Gastrointest Liv Dis* 2008;17:291-297.

[12] Riphaus A, Steriou N, Wehmann T. Sedation with propofol for routine ERCP in high risk octogenarians: a randomized controlled study. *Am J Gastroenterol* 2005;100:1957-1963.

[13] Schilling D, Rosenbaum A, Schweizer S, et al. Sedation with propofol for interventional endoscopy by trained nurses in high-risk octogenarians. A prospective randomized controlled study. *Endoscopy* 2009;41:295-298.

[14] Vargo JJ, Zuccaro G, Dumot JA, et al. Gastroenterologist-administered propofol versus midazolam/meperidine for advanced upper endoscopy: a prospective randomized trial. *Gastroenterology* 2002;123:8-16.

[15] Tringali A, Mutignani M, Milano A, et al. No difference between supine and prone position for ERCP in conscious sedated patients: a prospective, randomized study. *Endoscopy* 2008;40:93-97.

[16] Terruzzi V, Radaelli F, Meucci G, et al. Is the supine position as safe and effective as the prone position for endoscopic retrograde cholangiopancreatography? A prospective, randomized study. *Endoscopy* 2005;37:1211-1214.

[17] Ferreira LE, Baron TH. Comparison of safety and efficacy of ERCP performed with the patient in supine position and prone positions. *Gastrointest Endosc* 2008;67:1037-1043.

[18] Barnett SR, Berzin T, Sanaka S, et al. Deep sedation without intubation for ERCP is appropriate in healthier, non-obese patients. *Dig Dis Sci* 2013;58:3287-3292.

[19] Vargo JJ, DeLegge MH, Feld AD, et al. Multisociety sedation curriculum for gastrointestinal endoscopy. *Gastrointest Endosc* 2012;76:e1-e25.

第二篇
技术操作
Techniques

第 8 章

ERCP 常规器械及技术

Standard Devices and Techniques

Joseph W. Leung　著

要 点

- 多达 12 种不同的手法（如果需要十二指肠乳头括约肌切开，则为 14 种）控制内镜和附件或导丝来实现选择性插管。
- 结合内镜和透视图像模拟重建十二指肠乳头和胆胰管系统轴的三维图像有助于选择性插管。
- 十二指肠乳头切开刀塑形使得切割线与乳头对齐，沿着假想的胆管轴进行逐步切割将提高胆道括约肌切开术的临床结果。
- 评估胆管结石的大小、远端胆总管宽度和十二指肠乳头括约肌切开程度以确定结石取出的难易。
- 如果结石大小和出口通道之间存在显著差异将需要碎石术来协助取出结石。
- 完整十二指肠乳头延长球囊扩张时间（5min）可提高取石成功率并最大限度地降低 ERCP 术后胰腺炎的风险。十二指肠乳头括约肌小切开后乳头球囊扩张，球囊扩张时间只需 30s。
- 不同的组织活检和细胞学刷检方法联合使用有助于提高对胰胆疾病的诊断率。
- 胆总管中段或远端阻塞一般采用单支架引流。肝门部狭窄最好使用两个或多个支架分别引流左右肝内胆管。
- 导丝锁系统有助于跨过胆管良性狭窄置入多个支架。
- 全覆膜金属支架可用于胆管远端（恶性或良性）狭窄；网状金属支架可用于肝门部狭窄。

一、胃镜检查

患者带上牙垫，充分镇静后，保持左侧卧位或半俯卧位。该体位便于使用十二指肠镜插入和检查上消化道。插入内镜时，向下压大旋钮，使镜子头端弯曲以便顺利通过舌根部，然后向上轻推大旋钮以通过咽部进入食管。嘱患者（部分镇静）做吞咽动作将有助于食管插管。通过轻推大旋钮和注气，内镜通过食管进入胃部时可以观察部分食管腔。当患者俯卧位时，轻微左旋镜身有助于使内镜与胃腔的长轴一致。进入胃腔后，吸出残留的胃液以最大程度地减少误吸的风险。除非患者还未接受上消化道内镜检查或疑似胃部病变，否则维持胃的充气量在管腔可见即可。轻轻上推大旋钮就可以观察胃腔，下压大旋钮则有助于内镜向前推进。沿胃大弯缓慢推进内镜经过胃角到达胃窦。通过下压大旋钮和回撤镜身来检查贲门。如果推进内镜困难，可以将患者身体向左侧卧（通过抬起右肩）以改善方向。

一旦经过胃角，上推大旋钮使内镜的头端进一步向下倾斜可观察到幽门。调整内镜使幽门处于视野的中心。随着内镜的推进，幽门从视野中消失，内镜的头端返回到中立位置，即所谓的"落日征"。此过程需要对内镜头端位置进行精细（左/右）调整，轻轻推动内镜至十二指肠球部。推镜阻力大意味着内镜头端可能顶在肠壁上，因此需要慢慢退镜同时上推大旋钮并注气以获得良好的视野。仔细观察以排除球部病变，如浅表溃疡或十二指肠炎（常见于胆管炎患者）。将内镜进一步推送至十二指肠球降交界处，通过右旋镜身（右手控制），然后下压大旋钮（左手拇指控制）并旋转左手腕轻轻右拉以达到缩短镜身的目的。

如有必要，可嘱患者在透视台上翻身俯卧位。

向右旋转内镜，越过十二指肠上角后，下压大旋钮拉镜，使内镜的头端滑入十二指肠降段。然后如有需要将内镜向左旋转（回到更中间的位置）。这种以幽门为支点以退为进的拉镜动作使镜身处于"短途"的位置（图 8-1）。此时，十二指肠镜头端距门齿为 60～65cm。对于十二指肠畸形的患者，在旋转和缩短内镜之前，可能需要将内镜的头端推进到十二指肠降段远端。为避免对十二指肠造成意外伤害，切勿在推进内镜或回拉内镜时锁定内镜头端[1]。

接近主乳头

患者处于俯卧位，将内镜恢复到中位（左手

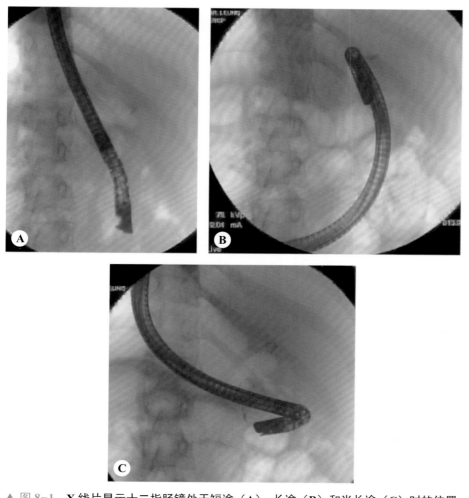

▲ 图 8-1　X 线片显示十二指肠镜处于短途（A）、长途（B）和半长途（C）时的位置

腕轻轻向左旋转或轻微向左倾斜），十二指肠乳头通常位于十二指肠降段后内壁。十二指肠乳头的解剖标志是水平褶皱与垂直褶皱的汇合处，即 T 形交界处（图 8-2）。十二指肠憩室乳头可能移位到憩室边缘或内部（少见），并导致插管困难（图 8-3A）。其他不太常见的情况也可能导致插管困难，如结石嵌顿（这会导致乳头水肿和向下移位）

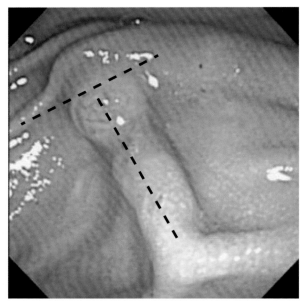

▲ 图 8-2　乳头的位置位于十二指肠降段水平褶皱与垂直褶皱的交汇处（T 形交界处）

和（溃疡型）壶腹部肿瘤（图 8-3B）。根据内镜显示器的位置和设置，一些内镜医生采用患者仰卧位来操作 ERCP。这可能需要内镜医生操作身体进一步向右旋转以更好地与乳头对齐。

在乳头插管和注射对比剂之前先拍摄包含内镜（短途内镜位置）的右上腹部的对照 X 线片，确保没有潜在的伪影并寻找诊断线索，如胰腺钙化或胆道积气。第 12 章对放射学发现进行了讨论。基本上有两种方法可以在透视监视器上显示图像。一些内镜医生更喜欢以通常的 X 线片读取方式显示图像（即肝脏和胆管在屏幕左侧，胰腺尾部在屏幕右侧）。作者更喜欢将透视图像定位与患者的解剖位置相同，即屏幕右侧代表俯卧位患者的右侧。在短途内镜右上方区域代表胆管区域，远端胆管位于内镜下方。屏幕左侧内镜下方代表胰腺区域。短途内镜下进行十二指肠乳头插管易于控制切开刀的角度和偏转。在解剖结构扭曲的插管困难病例或尝试进行小乳头插管时，可以采用长镜身或半长镜身的方法进行插管（图 8-1C）。

将稀释的二甲硅油溶液注入十二指肠来去除乳头周围的多余气泡，静脉注射胰高血糖素或丁溴东莨菪碱来减少十二指肠的蠕动。

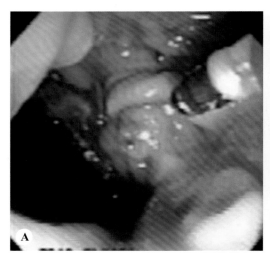
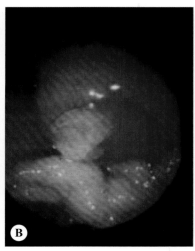
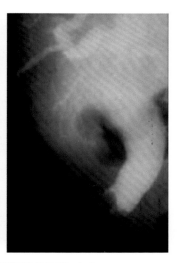

▲ 图 8-3　十二指肠憩室旁移位的乳头（A）和异常乳头壶腹肿瘤导致远端胆总管阻塞（B）

二、插管原则

在内镜操作和附件处理方面有一些基本的技术和技巧可以提高插管的成功率。重要的是要了解插管过程的步骤，总结 3 个关键词是轴向（axis）、对位（orientation）和对线（alignment），简称 AOA。

（一）轴向

指的是远端胆管或胰管相对于十二指肠乳头突起的管腔方向。这个解剖组成部分不太可能改变，除非解剖结构发生变化，包括壶腹周围憩室、壶腹部或胰腺肿瘤等其他病变。狭窄胆管或胰管的轴向被定义为相应管腔变窄大致的方向，管腔是直的、曲折的还是扭曲的取决于潜在病变的性质。

（二）对位

指的是使用十二指肠镜将器械进入胆管或胰管开口的过程。通常插管方向受内镜位置（短途或长途）、侧向角度和十二指肠解剖结构的影响。内镜处于短途位置时，大约 95% 的患者可以正面观察到十二指肠乳头。当十二指肠变形或存在壶腹周围憩室时，需要调整内镜位置来保持与乳头的正确方向方便插管。同样，胆管狭窄患者选择性插管时，可以通过移动内镜头端和推进或撤回附件 / 造影导管来优化胆管或胰管（pancreatic duct, PD）内的附件或导丝的方向，或者同时将内镜的头端偏转从而改变附件的方向（在胆胰管内）将导丝引导到狭窄的轴向上。

（三）对线

是指将附件（从内镜活检通道推出）与相应胆胰管系统的轴向一致。无论是注射对比剂还是使用导丝引导插管过程，都可以通过微调内镜先端部或通过插入、拔出、改变乳头切开刀等附件的角度或弯曲度或切开刀刀丝上的牵拉 / 松弛以达到与轴向一致的目标。在大多数情况下，导丝的尖端是直的，并且可以通过附件尖端的移动或通过控制导丝伸出长度来保持或改变导丝的方

向。还可以通过对插入导丝的附件（造影导管或括约肌切开刀）的末端进行塑形（参见附件塑形章节）来改变轴向。

三、导丝的使用

大多数 ERCP 操作都需要使用或留置导丝。大多数 ERCP 附件（200～260cm）如造影导管、括约肌切开刀、球囊和网篮与长导丝（400～480cm）等一起使用。

ERCP 附件在长导丝上交换过程需要术者与助手积极配合。交换过程长导丝容易缠绕，最好将导丝绕成圈，并在交换过程中解开或重新缠绕导丝（图 8-4），保持导丝处于受控状态（并防止其末端接触 / 掉落在地板上）。一些助手更喜欢将导丝的末端留在无菌托盘或干净的塑料袋中，以尽量减少污染。不使用导丝时，用夹子或湿纱布夹住盘绕成圈的导丝，使导丝处于受控状态。

以前的导丝由带有特氟隆涂层的不锈钢制成，很容易扭结。目前大多数导丝都是镍钛合金制成的，具有抗扭结性。导丝的亲水末端是不透射线的，但导丝主干则不然。导丝表面涂层具有明显的彩色条纹或标记，有助于在交换过程中通过观察显示器保持导丝位置，从而减少透视。

选择性插管和深插管是应用导丝来探路，有助于后续置入较大的附件。导丝具有不同的特性以用于不同的目的（表 8-1）。具有更柔韧尖端的导丝适合于插管，但在更换附件尤其是放置支架时需要一定硬度的导丝。用于括约肌切开术的导丝应是绝缘的，具有全亲水涂层的导丝潮湿时更灵活，但也更难操控。部分导丝只有 3cm 的柔性亲水尖端，主干有特氟隆涂层，因此交换过程中不易打滑，更容易操作。如有必要，可以在 ERCP 特定操作时更换导丝（例如，行肝左管支架置入时更换更硬的导丝）。

Olympus（Tokyo, Japan）研发的 V 型十二指肠镜是导丝使用的一个重大进步。举钳器可将导

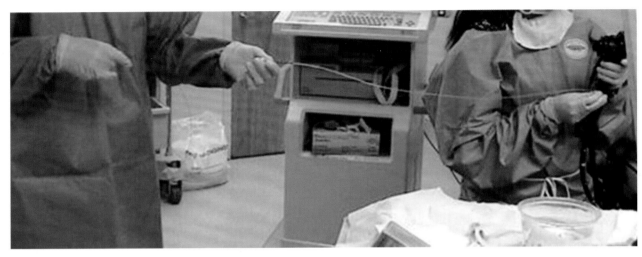

▲ 图 8-4　保持附件相对笔直并缠绕长导丝有助于操作和更换附件

表 8-1　常用导丝的比较

导　丝	产　品	长　度	探　路	插　管	桥　接	交　换	备　注
亲水尖端，特氟隆涂层镍钛合金；常规（0.035 英寸）	• Metro tracer，5cm 末端（C） • Acrobat 2，4cm 末端（C） • Dream 5cm 末端（B） • VisiGlide（O） • 环状末端（C）	• 长（450～480cm） • 短（220～270cm）	优	优（MT 导丝末端可塑形）	好	优（不可透视性末端和可视性标记）	万能导丝
小口径（0.025 英寸）	• Metro tracer，5cm 末端（C） • Arobat 2，4cm 末端（C） • Jag（5cm 末端）（B） • Hydra Jag（5cm&10cm 末端）（B） • VisiGlide（O）	• 长（450～480cm） • 短（220～270cm）	优	优	好	一般（脆弱）	小号万能导丝
小口径（0.021 英寸）	（0.021 英寸）wire（C）	长	好	好	不宜	一般	与 021 Omni 切开刀用
特氟隆涂层不锈钢	THSF（C）	长	不宜	少用	优	一般	硬导丝，用于困难狭窄的支架
全亲水	• Glidewire（T） • Navipro（B） • Delta（C）	长	优	优	好	好	湿滑，不易操作
不锈钢（0.018 英寸）	• Road runner（C） • Pathfinder（B）	长	不宜	不宜	适合小口径附件	不宜	用于测压和 3Fr 胰管支架

B. Boston Scientific（Natick, MA）；C. Cook 内镜（Winston-Salem, NC）；Fr. French；O. Olympus（Tokyo, Japan）；T. Terumo

丝卡在内镜头端的凹槽内，这样在更换附件时导丝会被固定在举钳器上（图8-5A）。无须助手调整附件就可快速移去，但是附件通过举钳器时，导丝是不被固定的。当V型内镜使用长导丝时，助手应保持导丝的牵引力，以防止其在通道内扭结或成圈。

（一）导丝锁系统

传统上ERCP操作医生和助手之间在有效处理长导丝交换方面需要密切合作，导丝锁系统的发明让内镜医生可以完全掌控导丝。导丝被固定在内镜（在活检帽水平）或举钳器上，长度185～260cm。长附件往往不兼容短导丝，但短附件可以与长导丝搭配使用。目前有两种主要的导丝锁系统。

RX系统（Boston Scientific，Natick，MA）使用一个特殊的活检帽和一个绑在镜身活检帽上方的线锁（图8-5B），它可以固定多达2条导丝。附件的操作由内镜医生控制。快速交换附件可将导丝劈开直到距远端9～20cm处通过C通道与导丝交换。较短长度的附件可在活检帽处通过导丝进行交换。由于附件通道不完整，活检帽处存在空气和胆汁泄漏的潜在问题。可使用延长线将短线转换为长线，以便与传统配件一起使用。

Fusion系统（Cook内镜）提出一种新概念，通过在距附件远端6cm或9cm（支架系统的内导管为2cm）处创建一个侧孔来进行导丝交换。

使用带有内置导丝锁的一次性活检帽来固定导丝（图8-5C）。活检帽内的双层膜有助于防止泄漏。导丝通过导管的侧孔插入并从尖端伸出（即只有一小段导丝在导管腔内）。导丝与导管末端平齐，并通过使用导丝锁的导丝固定杆将其固定（卡住）到位。导线的其余部分与内镜活检通道内的导管保持一致。通过解开导丝固定杆以释放导丝。在插入和取出附件时，可将锁定在导丝锁上的导线进行短暂的交换。由内镜医生使用导管和导线（作为一个整体）或单独使用导丝可实现深插管，应避免过度回拉导致导丝从导管中脱落。导丝锁在ERCP操作过程中起重要的作用。在没有导丝锁的情况下，可以用左手小指勾住导丝或使用止血钳将导丝固定在活检帽上便于交换（图8-5D和E）。

（二）导管内交换

在深度插管时，释放导丝并插入胆管深处或穿过狭窄部位。移除导管，将导线留在原位，通常在导线的近端更换另一个附件。Fusion系统的一个独特功能是能够在胆管内或狭窄或乳头上方释放导丝［导管内释放（intraductal release，IDR）］，从而避免重复插管（表8-2）。后拉导丝脱离胆管内的导管或透视下与狭窄上方导管的侧孔分离。然后将导线进一步沿导管向上推进并锁定在活检帽处后移除附件。这种方法允许导丝重复进入胆管，例如，不需要重复插管就可以多次支架置入（图8-6）。

（三）标准长度附件与Fusion系统配合使用

在需要使用标准长度附件进行治疗的情况下，长导丝移除固定组并常规交换后，插入导管或括约肌切开刀的末端。如果需要的话，用剪线钳将长导丝剪短后与短附件一起使用（图8-7）。

胆管插管 对于选择性胆管插管，专家操作的成功率几乎可以接近100%（在没有重大病理或手术分流的情况下），但在技术上具有挑战性。85%～90%的成功率通常被认为是合理的最低标准（见第1章）。

内镜与十二指肠乳头面对面的位置下最适宜插管。轴向正确对于成功插管至关重要。胆管轴是指十二指肠壁内和乳头内段远端胆管的轴向，一般为乳头上方11～12点钟方向（图8-8A）。同样，胰管轴指的是胰管的乳头内段和末端部分，通常在乳头1～2点钟方向（图8-8B）。

胆总管（common bile duct，CBD）的插管通常是通过从下方接近乳头口并将导管与正确的轴

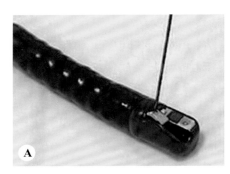
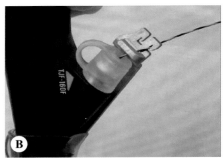
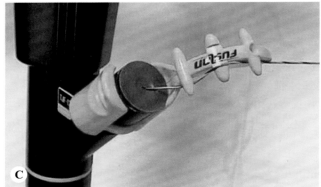
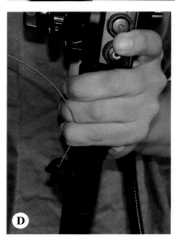
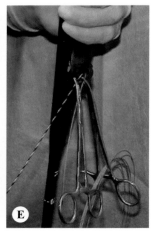

▲ 图 8-5　**A.** V 型内镜（**Olympus, Tokyo, Japan**），通过带有 V 型缺口的举钳器固定导丝；
B. 固定在内镜上的 **RX** 导丝锁和特殊活检帽；**C.** 固定在内镜上的带有导丝锁的 **Fusion** 活检帽；
D. 用左手小指固定导丝有助于附件交换；**E.** 用于将导丝夹住或固定在活检帽上的止血钳

表 8-2　不同导丝锁用于胆道支架置入的比较

	RX 系统	**Fusion 系统**	**V 型系统**
导丝锁定装置	固定在内镜的活检帽上方	带固定柱的改良活检帽	举钳器上的 V 型槽口以夹住导丝
短导丝	是	是	是
内镜外交换	20cm 快速交换	6cm 拉链式交换	附件越过导丝全长
导管内释放导丝	否	是	否
一次插管多个支架置入	否	是	否

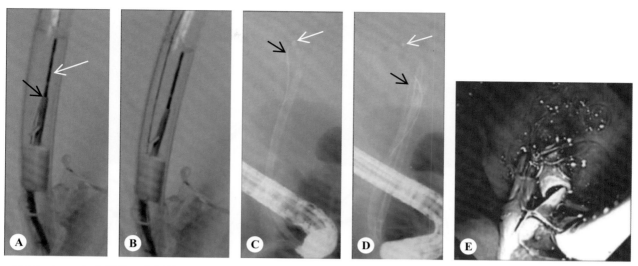

◀ 图 8-6　**A.** 包含导丝、内导管和支架的 **Fusion OSAIS** 支架系统模拟插入胆管狭窄的过程 [注意支架被 "夹" 在导丝和内导管之间（黑箭）]；**B.** 导丝导管内释放（IDR）后，导丝和支架停留在胆管狭窄上方处于待释放状态；**C. X** 线片显示第一个支架置入前 IDR，导丝尖端（白箭）与内导管分离；**D.** 通过 IDR 在胆管狭窄处放置多个支架；**E.** 十二指肠中的多个支架

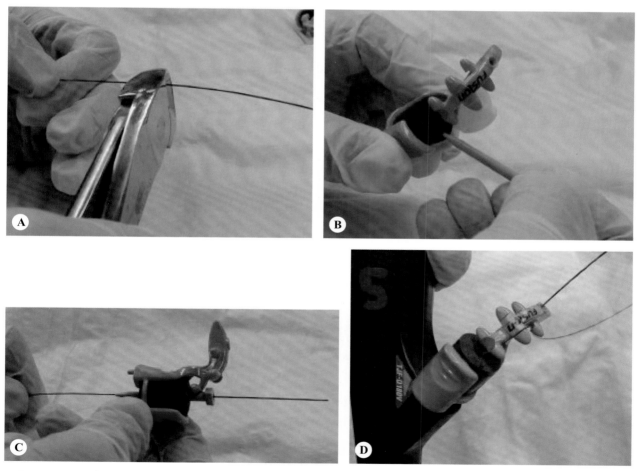

▲ 图 8-7　**A.** 切割长导丝；**B.** 导丝通过引导器插入 Fusion 线锁帽；**C.** 导丝逆行穿过活检帽；**D.** 导丝固定在锁线器上的最终位置

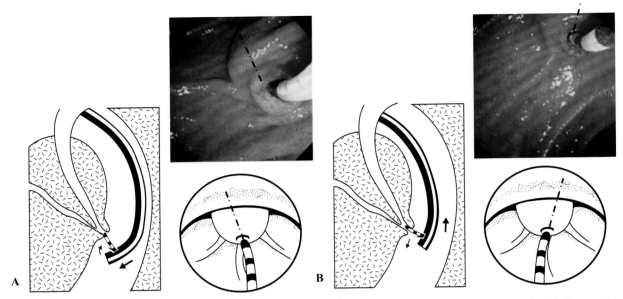

▲ 图 8-8　**A.** 选择性胆总管插管，导管靠近乳头，从下方逐渐接近并抬起至乳头顶部，指向 **11～12** 点钟方向；**B.** 选择性胰管插管，导管垂直于十二指肠壁，瞄准 **1～2** 点钟位置，通过撤回内镜端、放松向上的角度或降低举钳器来"放下"导管，使用导丝亲水端进行插管

线对齐来实现的。导管或导丝的末端指向乳头的左上角 11 点钟方向。大多数内镜医生使用 5FG 圆形或锥形（但不要太尖）尖端的导管。双腔导管是首选，注射对比剂和推进导丝互不干扰。对于单腔导管，如 DSA 导管（Cook 内镜），注入对比剂或导丝通过可以交替进行。预期需要括约肌切开时，通常最好首选括约肌切开刀（其弯曲可以方便进入）插管。

在插入十二指肠镜之前，应使用正常对比剂灌注冲洗导管或括约肌切开刀以去除任何气泡。胆道系统混合注入空气与对比剂易与结石混淆，如果将空气注入胰腺，情况可能会更严重（由于过度膨胀）。充盈导管时应避免将对比剂注入十二指肠，因为高渗对比剂会刺激十二指肠蠕动。

一旦附件含入十二指肠乳头，需要进一步结合透视、观察导丝或注射少量对比剂来进行引导并实现深插管。透视和内镜的结合提供了乳头和远端胆管的三维图像。应避免导管在乳头上或乳头内施加过大的压力，因为它容易扭曲乳头和远

端胆管（所谓的 J 形远端胆管），从而增加深部插管的难度。使用括约肌切开刀时，可以通过收紧切割线来改变尖端和所含导丝与胆管轴对齐。但是过度牵引会导致切开刀右偏使插管更加困难。

令人望而生畏的是，可以使用多达 12 种不同的内镜先端部操作来控制导管尖端（括约肌切开为 14 种）插管时相对于乳头的定位（图 8-9）。这些包括向上 / 向下和向右 / 向左角、左右旋转内镜、推进和回拉内镜以及举钳器的上下运动（牵引和放松括约肌切开刀的切开线）。抽吸使十二指肠塌陷并将乳头拉近内镜尖端，而充气将其推开[2]。

在尝试插管过程中，应锁定控制旋钮，以便微调内镜先端位置并避免在调整内镜控制时出现镜身反弹。但是，对于内镜先端部过度旋转重新定位和内镜位置的重大调整，则应释放锁定旋钮。

（四）导丝引导插管

通过反复注射对比剂来明确胆管插管是否成功，可能会导致胰管显影和过度充盈并增加术后

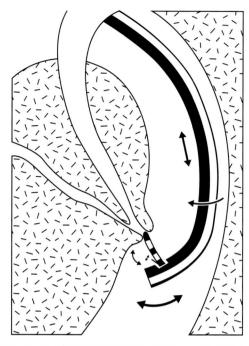

▲ 图 8-9　**12 种不同操作（箭）的组合，包括十二指肠充气和减压，以控制选择性插管的内镜先端部的位置**

胰腺炎的风险。所以应当在初始尝试失败时或一开始就使用带有柔性尖端（0.035 英寸或 0.025 英寸）导丝进行试探。可以采用预装导丝引导括约肌切开刀（0.025 英寸 DASH papillotome，Cook Endoscopy）的形式。使用从括约肌切开刀伸出的导丝尖端可提供多种改变轴向的选择[3]。当导丝末端跳入胆管时，导丝引导下成功插管是显而易见的。有时当导丝端受阻，可通过施加压力（小心地）迫使导线盘圈并弹入管道。注入少许对比剂有助于确定各自的导管系统，并可起到"灯塔"效应，引导插管附件朝向或远离各自的导管（CBD 或 PD）系统。

（五）附件塑形

改变附件尖端的形状可能有助于插管。带有直头尖端的附件从活检通道出来指向"向下"，并且可能举钳器没有足够的角度将附件"抬"到正确的轴线上。导管尖端塑形（通过将拇指指甲轻轻划过远端）会形成一个曲线，在举钳器的帮助下，可以向上偏转并更好地与胆管对齐。手持导管末端插入活检帽或内镜通道避免尖端意外弯曲。

对于大多数括约肌切开刀，牵拉切割线时，切开刀尖端易偏向右侧［使用长（＞25mm）切割线的括约肌切开刀较少发生这种情况］。切开刀尖端指向胰管方向，使选择性胆管插管更加困难。括约肌切开刀塑形可能有助于克服这个潜在问题。将括约肌切开刀的尖端拉直旋转70°～90°，使切割线处于导管左侧，然后用手指弯曲括约肌切开刀的尖端以塑形确保切割线收紧时，位于切开刀的左侧（图 8-10）。

出于两种可能原因，括约肌切开刀塑形可能会有所帮助。首先，它确保切割线在导管的左侧，因此在牵拉切割线发生偏移的情况下，切割线停留在导管的左侧（保持更"中立"的位置）便于胆管切开。其次，尤其是在使用导丝时，将括约肌切开刀的尖端轻轻向左侧弯曲有利于选择性胆管插管。尽管括约肌切开刀的尖端在从内镜通道中伸出时可能会向左偏离，但轻轻牵引切割线会使尖端向上偏转，使尖端更接近胆管轴线以进行选择性插管。

在某些情况下，导丝末端塑形也可能会有所帮助，尤其是在尝试进入或穿过曲折狭窄的部位。导丝柔性末端呈 C 形或 S 形会促使它在遇到阻力时弯曲形成回路（图 8-11A 至 C）。推进环形导丝可能更容易，创伤也小，并且增加了通过狭窄和成角狭窄的成功率。当导丝在狭窄处遇到阻力时，双曲线或 S 形导丝末端能够向相反的方向弯曲。这种技术在尝试对左右肝内胆管进行选择性插管时特别有用。这个概念不同于"圈"导丝（Cook 内镜）。导丝尖端的小尼龙环旨在促进胰管深插管并防止其停留在乳头结构或侧分支中。然而，这种导丝通常没有 3cm 柔性尖端，并且不容易弯曲或穿过狭窄部位。

光滑和松软的亲水尖端导丝有助于成角狭窄的插管。

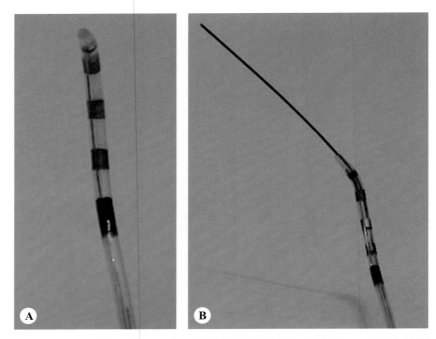

▲ 图 8-10　A. 括约肌切开刀塑形使切割线处于切开刀的左侧；B. 轻轻弯曲括约肌切开刀的尖端有助于将导丝向左侧偏转，与胆管轴保持一致

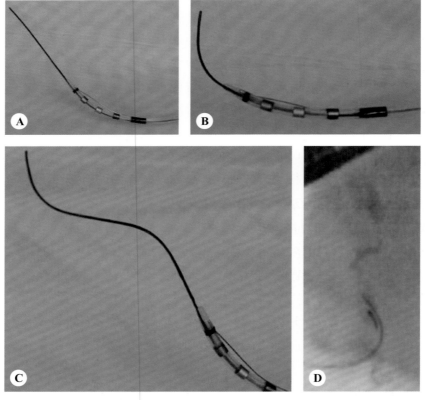

▲ 图 8-11　A. 从括约肌切开刀伸出的直导丝；B 和 C. 导丝末端塑形成 C 形和 S 形，以便成环和选择性插管；D 至 G. X 线片显示乳头切开刀插管胆总管狭窄远端用导丝，导丝尖端弯曲穿过曲折的狭窄段

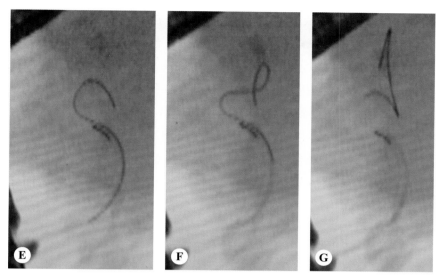

▲ 图 8-11（续）　A. 从括约肌切开刀伸出的直导丝；B 和 C. 导丝末端塑形成 C 形和 S 形，以便成环和选择性插管；D 至 G. X 线片显示乳头切开刀插管胆总管狭窄远端用导丝，导丝尖端弯曲穿过曲折的狭窄段

（六）胆管造影

当打算进行胆管造影时，开始使用原浓度对比剂，当怀疑有结石时，可以切换到稀释（1/2 浓度）对比剂。深部插管成功后，建议胆管炎患者在注射对比剂前先吸出胆汁，以免增加胆内压诱发败血症。

胆总管和肝总管先显影。拍摄充盈早期显影有助于确定是否存在导管结石（通常最初表现为半月板征）。随着注入更多的对比剂，可拍摄多张 X 线片。操作过程中可能需要改变内镜的位置以暴露被内镜遮挡的胆总管部分。由于患者处于俯卧位，所以左侧肝管在右侧肝管之前显影，进一步注入对比剂可见右侧显影。肝内胆管充满对比剂后胆囊管和胆囊才会显影。如果无法显影，则怀疑胆囊管阻塞。如果在注射对比剂之前进行了深部插管，则需要回拉导管对远端胆管进行造影以免遗漏小结石。如果是导丝引导的深部胆管插管，使用双腔导管可以同时注射对比剂。如果使用单腔导管，应将导管推进胆管深处，并取出导线；在注射对比剂之前，先回抽出胆汁以除去导管中的空气。

在手术结束时，取出内镜并抽出胃中空气和液体（左旋内镜），以尽量减少患者不适和误吸风险。如有必要，患者可转至仰卧位，并在不同体位下拍摄更多 X 线片，因为在仰卧位时右肝系统和胰尾部通常更好显影和观察。当患者轻轻旋转至右斜位时，胆囊管显影更明显，因为它经常与胆总管重叠。

对于胆囊部分显影的患者，由于对比剂与胆汁混合不充分，胆结石的诊断和排除可能很困难。最好是患者直立位，胆囊延迟显影，对比剂与胆汁充分混合后可能会显示出小结石。

第 12 章将阐述 X 线显影技术的更多细节。

四、胰管插管和胰管造影

超过 90% 的常规病例可成功实现治疗性深部胰管插管和胰管造影，但也有一些异常情况使得胰管插管变得困难或不可实现。

大多数新手内镜医生发现胰腺造影术比胆管造影术更容易，因为胰管轴更加水平，并且胰管轴与从内镜通道中伸出的导管方向保持一致。胰管插管通常是垂直十二指肠壁的方向，沿着相对于乳头 1～2 点钟方向插入导管（带或不带导丝）（图 8-8B）。透视下注射少量对比剂来评估插管成功。如果使用导丝引导，则不应将导丝伸出超过 1cm 或 2cm（除非成环），以防止进入和损坏分支胰管（如果患者有胰腺分裂，则破坏腹侧小胰管）。

根据临床需要，在透视下注射原浓度对比剂以观察主胰管到尾部和侧支的充盈情况。注意避免胰管过度造影。有时会观察到附件或 Santorini 导管在造影时，对比剂通过副乳头排出。有时会看到一条与主胰管并行的分支胰管，提示胰腺分裂。当患者处于俯卧位时，胰管尾部可能不容易被显影。

副乳头插管

副乳头位于主乳头的近端和右侧。通常是一个小的突出结构。它可能不明显，也可能表现为十二指肠皱襞之间略带粉红色的乳头状结构。有时明显突出会被误认为是主乳头；然而，它没有明显的垂直褶皱，而且开口小不易插管。

副乳头插管的适应证是影像学怀疑或证实为胰腺分裂的患者，或者主乳头胰管插管失败的时候。最好在长镜身或半长镜身位使用带有 3FG 尖端的锥形导管，或伸出 0.018 英寸或 0.021 英寸导丝内进行插管。导管尖端塑形（图 8-12A 和 B）可能会有所帮助，有时使用标准括约肌切开刀的迷你型［如 021 Omni 括约肌切开刀（Cook 内镜）］进行插管会更容易。

在尝试注射对比剂之前，确定副乳头开口的正确位置很重要，因为导管造成的创伤可能导致水肿和出血并掩盖开口。若副乳头或开口不明显，宜缓慢滴注促胰液素，静待 2min 观察胰液流出情况。用稀释的靛蓝胭脂红或亚甲蓝溶液喷洒该区域，这有助于突出清澈的胰液流动并显示开口。

在注射对比剂时，通过透视观察胰管显影情况尤其重要，因为导管尖端经常被长镜身的内镜遮挡。

副乳头插管的成功率取决于操作者，并且肯定低于主乳头插管的成功率。

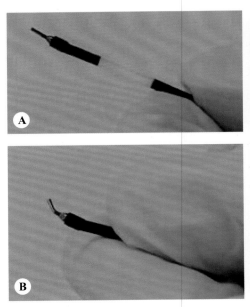

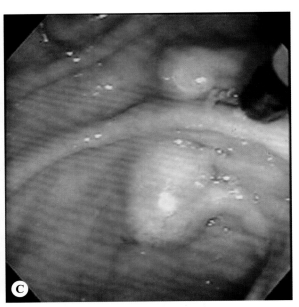

▲ 图 8-12　A. 直头针尖末端导管；B. 针尖末端轻轻弯曲有助于副乳头的插管；C. 胰腺分裂患者副乳头的插管

五、括约肌切开术：胆管、胰管、副胰管

1974 年首次报道了内镜括约肌切开术。其目的在于允许大型或多个附件（如支架）进入胰胆管系统去除结石。括约肌切开术被认为是 ERCP 操作中最危险的部分，因为不受控制或偏离的切割会导致严重的并发症。

（一）标准胆道括约肌切开术

大多数括约肌切开刀是双腔或三腔，其尖端有 2～3cm 的切割线。切割线的另一端是绝缘的，并通过接头连接到热疗或电外科装置。三腔的括约肌切开刀可以分别注射对比剂和通过导丝。双腔型括约肌切开刀（如 DASH 系统、Cook 内镜）有一个侧臂接头，可以同时注射对比剂和插入（0.025 英寸或 0.035 英寸）导丝。拧紧外接头可以关闭导丝周围的 O 形环防止反流或对比剂溢出。松开 O 形环后导丝可自由出入。可旋转或反向型括约肌切开刀可用于胃术后解剖结构改变的患者（如 Billroth Ⅱ式胃切除术）。双腔或三腔括约肌切开刀的优点是保留导管内导丝的可以同时再次置入新的导丝。导丝有助于固定并稳定括约肌切开刀，并确保切开刀维持在胆管内。大多数常用的导丝都是绝缘的，可以在括约肌切开时留在原位。大多数切开线在施加牵引力（弯曲或收紧）时倾向于向右偏离，这可能导致切口偏离并增加并发症（即出血、穿孔和胰腺炎）的风险。可能需要按之前所述对切开线进行塑形，以确保它在弯曲时保持在正确的位置。如果调整内镜先端部位置无法纠正切口偏差，则可能需要保留导丝，撤出切开刀，切开线重新塑形后再进行定位和切割。

胆管造影后，导丝深插至肝内胆管起到稳定切开刀的作用。回撤切开刀，保留前 1/3 的切割线在乳头内。轻柔收紧切割线使其与十二指肠乳头顶部贴紧。应避免切割线过度收紧从而导致不可控制的切割或拉链式切割。通过内镜大小旋钮及举钳器调整切割线的方向及与十二指肠乳头的接触。

以短脉冲混合电流（切割和凝固）沿 11～12 点钟方向逐步切割乳头顶部。电流通过时组织变白表明切割开始。如果组织在几秒钟内没有变白，有必要拉回括约肌切割线，以减少与组织接触的钢丝长度，从而增加电流密度。当切开刀无法切割时，避免在不调整或重新定位切割线的情况下，简单地增加电切割功率，这一点很重要。接触太少可能只会产生烟雾和无效切割。切割线上的过度张力可能导致电流通过时组织迅速分裂，从而导致不受控制的切割。

（二）括约肌切开方向

在进行胆道括约肌切开术时，识别"完美"的切割方向非常重要，即远端胆管的长轴和乳头的十二指肠壁内段[4]。通常是乳头和乳头孔突起的 11～12 点钟方向（图 8-13）。括约肌切开刀的切割线应沿着该轴定位，并以可控的方式逐步进行切割，从而允许中间微调方向。解剖结构的轴向不会改变，但乳头的方向会随着内镜先端部的位置而改变。因此，正如一些内镜医生建议的那样，识别这个假想轴并沿着它切割比控制内镜将（胆道）轴置于 12 点钟位置更重要。

（三）括约肌切开术的充分性

完成括约肌切开术所需切口的大小或长度取决于远端胆管的结构和乳头的形状。因为这些结构可能会有很大的变化，所以认识到括约肌切开术的局限性是很重要的。它不应超出十二指肠壁上 CBD 的根部以避免穿孔。括约肌切开大小可以根据胆管十二指肠壁内段的长度进行调整，而不仅仅是通过切口本身的绝对测量进行调整，我们定义小切开 = 可切割长度 1/3，中切开 = 可切割长度 1/2，大切开 = 可切割长度的 2/3（图 8-14A 和 B）。括约肌完全切开时，通常可以看到胆汁从胆管流出。括约肌切开术的大小（或充分性）

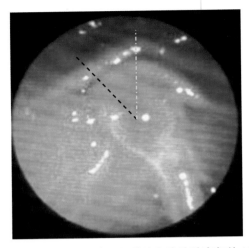

▲ 图 8-13　内镜视野中，沿乳头和乳头孔突起的 11～12 点钟方向（黑色虚线）的完美胆管轴，而非 12 点钟方向（黄色虚线）

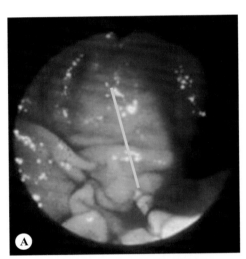

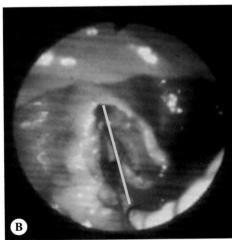

▲ 图 8-14　A. 十二指肠乳头和远端胆管决定括约肌切开的范围（黄线）；B. 相对较大的胆道括约肌切开（黄线）

可以通过从远端胆管内轻轻拉动完全收紧（弯曲）的括约肌切开刀并评估其通过的阻力来测量。还有一种方法是通过在切开口拉动一个充气的取石球囊来进行判断。球囊变形或通道阻力都表明括约肌切开小于球囊大小，这可能预示着取石的容易程度。括约肌切开的预期大小取决于治疗目的（即插管、支架或取石）、之前尝试的括约肌切开术、远端胆管的结构、乳头的大小和形状以及轴向。对于大结石，可能需要考虑使用辅助治疗，如球囊扩张和碎石，以避免括约肌切开太大造成的风险。

（四）憩室旁乳头括约肌切开术

如果乳头位于憩室边缘或憩室内，选择性插管在技术上可能会更困难，并且由于切口偏离，穿孔的风险可能会增加。在尝试乳头括约肌切开术之前，尝试了解胆轴的潜在变化是很重要的，可能需要辅助球囊扩张以最大限度地降低出血和穿孔的风险（见乳头扩张球囊括约肌成形术）。

（五）Billroth Ⅱ 式术后解剖改变的括约肌切开术

胃 / 胰腺手术后，Billroth Ⅱ 式胃切除术或肝空肠吻合术及胃分流术后的空肠吻合术大大增加了 ERCP 乳头插管和括约肌切开术的技术难度。尽管前视镜（如小儿结肠镜）可能有助于进入输入襻，但由于举钳器的使用，大多数专家更喜欢使用侧视十二指肠镜。当从肛侧通过输入襻接近乳头时，可以看到倒置乳头。大多数常规附件，包括标准括约肌切开刀，在收紧时往往指向远离胆管口和轴线的方向。这增加了插管失败和并发症的风险。使用"反向"括约肌切开术可能会有所帮助，其中括约肌切开刀的尖端和金属丝的形状使其指向胆管轴的正确方向。大多数专家倾向于将支架置入远端胆管，然后使用针刀沿支架轴线切割支架。胃旁路手术导致解剖结构改变的患者需要额外的设备，包括单球囊或双球囊小肠镜，以进入输入襻和乳头（见第 9 章）。

（六）括约肌预切开治疗嵌顿性结石

第9章详细描述了在标准插管失败时使用预切开后插管成功。一种相对常见且临床上重要的情况是，十二指肠乳头处结石嵌顿从而阻碍了插管。由于乳头隆起，胆管口通常向远端移位，通过将内镜进一步推入十二指肠或使用半长途位置从下方接近乳头，常规插管仍可能成功。无论是否使用导丝，都可以牵拉括约肌切开刀导丝从而"钩住"胆管口，或者可以使用针刀进行括约肌预切开。针刀基本上是在 Teflon 导管尖端突出 4~5mm 电刀，直接切割乳头鼓起的十二指肠内部分是有效且相对安全的[5]。针刀放置在胆管口稍上方（形成胆总管十二指肠瘘），以避免损伤胰管口，然后用举钳器提起刀向上切割，或稍微向上倾斜以形成瘘。或者通过放下举钳器，针刀向下切割突起的乳头。胰腺炎的风险很小，因为嵌顿结石将十二指肠和胆管壁推离胰口。无须调整电流设置，尽管一些内镜医生在括约肌切开时更喜欢使用低功率设置。一旦进入胆管，可以通过使用针刀或切换到标准括约肌切开术逐步扩大括约肌切开范围（图8-15）。嵌顿性结石通常在充分括约肌切开后自发掉入十二指肠。

（七）胰管括约肌切开术

胰管括约肌切开术是为了能够进入胰管以清除结石、扩张和胰管狭窄支架置入，而对于胰管括约肌功能障碍的治疗则不太常见。

胰管括约肌切开的技术与胆道括约肌切开术相似，不同之处在于胰管轴向位于1~2点钟方向，并且胰管直径通常更小。括约肌切开术可以用标准的括约肌切开刀完成，但最好使用直径较小的括约肌切开刀，将导丝（0.018英寸或0.021英寸）置于胰腺中部，沿胰管轴逐步切开。预先行胆道括约肌切开暴露隔膜时，有利于判断何时停止胰管切开（一些专家会提前行胆道括约肌切开）。胰管括约肌切开术也可以通过在胰管内放置支架后切开隔膜来进行。一个有用的切割停止的标志是稍微牵拉括约肌切开刀，其可在胰管开口自由出入。一些权威机构建议只使用切割电流来减少凝血和可能的晚期狭窄。

建议在胰管内保留一个3FG或5FG的支架，以确保胰液引流并降低胰腺炎的风险。这些支架通常在1周或2周后脱落，但有必要对腹部进行X线检查以确认支架移位。高危患者术前和术后直肠肛塞吲哚美辛（100mg）和静脉输注乳酸林格液也可将术后胰腺炎的风险降至最低。

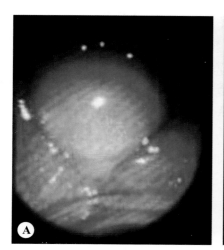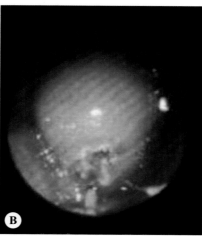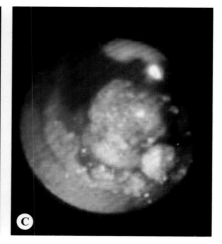

▲ 图 8-15　**A.** 嵌顿结石的乳头隆起；**B.** 标准括约肌切开后插入针刀（针刀预切后）以延长括约肌切开范围；**C.** 嵌顿结石的自发脱落

（八）副乳头括约肌切开术

副乳头括约肌切开术用于胰腺分裂患者以改善背侧胰管的引流，偶尔也可用于胰头解剖和病理正常的患者。如果可以使用小型拉式括约肌切开刀进行插管，则可以按常规方式切开小乳头，将切口范围限制在十二指肠壁内。背侧胰管的长轴位于 10 点钟方向，因此切口应稍微向左。或者可以先沿导丝放置一个小（5FG）支架，用针刀沿着这个轴切开小乳头，露出支架。在所有情况下，暂时保留支架是明智的选择，用以防止胰腺炎，并可能减少再狭窄的机会。

六、乳头口狭窄扩张术

（一）乳头孔扩张 – 球囊括约肌成形术

由于括约肌切开术的已知和潜在并发症，已经找到一种临时打开括约肌的替代方法，即球囊扩张（球囊括约肌成形术）。这种方法在亚洲国家得到了广泛的应用（见第 14 章），但在美国却没有，因为此前报道的一项随机试验显示术后胰腺炎的发病率较高，事实上还有 2 例死亡。然而，对于出血风险增加的患者（如潜在肝病、抗凝或抗血小板治疗），此方法值得考虑。

一旦导丝插入胆管深处，球囊括约肌成形术可以很容易地进行。跨过导丝，可以使用固定直径（4mm、6mm、8mm 或 10mm）的扩张球囊，如 Quantum 球囊或 Fusion 球囊（Cook 内镜），或者最大直径不超过 15mm 的 CRE 球囊（Boston Scientific）（图 8-16D）。球囊大小的选择取决于远端胆管和结石的直径。在未进行括约肌切开术的情况下，保持球囊充气 5min[6] 以实现胆道括约肌的更完全松弛似乎是有利的。扩张时间太短（≤1min）可能导致括约肌伸展不足，由此产生的水肿可能会压迫胰管开口（腹腔间隔室综合征），增加扩张后胰腺炎的风险。一些专家在扩张前放置一个小的胰管支架以降低这种风险。如果随后的水肿或出血需要放置胆道支架进行减压，则可使用留在原位的导丝进行后续取石。如果使用非常大（20mm）的球囊取出较大的胆总管结石，只要球囊上的腰部消失，球囊充气的持续时间就会缩短，表明球囊完全扩张，括约肌暂时中断。腰部完全消失表明括约肌成形术成功，扩张时间短可避免大球囊过度压迫胰腺括约肌。

球囊扩张也可用于治疗胆总管十二指肠吻合术后的吻合口狭窄，并作为胰腺假性囊肿治疗的一部分（见第 22 章）。

（二）联合括约肌切开和球囊括约肌成形术

越来越多的人倾向于将中小型括约肌切开术与球囊括约肌成形术相结合，以去除较大的胆总管结石。这种组合能降低但不能消除出血和穿孔的固有风险。在特殊情况下可以使用直径不超过 20mm 的球囊，但建议不要超过 15mm。最近的一项随机对照试验报道，这种联合治疗的扩张持续时间应在球囊完全扩张后 30s[7]。由于括约肌切开术后括约肌内球囊轴线发生变化，胰腺口的压迫可能会减少，因此术后胰腺炎的风险也会降低。

七、胆胰管狭窄扩张

胆道和胰管狭窄的内镜治疗的可能适应证将在其他章节中讨论。可以使用锥形探条或阶梯探条或球囊进行扩张（始终通过导丝）。

（一）胆管狭窄

最好使用大孔径的内镜扩张充气顺应性差的聚乙烯球囊进行扩张。球囊有不同的大小和长度：直径 4mm、6mm、8mm 或 10mm，长度 2～6cm。

胆道括约肌预切开并不是必需的，但可能有助于引入和更换大型附件。将球囊置于导丝上方，以便根据不透射线标记判断狭窄处位于球囊的中间。在 X 线下，使用稀释（10%～20%）的对比剂缓慢对球囊充气，并根据球囊类型和制造商建议调整压力。当球囊上的腰部消失

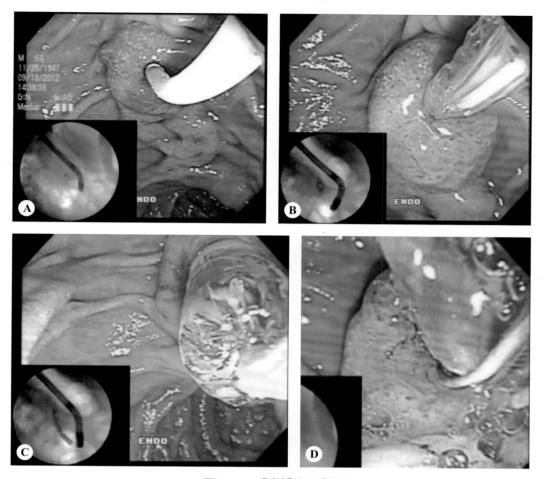

▲ 图 8-16　球囊括约肌成形术

A. 导管深插管；B. 球囊插入远端胆总管，胆管造影显示远端胆管内有小结石；C. 球囊完全膨胀；D. 用取石网篮取出结石

时，可实现有效扩张（图 8-17）。患者在球囊扩张期间可能会感到疼痛，通常需要额外的镇静药物。球囊通常保持充气 1～2min。有时，注意"打开"压力（即球囊腰部消失时的充气压力），对球囊放气然后重新充气是有帮助的。成功或有效扩张后，二次球囊充气的压力应较第一次降低。

可能需要定期（3 个月）重复扩张，同时放置多个塑料支架或全覆膜的自膨式金属支架（self-expandable metallic stent，SEMS）长达一年，这是保持良性狭窄通畅的必要条件（见第 18 章）。

肝内狭窄进行球囊扩张术后，肝内胆管结石可成功取出。

（二）胰管狭窄

在胰管狭窄处放置导丝是必要的，但有时导丝难于通过狭窄段。我们使用亲水性金属丝或标准导丝的尖端塑形，以促进导丝末端成环（见上文），从而通过狭窄段。可以使用分级扩张器或球囊进行扩张。带锥形尖端的分级聚四氟乙烯扩张导管（如 5FG、7FG、10FG）通常被优先用于狭窄的初始扩张，然后是球囊扩张（图 8-18）。球囊保持充气 2～3min。球囊腰部的持续存在和对完全扩张球囊的移动阻力表明持续性狭窄。球囊大小的选择（通常直径为 4mm 或 6mm）取决于梗阻下游正常胰管的直径，以尽量减少对胰腺的损伤。慢性胰腺炎和胰管扩张患者有时可使用

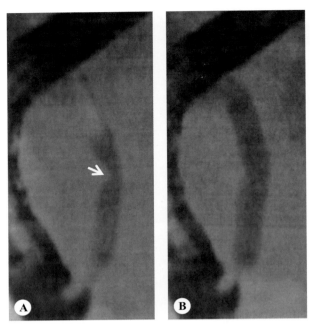

▲ 图 8-17　远端胆总管狭窄（见图 8-11D）
A. 部分充气球囊显示狭窄水平的腰部（白箭）；B. 完全充气时扩张球囊上的腰部消失

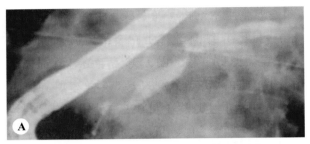

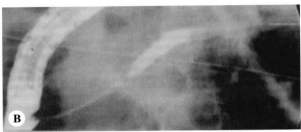

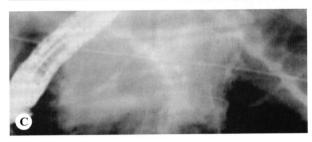

▲ 图 8-18　A. 慢性胰腺炎引起的胰管中部狭窄；B. 扩张球囊跨过并扩张狭窄胰管；C. 胰管支架就位

较大的球囊。

当胰管明显狭窄甚至不能通过最小的分级扩张器时，考虑使用 Soehendra 支架回收器（带有螺旋尖的金属鞘的支架回收器，用来取回胆道支架）可能是有用的。将该装置穿过导丝，并在缓慢转动的同时推向狭窄处，以"拧"穿狭窄处（图 8-19），这有助于随后扩张球囊的通过。当试图钻穿狭窄或成角度狭窄时，将 Soehendra 支架回收器的尖端与导丝的长轴对齐非常重要。

扩张后通常需要放置支架以确保胰管的引流和减压。不同长度的小直径支架（3～5FG）与大直径支架一样可用于临时引流并且不太可能对远端胰管造成损伤。胰管支架阻塞的速度和胆道支架一样快，或者更快，所以通常在几周或一个月后取出或更换支架。建议可以用稍大一点的球囊进行重复扩张。

八、胆管结石取出术

适当的胆道括约肌切开术后，大多数小胆管结石会自动流出。然而，这种方法存在结石嵌塞和并发胆管炎的风险。目前的建议是在括约肌切开后移除所有结石，或者如果无法取净可放置临时支架进行引流。通常用于取石的配件包括取石球囊、取石网篮和机械碎石。

（一）球囊取石术

我们通常选择 8Fr 双腔导管，导管尖端带有球囊。球囊的大小可以根据充气量（直径 8mm、12mm 或 15mm）而变化。导管尖端僵硬可能导致插管困难，最好通过留置导丝完成。稍稍弯曲导管尖端可能有助于插管。当有多个结石时，最好从离乳头最近的结石开始依次取出结石（图 8-20）。

胆道括约肌充分切开后，可以利用内镜向下偏转的方法将结石从胆总管中取出。注意避免用力拉拽球囊，力量过大可能导致球囊破裂，或者球囊变形并滑过结石，导致远端胆管或括

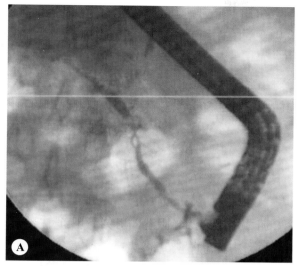

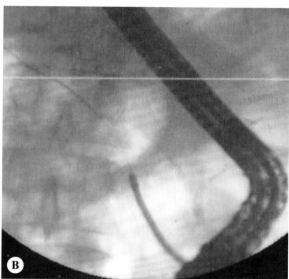

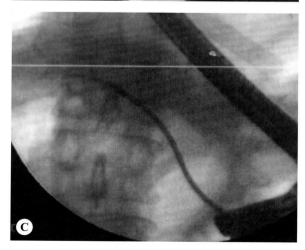

▲ 图 8-19 **A.** 胰管中段狭窄；**B.** 使用 Soehendra 支架回收器在导丝上扩张；**C.** 使用 Soehendra 支架回收器成功扩张狭窄

约肌切开处的结石嵌塞。通过保持留置导丝可避免结石嵌塞。当感觉到阻力时，应避免用力拉动球囊，可以将内镜尖端向下偏转（右旋转镜身），同时保持导管与胆管轴向一致以取出结石。可通过多次用球囊清扫和封堵造影确保取净结石。

（二）网篮取石术

取石网篮通常由四根不锈钢或镍钛合金丝编织组成，可以打开形成网篮兜住结石。一个典型的例子是 Dormia 网篮。篮子在结石上方插入和打开，并在完全打开的位置取出。篮子被轻轻地上下移动，或者在结石周围晃动来捕获它。当网篮兜住结石时，网篮轻轻闭合（但不一定完全闭合）并拉回到乳头水平。内镜的头端一定角度向上顶住乳头开口，并在活检钳道开口处拉紧网篮。通过向下的内镜头端偏转和（如有必要）内镜的右旋转提取结石（图 8-21）。可能需要重复此操作以将结石拉出胆管。同样，重要的是从最底部的结石开始，避免同时捕获太多的结石。

同样重要的是，当网篮取石失败时应避免网篮受到冲击或嵌顿。除非用力拉拽结石，否则不要用网篮收紧结石。金属丝上的过度张力可能会导致金属丝嵌入结石使其难以释放。通常将网篮及结石沿胆管推至肝门部，形成一定角度使网篮金属丝容易弯曲，将截留的结石从网篮中弹出。网篮金属丝的进一步推进使结石掉落。然后通过收网篮套管，将网篮在结石上方关闭。注意避免将结石推入肝内胆管。

在特殊情况下，如肝内结石，导管尖端塑形可能有助于提高选择性肝内胆管插管的成功率。应在网篮完全打开的情况下进行塑形以避免网篮钢丝变形。微弯（单弯或双弯）网篮导管可用于使部分打开的网篮导管尖端偏离肝内导管的轴线（通常为左侧）。本质上部分打开的网篮可以起到导丝的作用，通过打开和关闭网篮，同时在选定方向上推进导管从而促进导管护套的推进。或者

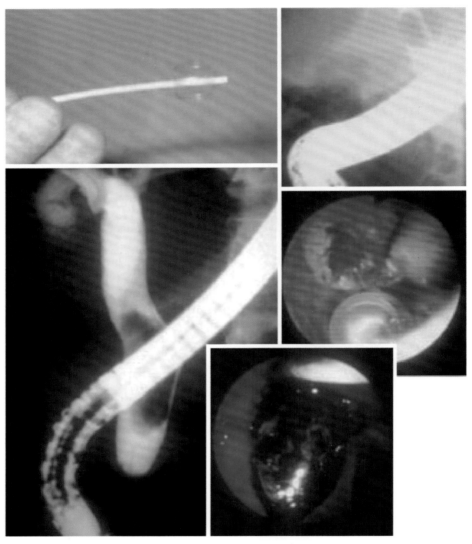

▲ 图 8-20　球囊取石。用球囊取出小结石和拉回球囊导管排出结石，结石与胆管长轴对齐，大结石也可以用球囊清除

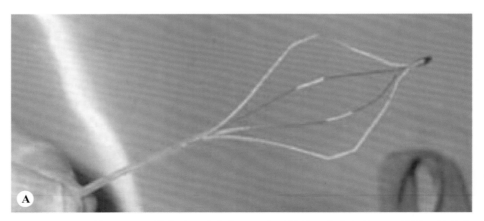

▲ 图 8-21　网篮取石，网篮在结石上方打开，向后拖拉网篮套入结石，通过网篮的牵引和（向下）镜尖偏转移除结石

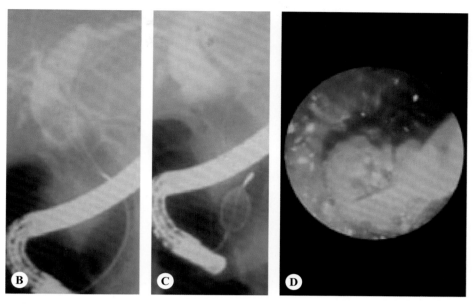

▲ 图 8-21（续） 网篮取石，网篮在结石上方打开，向后拖拉网篮套入结石，通过网篮的牵引和（向下）镜尖偏转移除结石

也可以沿导丝插入相应的肝内系统。

当这些标准的取石方法失败时，必须决定下一步是通过切开或球囊扩张扩大括约肌切开还是使用机械碎石。

（三）机械碎石术

大结石（直径＞10mm 或 X 线检查显示大于内镜直径）更难取出，尤其是当结石大小与出口通道之间存在差异时，即括约肌切开相对较小且远端胆管狭窄。

有不同的设备可用于内镜下粉碎大的胆管结石。最早的碎石器设计用于结石与网篮嵌顿。网篮在手柄处被切割，移除内镜保留网篮和结石。保留聚四氟乙烯护套有助于插入金属护套。"Soehendra 碎石器"（Cook 内镜）由 14Fr 金属护套和自锁弯曲手柄组成。金属护套穿过吊篮钢丝，可以用胶带将护套尖端包裹以防止损伤后咽部，并防止金属丝卡在护套尖端。在透视下，金属护套一直向前推进到结石的水平。然后将金属丝的近端连接到曲柄手柄上，并使用自锁装置缓慢拧紧以将结石在金属护套上压碎[8]（图 8-22）。重要的是要记住，标准网篮不是为碎石而设计

的。如果施加的牵引力过快，网篮钢丝可能会断裂，但结石不会断裂。该技术的一种方法是采用直径较小（10FG）的金属护套，沿内镜的 4.2mm 孔道穿过网篮。内镜的存在有助于网篮的操作和鞘的定位，便于进行适当的碎石术。结石碎裂或网篮破碎都可以释放嵌顿的结石。可能还需要进一步的程序来完成碎石。

与使用 Soehendra 碎石的方法来解决结石嵌顿情况相比，在预期取石困难或较大结石时，通过内镜使用专门设计的碎石装置可能使取石过程更容易。一个优点是，这些网篮设计的优点是：（在需要时）可以以断裂的方式收回，而不是卡在患者体内（将 Soehendra 方法应用于标准吊篮时可能发生这种情况）。

有几种不同的机械碎石器。常用的有 BML 碎石器（Olympus），分为三层，包括一个大而坚固的四线网篮、一个 Teflon 导管和一个金属护套[9]（图 8-23）。导管直径较大者有内镜辅助更佳，对比剂注射更容易。通过导管进行插管和捕捉结石，当需要碎石时金属护套在导管上方推进。捕捉结石可能需要复杂的操作动作（图 8-23），

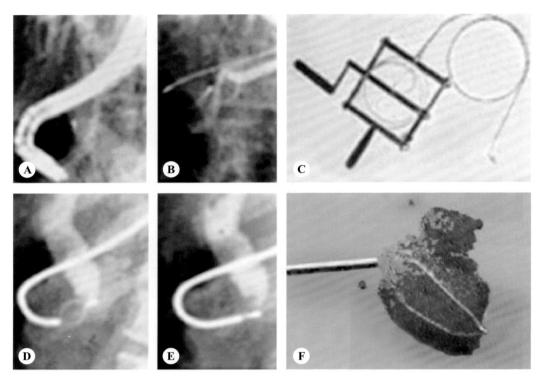

▲ 图 8-22　机械碎石术（**Soehendra** 碎石器）或"应急碎石装置"，金属护套插入网篮钢丝，用弯曲手柄压碎结石，此方法用于意外的结石与网篮嵌顿

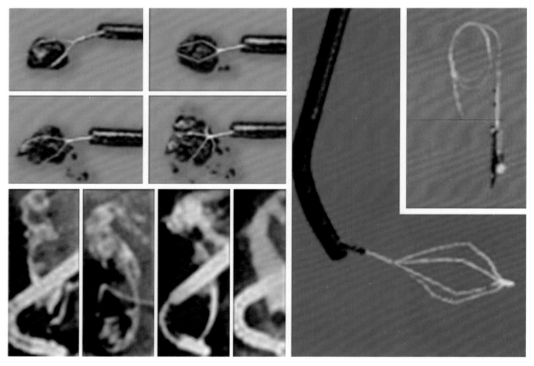

▲ 图 8-23　经内镜机械碎石器（**BML, Olympus, Tokyo, Japan**）。三层结构：配有坚固的钢丝网篮、特氟隆护套和连接到弯曲手柄的金属护套。大的胆总管结石卡在网篮中，通过钢丝牵引压碎。在完成管道清理之前，可能需要重复碎石

如晃动结石周围旋转篮式钢丝绳（如果钢丝被大石块压缩）。然后，通过转动控制手柄，将石头收紧在金属护套上，从而对钢丝施加牵引力。旧版碎石器要求助手握住控制装置以保持或维持钢丝的牵引力。新型碎石手柄具有自锁装置，可在转动控制手柄后保持牵引力。对于非常坚硬的结石，碎石后网篮钢丝可能会变形。应撤回网篮对钢丝进行整形，使其能够正常打开和工作。如果结石非常大，可能需要反复碎石。

标准的碎石器械有不同类型：可重复使用和一次性的。新型碎石器的金属护套覆盖有塑料涂层，塑料涂层带有单独的通道以容纳导丝，例如，梯形篮（Boston Scientific）或 Hercules 篮（Cook 内镜）。由于这些网篮相对坚硬，因此最好将其插入留置导丝上（图 8-24）。

碎石网篮可用于简单的取石，但当需要碎石时，碎石网篮的手柄可连接到一个特殊的弯曲手柄，并施加牵引力，将结石压在护套上。

机械碎石术通常是有效和安全的，但也有胆管穿孔的风险。在取出网篮和结石时用力过大，可能会碰伤胰管开口导致胰腺炎。为了避免这种并发症，应在透视下确认结石碎裂后释放张力，取出网篮之前解锁或释放手柄，放松坚硬的金属护套。如果取石失败应放置胆道支架。一般来说可以使用直型支架，如 Cotton-Leung 支架（图 8-25），但有时我们更喜欢双猪尾支架，以避免使用直型支架时出现支架移位的风险。

（四）胆道清理

结石碎裂后残留的结石和结石碎片或因胆汁淤积而形成的淤泥可导致复发性结石形成或胆管炎。胆道清理有助于防止以上并发症。

胆管清理后插入部分打开的网篮，用无菌水或盐水轻轻冲洗，用于冲洗胆管中残留的结石碎片和淤泥。并与内镜抽吸相结合，促进了胆道系统的引流和清理。冲洗和清扫胆管后拉动打开的网篮也有助于清除任何残留的结石碎片。最后，为了完全排空胆管可以在肝门处放置一个部分打开的网篮，使用 20ml 注射器进行抽吸将有助于清除胆道系统中的胆汁和空气。当导管内吸入胆汁时可通过内镜观察胆汁和气流。然后将打开的网篮向后拉，同时持续保持抽吸（直到网篮钢丝退出乳头切开处）以清扫胆管，清除任何残留的结石或淤泥（当胆管因抽吸而塌陷时，任何残留的结石碎片和污泥将被推向网篮的中心，并被截留和清除）。

九、胰管结石取出术

胰腺结石从软淤泥到珊瑚状（不规则）钙化结石差异很大。在 ERCP 造影时，两者都表现为充盈缺损。钙化结石也可以在腹部平片或计算机断层扫描（CT）上显示。胰管结石的大小和位置不同可能导致胰管阻塞及上游扩张。

胰管结石可以在胰括约肌切开术后从主胰管中取出，必要时需要扩张合并的胰管狭窄或梗阻。

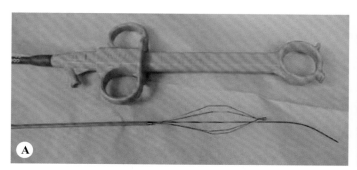
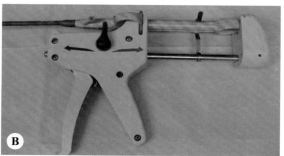

▲ 图 8-24 **A.** 新设计的取石碎石一体网篮；**B.** 网篮手柄连接到用于碎石的摇动装置

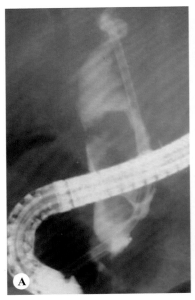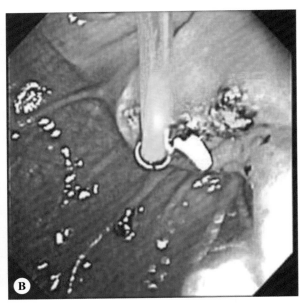

▲ 图 8-25　**A.** 绕过大块梗阻性结石插入直型支架胆管引流；**B.** 支架引流脓性胆汁

淤泥状结石很容易用网篮甚至球囊清除，但坚硬的钙化石通常很难清除，尤其是当它们进入分支胰管时。碎石网篮和机械碎石的使用应非常小心，因为存在严重的结石嵌顿的风险（图 8-26）。在大多数情况下，这些操作后应放置胰管支架。

体外冲击波碎石术（extracorporeal shock wave lithotripsy，ESWL）是一种有效的辅助方法。ESWL 后通常需要重复 ERCP 以清理胰管，部分患者结石碎片可以自行排出。

十、胆管组织取样

ERCP 时从胆管中采集组织样本用于明确潜在恶性肿瘤的可能[10]。有几种组织取样方法，第 19 章讨论了它们的优缺点。

胆总管深插管后可以抽吸胆汁，但简单的胆汁细胞学检查诊断率较低（最多 25%）。

细胞刷检查是最流行的技术，存在双腔系统：细胞刷固定在一个管腔中，而另一个管腔留置导丝用于将导管滑动插入至狭窄部位。在不透射线标记物的帮助下，细胞刷从导管进入扩张的胆管近端。然后将刷子拉回到狭窄的水平，通过刷子在狭窄处来回移动以获得样本。用 X 线监测细胞刷和狭窄的接触情况（图 8-27）。对于狭窄，旋转内镜头端（从左到右）以拖动细胞刷穿过狭窄可能会很有用。然后将细胞刷缩回内腔，以避免细胞丢失，然后撤回该装置。将细胞刷的尖端推出并剪断，保存在细胞学溶液中。取下细胞刷的头端并通过刷子通道冲洗细胞学溶液或空气，收集刷子内的任何残留液体（一种补救细胞学）。

如果出现导管明显狭窄（尤其是胰管），可以使用带有较细导管的单腔细胞刷。导丝通过梗阻部位后，沿导丝插入细胞刷的导管鞘。然后取下导丝，将细胞刷穿过护套插入狭窄处。刷子在狭窄处被反复推拉数次后，导管鞘穿过狭窄处，细胞刷从鞘中取出，取下尖端进行细胞学检查。从导管中吸取胆汁和胰液（挽救细胞学）以提高诊断率。更换导丝，将细胞刷外鞘更换为胆道支架系统的内导管，对于胰管狭窄，将支架直接沿导丝放置在合适位置。

目前已经开发出几种细胞学器械，其中一种具有勺状尖端，易于损伤狭窄并产生更多细胞。

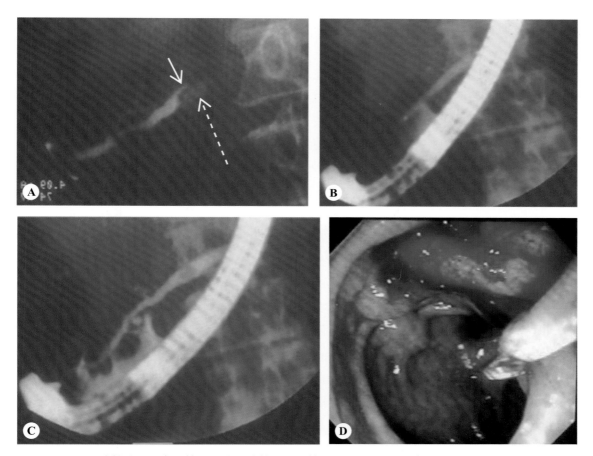

▲ 图 8-26 **A.** 胰管结石（虚线箭）导致主胰管梗阻（箭）；**B.** 球囊扩张胰管梗阻；**C.** 胰腺头部和颈部可见胰管结石；**D.** 用 **Dormia** 网篮取出结石

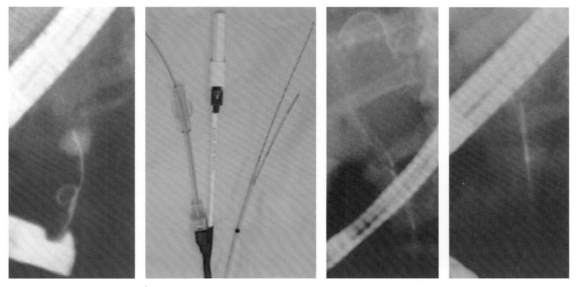

▲ 图 8-27 胆管远端狭窄的细胞刷检查。双腔细胞刷、导丝用于越过狭窄段。细胞刷从狭窄处上方推出，并通过狭窄处后回收进行细胞学检查；**X** 线显示细胞刷与狭窄段接触

在所有方法中，如果在细胞刷前行狭窄扩张或使用多个细胞刷取样，细胞学数量可能会更高。

获取导管组织的其他方法包括在 X 线下、在胆道镜或 SpyGlass 联合胆道镜检查时使用活检钳取或细针穿刺获得组织样本（第 10 章）。单独使用时，这些采样模式敏感性不高，但如果组合使用可以提高诊断准确性（第 19 章）。

十一、胰管组织取样

如前所述，可使用双腔或单腔细胞刷系统在胰管中进行细胞刷检查。由于胰管弯曲，这项技术通常很困难。超声内镜细针穿刺（fine-needle aspiration，FNA）是采集胰腺组织，特别是胰头病变的首选方法。对于疑似主胰管或侧支胰腺导管内乳头状黏液性肿瘤（intraductal papillary mucinous neoplasm，IPMN）的患者，胰管深插管后抽吸收集胰液，以分析肿瘤标志物，如癌胚抗原（carcinoembryonic antigen，CEA）。

十二、鼻胆管引流术治疗胆道梗阻

需要胆管引流的患者如急性化脓性胆管炎，放置鼻胆引流管是胆道支架置入的替代方法[11]。鼻胆管相对容易插入，通常能耐受几天（表 8-3）。可以通过鼻胆管进行胆管造影、胆汁取样培养和

表 8-3 鼻胆管引流与塑料支架引流的比较

	鼻胆引流管（7FG）	支架（10FG）
内镜（孔径）	常规内镜（3.2mm）	治疗内镜（4.2mm）
引流	主动减压（抽吸）	被动引流
监测	引流 / 胆汁培养	否
冲洗 / 通管	是	否
并发症	脱管和电解质紊乱	堵塞和引流不佳
潜在风险	鼻孔损伤	移位
患者选择	合作患者	适用于老年人或痴呆患者

胆管冲洗[12]。唯一的缺点是它可能移位或意外脱管，电解质失衡是长期胆汁外引流的风险。急性胆囊炎的鼻腔 – 胆囊引流管通常使用柔性尖端导丝辅助插入。

诊断性 ERCP 后，使用 0.035 英寸或 0.025 英寸导丝进行胆管深插管。鼻胆管导管是一根 6.5～7Fr 聚乙烯管（长度为 260cm），带有一个预成型末端（成角或猪尾状），在远端 10cm 处有多个侧孔。无论是否进行过括约肌切开都可以通过导丝插入胆道系统。括约肌切开术后，有时可以使用带有直角尖端的鼻胆管直接插管（图 8-28）。鼻胆管就位后内镜缓慢撤出，同时推进导管和导丝使其留在胆管内。这种交换是在透视下进行的，避免导管在十二指肠内过度成襻。鼻咽或鼻胃管（交换管）通过鼻孔插入并通过口腔取出。鼻胆管的末端插入交换管，将交换管与鼻胆管导管一起从鼻腔拉出。注意避免鼻胆管在后咽部成襻和扭结。然后将鼻胆管连接到一个三通旋钮，进行胆道减压吸出胆汁，同时进行胆汁培养。在透视下检查并确认鼻胆管的最终位置，并将导管固定在鼻子和面部。注意避免对鼻孔产生牵引或局部压迫，然后将导管连接至引流袋。

十三、胆道支架置入术

内镜下胆道支架置入术于 1979 年首次被报道，现在已成为缓解恶性梗阻性黄疸的一种成熟方法。胆道支架对胰腺癌患者特别有用，因为只有不到 20% 的患者适合手术切除，而且 5 年生存率非常低。尽管塑料支架的设计在过去 30 年中几乎没有什么变化，但可膨胀金属支架已经有了重要的发展。胆道支架也适用于良性狭窄的患者。

（一）胆道恶性梗阻塑料支架治疗

具有较小通道（3.2mm）的侧视十二指肠镜只能通过 7～8.5Fr 支架，并且易阻塞。较大的通道（4.2mm）十二指肠镜允许 10Fr 或 11.5Fr 支架以及较大的金属支架通过。最常用的塑料支架是

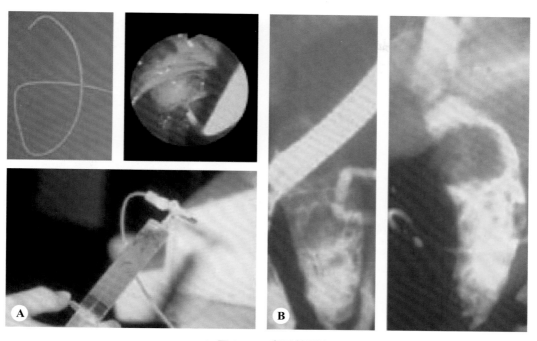

▲ 图 8-28 **鼻导管引流**

A. 6.5FG 带侧孔的倾斜尖端导管，鼻胆引流管可在有或无括约肌切开术的情况下插入，通过鼻胆管引流吸引胆汁进行减压，鼻内引流对于患有多发大胆总管结石和凝血病的不稳定患者是有用的；B. 胆管造影显示大的胆总管结石和鼻胆管引流

带侧翼的直型支架，如 Cotton-Leung 支架（Cook 内镜）（图 8-29）。支架由 7Fr、8.5Fr、10Fr 或 11.5Fr 不透 X 线聚乙烯管制成。它们在两个侧翼之间的长度不同（5cm、7cm、8cm、9cm、10cm、11cm、12cm 和 15cm）。标准应用系统由一根 0.035 英寸导丝（480cm 长）和一根 6Fr 不透 X 线的聚四氟乙烯（260cm 长）导管组成，导管带有一个 3cm 的柔性尖端以便于插管。有些导管的远端有两个金属环（相隔 7cm），便于识别和估计或测量狭窄的长度。外推管由聚四氟乙烯制成，用于在支架展开时定位；7Fr 支架直接沿导丝插入。双猪尾支架用于结石患者和假性囊肿的治疗；恶性疾病或良性狭窄首选带侧翼支架。

括约肌切开术不是放置单个支架所必需的，但有助于多支架的置入，并有助于降低支架远端对胰管开口的压迫，预防术后胰腺炎。

可使用标准附件进行初始插管和插入导丝穿过狭窄部位。使用亲水性导丝或导丝尖端塑形可能有助于通过成角狭窄部位。然后沿导丝将导管穿过梗阻部位。移除导丝抽取胆汁样本进行培养和细胞学检查。胆管造影时借助不透射线的环形标记物确定狭窄的长度。选择合适长度的支架，使支架的近端位于梗阻上方约 1cm 处，而远端正好位于乳头外。

支架的最佳长度可以通过 X 线下测量梗阻部位近端与乳头水平之间的距离。如果根据 X 线进行测量，在校正 X 线装置固有的放大系数（约 30%）后，调整正确的长度。也可以参考内镜直径的长度或使用导管上的不透射线标记来估计长度。支架长度也可以通过在两点（即障碍物的上部和乳头）之间撤回导丝并测量导丝移动的距离来确定。或者可以将导管从梗阻的上缘（透视下）拉回到乳头水平（内镜检查时所见），并在活检口测量导管移动的距离（图 8-30）。插入支架之前，使用分级扩张器或插入导丝使用稀释对比剂的扩张球囊（4mm、6mm、8mm），狭窄可能会

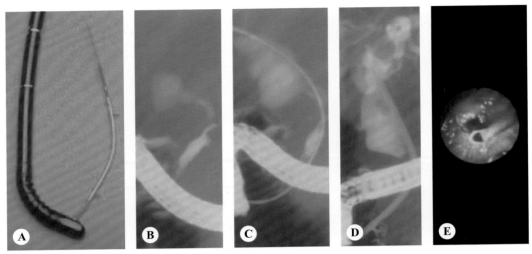

▲ 图 8-29　**A.** 带大孔径十二指肠镜、**0.035** 英寸导丝、**6Fr** 内导管、**10Fr Cotton-Leung** 支架和 **10Fr** 推送器的胆道支架系统；**B.** 胆管造影显示远端胆总管狭窄；**C.** 对比剂显示近端胆管扩张，内导管和导丝就位；**D. 10Fr** 支架穿过胆总管狭窄；**E.** 从支架引流胆汁

扩张（如果存在狭窄）。

　　支架套在引导导管上，然后通过上抬举钳器并使内镜尖端向上，使用推送器推动支架穿过狭窄部位。通过移除内导管和导丝来释放支架。胆汁通常从支架流入十二指肠，然后撤出支架推送器。

　　为了尽量减少附件交换次数，目前的支架系统已经进行了改进，使用鲁尔锁将内导管与推送管结合起来。这种替代的"一步"法要求在插入内镜之前将适当长度的支架（测量如前所述）预加载到导管系统和导丝上（图 8-31）。

（二）自膨式金属支架

　　近年来，发展了多种类型的金属支架。其主要优点是：比塑料支架扩张直径更大（6mm、8mm 或 10mm），并且开通时间更长。它们由连续编织的金属（镍钛合金）丝或多条（不锈钢）金属丝交织而成，或者由特殊激光切割成的圆柱丝网管制成。一般来说，镍钛的 X 线不透性不如不锈钢，支架两端都有额外的（金或铂）标记物以提高辐射透性，便于在置入支架时正确定位。

　　金属支架基本上有两种设计：一种是支架释放时缩短，另一种在释放后长度保持不变

（图 8-32A 和 B）。之前的支架都是裸支架设计，但现在有部分覆膜和完全覆膜（以及可回收）的金属支架，用于胆管引流的支架选择将取决于梗阻的位置以及是否涉及肝内胆管。覆膜支架的目的是防止肿瘤长入，延长支架的通畅时间。也有具有远端防止反流机制的支架，一些完全覆膜的金属支架有一个可回收的尼龙环，拉动时可将支架折叠并移除。另外以往仅在亚洲市场上提供的其支架，如用于肝门部梗阻的 Y 形支架（Taewoong, Seoul, Korea），现在可在美国市场上买到（Cook 内镜）。该支架的中部有一个不同的（较宽的）网孔，允许导丝轻松穿过第一个支架，便于第二个支架释放到对侧胆管中，从而形成 Y 形结构，用于双侧胆管引流。

（三）支架推送系统

　　通常，支架的金属丝网折叠在 6～6.5FG 导管中，并置入 8～8.5FG 的塑料导管护套。还有小于 6FG 的支架推送系统。提前注入无菌水或生理盐水冲洗管道可以最大限度地减少支架和约束套之间的摩擦，有助于支架展开。整个系统经导丝穿过梗阻部位。支架在狭窄处正确定位后，保持操作手柄和导管稳定，将约束护套向后拉。支

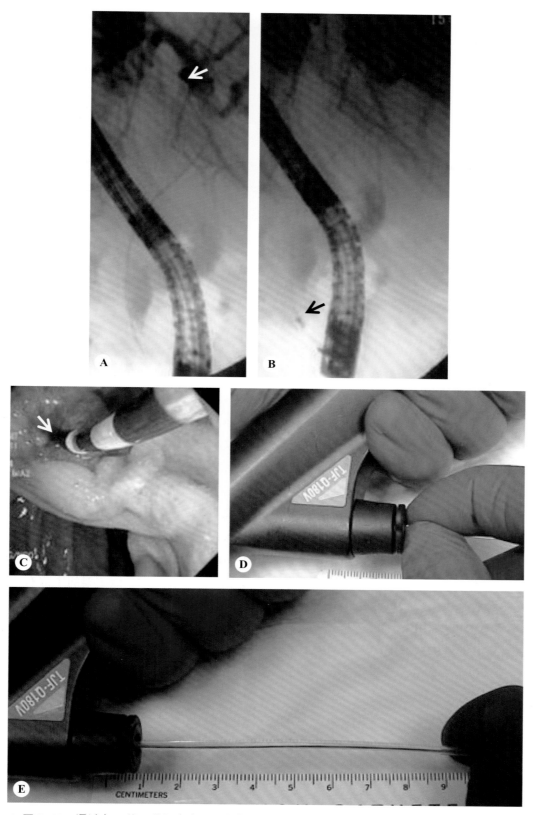

▲ 图 8-30　通过在 **X** 线下从阻塞水平（白箭）向后拉动导管（**A**）至乳头水平（黑箭）（**B**）或内镜下（白箭）测量支架长度（**C**），以及通过测量活检帽处的导管移动距离（**D** 和 **E**）

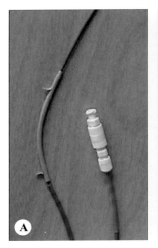
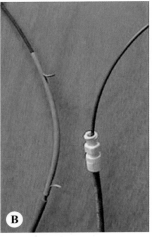

▲ 图 8-31　**A.** 使用鲁尔锁将内导管和推送器组合成 **OASIS** 支架置入系统；**B.** 解锁和分离内导管和推进器可释放支架

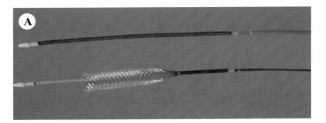
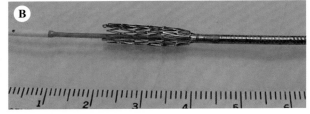
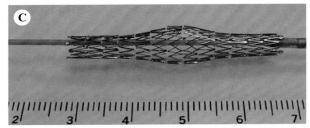
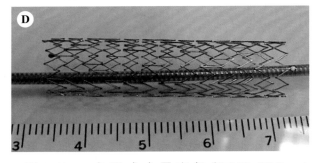

▲ 图 8-32　**A.** 自膨式金属支架（SEMS；Wallstent, **Boston Scientific, Natick, MA**），在展开时缩短；**B** 至 **D.**（顶部、中部、底部）金属支架（Zilver 支架，Cook 内镜，**Winston Salem，NC**）。在展开时不缩短

架缓慢逐步展开。在 X 线下使用不透射线的标记物监测支架的释放，或者通过观察支架的远端并将其保持在十二指肠内，通过内镜监测支架的释放。

对于缩短的支架，如 Wallflex 支架（Boston Scientific）或 Evolution 支架（Cook 内镜），在完成最终展开前可能需要调整支架位置。支架可重新固定在展开护套中并在重新释放前调整支架位置。拉回支架比推进部分展开的支架穿过狭窄或阻塞更容易。较新的设计采用嵌缝枪手柄设计（具有可逆控制），以便在支架展开过程中可控地缓慢释放或重新捕获支架。

对于不缩短的支架，如 Zilver 支架（Cook 内镜），根据与狭窄或梗阻相关的不透射线标记物的位置，在技术上更容易释放。由于约束套和支架之间的摩擦，这些支架在随后的展开之前，可能需要推动（"猛拉"）并打开支架。这种类型的支架无法重新捕获以调整位置，因此在展开期间应注意监测不透射线标记物的位置（见第 19 章）。对于最近设计的支架，释放机制有了很大的改进。

对于 CBD 远端梗阻，大多数金属支架的末端位于十二指肠内。但由于可用的支架长度有限，胆总管中段梗阻或肝门狭窄时支架的远端也可完全放置在远端胆总管内，重要的是避免支架末端正好位于乳头开口水平，从而导致不适。

（四）肝门部梗阻支架置入术

胆管癌或淋巴结转移继发的肝门梗阻对支架置入术提出了技术挑战。干预所有阻塞的胆管的必要性仍然存在争议。受累胆管的梗阻程度基于 Bismuth 分型，Ⅰ 型累及肝门部分叉处 2cm 范围内的肝总管，但左右侧肝管相通。Ⅱ型为肝门部梗阻累及左右侧肝管，但不累及三级分支管。Ⅲ型涉及三级分支胆管，仅限于右侧（ⅢA型）或左侧（ⅢB型）管道系统。Ⅳ型为双侧第三分支导管受累。Ⅰ型和Ⅱ型病变可能可以手术切除，但Ⅲ型和Ⅳ型病变通常不可切除。

如第12章所述，磁共振胰胆管成像（magnetic resonance cholangiopancreatography，MRCP）是初步评估胆道梗阻程度和潜在病因的最佳无创诊断检查。在胆管多个节段梗阻的患者中，胆管造影可勾勒出阻塞的胆管系统，但如果引流不充分则有败血症的风险。事实上不注射对比剂，使用导丝选择性插管，预先选择阻塞的肝内系统进行引流是可行的，从而将感染风险保持在最低限度。

如果经内镜胆管引流失败，可考虑经皮经肝穿刺引流，或者采用经皮和内镜联合（会师）选择性引流阻塞胆管。

先前的研究表明，肝功能的恢复与引流的肝脏体积或组织量成正比。如果超过50%肝脏充分引流，患者的生存率就会提高。理想情况下应引流一个以上的肝段使患者能够获利最大，我们需要考虑放置一个或多个支架行双侧胆管引流，塑料或金属支架皆可。

（五）单支架置入术

对于Ⅰ型梗阻的患者，单支架置入是足够的，因为左右肝脏系统之间仍然存在交通。如果认为患者病变可切除则应置入塑料支架，避免手术时出现与SEMS相关的问题。因为肝右管在起始段1cm后分支，而肝左管在起始段2cm后分支，因此，当肿瘤生长累及肝门分叉时，肝左管的选择性插管更有利，希望借此延长两个或多个左叶肝段的引流。可通过导丝塑形以偏向左肝系统实现选择性插管，随后可以进行球囊扩张和细胞刷检查。通常的直型支架适用于右肝系统，将直型塑料支架放置在左侧肝胆管则会导致支架扭曲，可能需要在插入支架之前进行塑形

（肝左管支架）。

对于不太可能接受手术的患者，最好放置SEMS，由于可用长度有限，SEMS通常完全放置在胆管系统内，以治疗肝门梗阻。

（六）多支架置入术

在Ⅱ型或Ⅲ型广泛肝门受累患者中，尤其是当对比剂进入多个节段时，有必要考虑放置两个或多个支架。需要左右肝内肝管各置入一根导丝，可使用导丝锁或止血钳在活检帽水平固定导丝（如前所述）。大多数肝门部狭窄需要用阶梯式扩张器或扩张球囊（6mm）扩张，同时可进行细胞刷检查。塑料或金属支架皆可使用，对于双侧支架置入术，塑料支架是平行放置的（图8-33）。在大多数情况下，因为肝左管的轴向和解剖更难置入支架，所以最好先置入左侧支架（使用改进的支架）。第一个塑料支架放置在十二指肠远端稍远的位置，然后在右侧胆管插入第二个支架，由于在胆管狭窄段的支架摩擦，第二个支架在插入过程中可将第一个支架进一步向上拖曳到胆管内。

（七）双侧胆管金属支架

在放置适当的导丝和球囊扩张后，可以置入

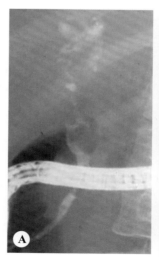
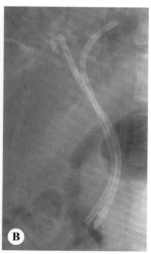

▲ 图8-33 用于肝门梗阻的双侧塑料支架

A.胆总管或肝管以及左右肝管的广泛肿瘤梗阻；B.两个10 Fr塑料支架插入左右肝管

双侧金属支架（图 8-34）。如果金属支架一个接一个地插入平行放置在技术上是困难的。由于第一个金属支架的远端在胆管内展开后，第二个支架的推进可能很困难。6FG 推送系统的引入允许两个较小的支架（635 Zillver，Cook 内镜）通过大通道（4.2mm）十二指肠镜同时放置，并按顺序穿过梗阻部位。需要润滑剂以减少摩擦，在透视下监测支架的逐渐扩张时，缓慢展开支架。支架套支架或 Y 形支架系统允许放置两个支架。第一个支架置入左侧肝内胆管。第二根导丝穿过第一个支架的大网格开口进入右侧肝内胆管，第二个支架穿过梗阻部位展开，形成 Y 形结构。回顾性和随机对照研究表明，Y 形或较小的

6Fr 支架系统均能提高双侧肝门梗阻支架置入的成功率。

（八）多胆道支架治疗良性狭窄

对于胆管良性狭窄患者，放置多个支架以获得最大管腔直径是获得长期通畅的首选方法（见第 18 章）。由于需要重复插管和插入导丝，具有一定的挑战性。使用较新的短线系统，操作过程更容易。导管内交换或释放导丝的概念使治疗程序发生了革命性的变化，通过短线系统交换使导丝保持连续进入胆管（或穿过狭窄）。如有必要可将一根长导丝剪短成为短线系统，以便与 Fusion（Cook 内镜）附件一起使用。通过将导丝适配器插入特殊的活检帽，并将导丝反向引入适

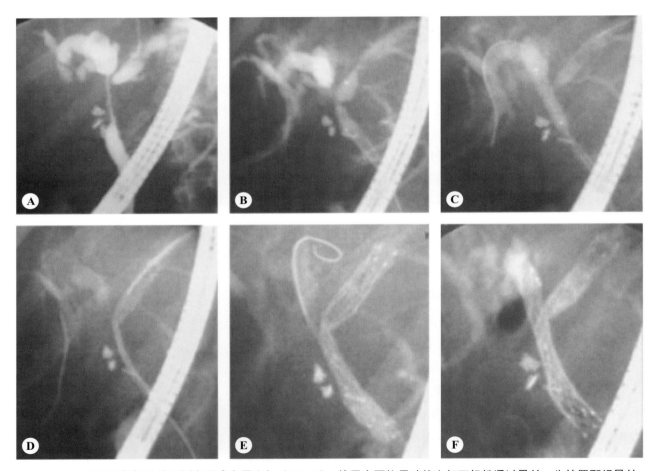

▲ 图 8-34　用于肝门梗阻的双侧自膨式金属支架（SEMS），使用大网格尺寸的支架可轻松通过导丝。先放置两根导丝，然后球囊扩张左、右肝门狭窄部；在左肝内胆管中置入一个金属支架，然后导丝穿过网格进入右侧肝内胆管；最后在肝右管中置入金属支架，为双支架置入提供 Y 形结构

配器以穿过阀门，可以很容易地更换导丝锁，并将导丝固定在内镜上（图8-7）。操作时需要使用标准长度附件或在难以控制导丝的情况下，可以将标准长度的导丝插入附件的末端，并以正常方式进行交换。

使用这种短线系统可以保留导丝穿过狭窄或乳头，以便于后续支架的置入，而不必担心支架无法置入（图8-6A和B）。此外。由于支架被"夹"在内导管和推送器之间，通过进入侧孔的导丝可以很容易地对支架进行重新定位，尤其是在支架拉回到错误位置时，以便在支架最终释放之前调整位置。支架置入时需要将导丝从胆管内的内导管上撤离（释放）。由于导管侧孔位于距离末端2cm处，因此，内导管可推进到导丝末端上方以释放导丝。然后回拉内导管，同时用推送器将其推送到位后展开。或者，将导丝的近端从活检帽解锁并轻轻向后拉以撤离导丝末端。然后锁定游离导丝，撤出导管系统直到支架展开，然后再将导丝重新调整（重新插入）到胆管中。由于内镜通道内的摩擦，在支架系统就位的情况下推进导丝可能会使导丝在十二指肠内成襻并从胆管狭窄处脱出。Fusion系统的内导管和推送器比常规OASIS支架系统小，但它需要不锈钢导丝为支架插入提供机械支撑。由于导丝现在位于支架系统的外部，对支架的推动没有任何机械辅助，因此，在导丝就位的情况下，固定内导管的远端有助于推进支架，导丝应在最终支架释放之前尽可能晚地撤离。

（九）胆道支架置入术的效果

胆道支架置入术的成功率因梗阻程度而异。CBD中、远端梗阻的成功引流率可超过90%，但肝门部梗阻的成功引流率要低得多，双侧支架置入和引流成功率为50%。肿瘤浸润、压迫或十二指肠变形、乳头明显移位或导丝未能通过非常紧密或弯曲的远端CBD狭窄可导致支架置入失败。胆道支架的临床效果通常很容易评估。黄

疸患者瘙痒通常在几天内消失；血清胆红素平均每天下降2～3mg/dl，1～2周后可能恢复正常。肝功能的不完全或缓慢恢复可能与长期胆道梗阻有关，这会影响肝细胞功能，或者可能是由于支架位置不良或多节段受累（如肝门梗阻）导致引流不充分或不完全所致。当有以上疑问时，平片上胆管中显示的空气（或胆道积气）是令人放心的。也可通过肝胆亚氨基二乙酸（hepatobiliary iminodiacetic acid，HIDA）扫描评估胆管的通畅性。

对于肝门梗阻的患者，左右肝系统同时引流临床效果最好。然而，最好是通过单支架置入引流左肝系统，因为左肝系统的引流量约为肝脏体积的三分之一。如果进行胆管造影可能会影响引流效果。如果两侧都进行充分引流，肝功能可能会得到改善。如果一侧胆管充分引流，引流效果则取决于引流区域的肝脏体积。一旦胆管完全梗阻，继发感染导致引流失败，临床结果最差。

支架置入术的早期并发症包括ERCP术后胰腺炎、括约肌切开后出血、肝门部梗阻患者的胆管炎以及血凝块引起的早期支架阻塞。还有文章报道了导丝穿透坏死肿瘤引起的穿孔，支架远端移位，支架远端导致的十二指肠创伤性溃疡（很少有十二指肠穿孔）。支架置入术后继发急性胆囊炎的并发症罕见。

复发性黄疸是胆道支架置入术的主要晚期并发症。肿瘤进展可能是少数病例黄疸的原因，但大多数是由于胆道淤泥堵塞塑料支架所致。淤泥主要由胆红素钙和少量棕榈酸钙、胆固醇、黏蛋白和细菌组成。细菌主要是大肠菌群，可从十二指肠逆行或从门静脉系统下降。大管腔支架可以延迟堵塞的发生并延长支架的通畅，但抗菌塑料和预防性抗生素并没有产生任何显著的临床益处[13]。复发性黄疸伴或不伴阻塞性胆管炎可通过定期更换（塑料）支架或使用SEMS获得更大的管腔引流来治疗。覆膜金属支架可降低肿瘤向内生长的

风险，但不能防止堵塞，而且有移位的风险。

（十）胆道支架取出术

一般来说，胆道支架的末端是留在十二指肠内的。通过使用微型（小型）圈套器套住支架的远端，可以很容易地取出支架。注意不要在侧翼处套住支架的一部分，因为可能导致支架变脆甚至断裂。通过内镜尖端向上倾斜以使支架与内镜长轴对齐，轻轻地将支架拉入内镜活检孔道。通过内镜先端部向下偏转将支架拉出，重复此操作，直到支架完全从胆管中取出。

由于支架的近端侧翼长时间暴露于胆汁中时会变硬，因此，强行拔除支架会导致乳头或乳头切开部位周围的组织损伤和出血。为降低支架划伤的风险，有些人不建议通过内镜通道取出支架，因为支架划伤可能成为新的感染灶。

（十一）支架通畅性测试

为了明确胆道支架是否堵塞，可以测试并记录移除支架后可否有水流通过。使用聚苯乙烯泡沫塑料（咖啡）杯，在底部开一个小孔，使支架的近端紧密插入杯中，支架保持水平。然后将杯子装满水（大约 10cm 压力水头），观察支架至少1min，支架末端未见水流出提示支架堵塞。

（十二）胆道支架移位

1. 远端支架移位 取决于支架设计、胆管狭窄、结石大小或括约肌切开术（用于取石），塑料支架更容易发生远端移位。常用的塑料支架是远端成角的直型支架（如 Boston Scientific）或带侧翼的 C 字形的直型支架（Cotton-Leung 支架、Cook 内镜）。C 字形支架（可使用热水塑形）更符合胆管解剖的形状，这种弹簧状效应有助于防止支架向下移动[14]。然而如果没有胆管狭窄或大胆管结石，大多数支架都会移位。远端移位的支架会刺激十二指肠对侧壁，引发溃疡，但很少导致十二指肠穿孔。使用双猪尾支架可以克服这个问题，我们建议在临时放置结石支架时使用双猪尾支架。

2. 近端支架移位 支架的远端侧翼应与支架轴成直角打开，以有效防止支架移动。如果进行括约肌大切开，或者支架远端侧翼塌陷或被推到 "外翻" 位置，塑料支架可能向上和向内移动。向上移动的支架（在远端胆管内）可使用鼠齿异物钳（如果乳头处仍能看到远端尖端）、网篮套取支架的远端或近端，或者通过取石球囊（支架与充气球囊产生摩擦）将支架拖回十二指肠。括约肌切开术可能有助于移除支架。如果支架的远端嵌入远端胆管壁，则会出现困难。如果支架末端仍与远端胆管轴对齐且在狭窄下方，尝试使用导丝引导的括约肌切开或球囊导管插入支架并将导丝插入支架腔。如果插入成功，导丝穿过支架进入肝内胆管，然后将括约肌切开刀的尖端卡入支架的远端。然后将牵引力施加到切割丝上，在支架内部产生摩擦力。使用括约肌切开刀将支架从胆管中拉出，然后用圈套取出支架。或者，将取石球囊通过导丝插入支架，球囊膨胀以产生摩擦力，将支架拉出胆管。我们发现应用Soehendra 支架回收器的效果不佳，因为相对坚硬的回收器在接合过程中易将支架进一步向上推至胆管。在取支架困难的情况下，将 Dormia 网篮插入胆管深处，套取支架顶端并将其拉出胆管。这种操作可能导致组织损伤和出血。在支架移动到狭窄上方，可能需要扩张狭窄以便于取出支架[15]。

十四、胰管内塑料支架

在胰管内短期放置支架可降低术后胰腺炎的风险（第 21 章），并可以治疗胰管狭窄或结石引起的梗阻。常用的胰管支架比胆道支架直径小，从 3FG 到 7FG 不等；10FG 支架有时用于慢性胰腺炎相关的胰管狭窄。支架长度为 3～12cm。支架可能具有锚定系统，带有近端双侧侧翼（Geenen 支架、Cook 内镜）或外部猪尾，以防止移行到胰管中。支架轴上有多个侧孔以便胰液的排出。胰管支架置入术与胆道支架置入术相似，不同之处在于胰管支架直接通过留置导丝置入，无须内部导管系统（10FG 系统除外）。对于长导丝系统，胰管支架直接加载在导丝上，并使用类似尺寸的推送管插入到位，然后撤出导丝以释放支架。使用短线系统可以简化支架置入的交换过程。将导丝插入胰管并锁定在活检帽处。选择合适长度的支架并插入导丝，然后使用融合导管（Fusion Glowtip，Cook 内镜），其侧端口位于 6cm 处。导丝从侧端口伸出，然后锁定到位。通过推进导管将支架推入位（图 8-35）。由于导线锁将导丝保持稳定，因此导丝几乎不会移动，从而将导丝刺激主胰管或侧分支的风险降至最低。

小支架（3FG、4FG 或 5FG）用于预防 ERCP 术后胰腺炎。一些专家使用短支架（4～5cm），而另一些专家更喜欢长支架（9～12cm）。支架没有内部侧翼，可自行脱落。支架脱落通常发生在术后 1～3 周内，X 线检查可以确认支架移位。支架长期滞留可能会导致胰腺严重问题，因此可能需要内镜取出支架。

十五、括约肌测压

Oddi 括约肌功能障碍（SOD）的临床诊断需要出现典型的（胆源或胰源性）疼痛，伴随右上腹疼痛发作，影像学证据显示梗阻导致胆管或胰管扩张，转氨酶或淀粉酶和脂肪酶升高伴随着疼

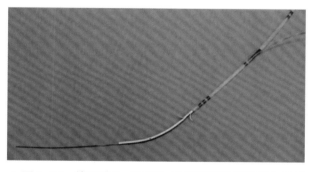

▲ 图 8-35　使用融合（短线）导管系统放置胰管支架以减少交换

痛的发作。

Geenen 分型在诊断中应用最为普遍。Ⅰ 型为疼痛伴导管扩张，消化酶升高 3 倍以上；Ⅱ 型为疼痛伴导管扩张或发作期间消化酶升高；Ⅲ 型疼痛不伴导管扩张或消化酶异常。根据与胆道或胰腺系统相关的症状类型，治疗方法为括约肌切开术。对于 Ⅰ 型，预期改善率为 75%，Ⅱ 型为 50%；但最近的一项随机对照试验表明，括约肌切开术对 Ⅲ 型病例的治疗无效[16]，导致人们普遍认为 Ⅲ 型 SOD 不存在，并且在缺乏客观证据的情况下应排除导致腹痛的其他原因。这些问题在第 20 章中进行了扩展介绍。

在 ERCP 操作时，对胆胰括约肌进行了测压研究以确定其是否过度活跃，这一研究相当普遍，但预测括约肌切开术结果的证据并不充分，目前很少有中心使用测压法。

可以使用两种类型的压力测量系统进行压力测量。两者都需要将 0.018 英寸的导丝置入到各自的管道中。在将测压导管插入胆管或胰管之前，记录十二指肠内的压力并将其调整为零。传统的方法是使用一种特殊的导管，通过两个侧孔灌注水进行压力测量，同时通过中间端口进行抽吸以去除注入的水，从而最大限度地降低过量注入液体导致胰腺炎的风险。通过括约肌拔出导管时记录压力。可视标记指示传感器相对于括约肌的位置以便进行正确的压力测量。记录每个位置的压力至少 15s，以获得几个收缩波，这些收缩波指示传感器在括约肌区域的正确位置以便进行压力测量。当导管或传感器撤回十二指肠时，压力跟踪应恢复到零。与十二指肠压力相比，基础括约肌压力高于 40mmHg 被认为是显著差异。还有一种方法是使用内置在导丝上方测压导管尖端的固态压力传感器。

十六、胆漏的内镜处理

第 15 章讨论了手术后胆漏的问题。通常可

以通过内镜支架置入术、括约肌切开术或联合手术有效治疗。通常无须进行括约肌切开术（及其相关风险），因为胆囊管的小渗漏通常可以通过放置鼻胆管或支架（在乳头上放置短支架）数天来解决。与胆管损伤相关的渗漏可能需要在渗漏处放置支架长达 4～6 周，拆除支架后检查胆管是否有残余损伤或狭窄非常重要，如有以上情况可能需要进一步治疗。

十七、结论

在本节中，我们讨论了 ERCP 在处理许多潜在胰腺和胆道疾病时使用的不同技术和设备。最重要的问题是如何确定胰胆导管的轴向，以及了解每种技术的局限性以确保安全操作。在相关的临床章节中讨论了如何最佳使用（和避免）这些技术。

参考文献

[1] Cotton PB, Williams C. *Practical Gastrointestinal Endoscopy*, 4th ed. Oxford: Blackwell Science; 1996.

[2] Leung JWC. Fundamentals of ERCP. In: Cotton and Leung, eds., *Advanced Digestive Endoscopy: ERCP,* 17-81. Malden, MA: Blackwell Publishing; 2005.

[3] Lim B, Leung J. Wire for hire: the impact of wire-guided cannulation in ERCP. *Gastrointest Endosc* 2009;69:450-452.

[4] Leung JWC, Leung FW. Papillotomy performance scoring scale—a pilot validation study focused on the cut axis. *Aliment Pharmac Ther* 2006;24:308-312.

[5] Leung JWC, Banez VP, Chung SCS. Precut (needle knife) papillotomy for impacted common bile duct stone at the ampulla. *Am J Gastroenterol* 1990;85:991-993.

[6] Liao WC, Lee CT, Chang CY, et al. Randomized trial of 1-minute versus 5-minute endoscopic balloon dilation for extraction of bile duct stones. *Gastrointest Endosc* 2010; 72: 1154-1162.

[7] Meng W, Leung JW, Zhang K, et al. Optimal dilation time for combined small endoscopic sphincterotomy and balloon dilation for common bile duct stones: a multicentre, single-blinded, randomised controlled trial [e-pub ahead of print]. *Lancet Gastroenterol Hepatol*. 2019 Apr 16. pii: S2468-1253(19)30075-5. doi: 10.1016/S2468-1253(19)30075-5.

[8] Ngo C, Leung JWC. Stone extraction. In: Baron and Carr-Locke, eds., *ERCP*, 2nd ed., 152-165. Philadelphia, PA: Elsevier; 2013.

[9] Leung JWC, Neuhaus H, Chopita N. Mechanical lithotripsy in the common bile duct. *Endoscopy* 2001;33(9):800-804.

[10] Lee JG, Leung JWC. Tissue sampling at ERCP in suspected pancreatic cancer. *Gastrointest Endosc Clin N Am* 1998;8:221-235.

[11] Leung JWC, Cotton PB. Endoscopic nasobiliary catheter drainage in biliary and pancreatic disease. *Am J Gastroenterol* 1991;86:389-394.

[12] Leung JWC, Chung SCS, Sung JY, et al. Urgent endoscopic drainage for acute suppurative cholangitis. *Lancet* 1989;1:1307-1309.

[13] Libby E, Leung JWC. Prevention of biliary stent clogging: a clinical review. *Am J Gastroenterol* 1996;91:1301-1308.

[14] Leung JWC. Whenever I place a stent for a stone impacted bile duct or for bile leak, the stent always seem to shift position distally, should I use a shorter stent or a pigtail stent? Is there a trick to keep these stent in place? In: Leung and Lo, eds., *Curbside Consultation in Endoscopy*, 139-141. Thorofare, NJ: Slack Inc.; 2008.

[15] Tarnasky PR, Cotton PB, Baillie J, et al. Proximal migration of biliary stents: attempted endoscopic retrieval in forty-one patients. *Gastrointest Endosc* 1995;42:513-519.

[16] Cotton PB, Durkalski V, Romagnuolo J, et al. Effect of endoscopic sphincterotomy for suspected sphincter of Oddi dysfunction on pain-related disability following cholecystectomy - the EPISOD randomized clinical trial. *JAMA* 2014;311:2101-2109.

第 9 章

当标准插管方法失败时
When Standard Cannulation Approaches Fail

Sundeep Lakhtakia　　Shyam Varadarajulu　　著

要　点

- ◆ 对于解剖结构正常且乳头区域无明显病变的患者，专家使用标准方法几乎总能实现选择性插管。
- ◆ 当标准插管出现困难时，最好使用双导丝法和针状刀技术（最好在胰管支架上）尝试胆管插管。
- ◆ 会师技术允许在导丝通过经皮经肝路径或使用超声内镜（EUS）方法顺行穿过乳头后进行 ERCP。
- ◆ 外科手术后解剖结构改变的患者越来越常见，并构成极大的挑战。可能需要球囊辅助小肠镜、腹腔镜或 EUS 引导下完成。
- ◆ 高级技术有很大的风险，必须由那些拥有必要培训和足够技术能力的人来承担。

一、胆道入路的原则

选择性胆管插管的原理类似于一名熟练的消防队员（内镜医生），他必须进入建筑物（胆管）以疏散被困居民（胆道梗阻）。在不打扰邻居（胰腺）的情况下，进入大楼的第一个尝试应该是解锁入口的门锁（标准插管）。试图破门而入（创伤性插管尝试）或反复敲门（胰管内注射）会使情况复杂化（ERCP 术后胰腺炎）。如果邻居（胰腺）的门首先打开，谨慎的做法是将其清空（预防性胰管支架），以限制损伤。一旦成功进入建筑物（选择性胆管插管），即可打开门（括约肌切开术），以便灭火器（附件）进入，便于被困居民（阻塞的胆汁）离开。如果无法从正门进入大楼，可使用钻头开窗（预切开或超声内镜引导下胆总管穿刺）。如果失败，尝试从后门进入（经皮或 EUS 引导下经肝穿刺会师技术）以帮助打开主门（主乳头）或从后门自行撤离（例如，肝胃吻合术、胆总管十二指肠吻合术或经皮经肝引流）。

要　点

- ◆ 规划插管流程：如果标准胆管插管有困难，则规划下一种方法以获得入路。
- ◆ 插管难度分级以乳头和十二指肠解剖结构、操作者技术能力和可获得的 ERCP 附件为指导。作为一般规则，应首先使用风险最低且最常见的插管技术。
- ◆ 当 ERCP 插管失败时：考虑重新安排手术，在 24～48h 后进行第二次尝试，以使壶腹水肿消退，这有助于识别乳头和胆胰管轴向。可考虑在初始或后续手术过程中向同事寻求帮助。也可考虑在 EUS 或经皮穿刺肝胆道成像（percutaneous transhepatic cholangiography, PTC）指导下进行联合手术。

二、双导丝或胰管支架辅助胆管插管

如果选择性插管的是胆总管（CBD），那么，意外和重复进行胰管（PD）插管可能会令人沮丧。在这种情况下，通过胰管导丝或放置胰管支架可能有助于导丝引导的胆管插管[1]。双导丝技术包括在胰管中放置一根导丝，然后将造影导管或括约肌切开刀与胆道导丝一起经胰腺导丝旁插入共同通道。造影导管或括约肌切开刀的尖端对准乳头孔的上缘，指向 11 点钟方向。胰腺导丝可稳定并提起乳头，使胰管和共同通道变直，并确定胆道的方向，以便选择性胆管插管。也可用于放置预防性胰管支架，胰管支架的放置可以在胆管插管之前或之后。这种技术特别适用于外科手术后解剖结构改变或共同通道迂曲的患者。胰管导丝到达胰腺体或尾部可能具有挑战性，因为它可能反复进入胰管侧支，从而导致胰管穿孔和胰腺炎的风险。胰腺先天性解剖变异，如迂曲的胰管、完整或不完整的胰腺分裂和胰腺发育不全，会增加操作难度。在这些情况下，使用较细的导丝（0.018 英寸）或镍钛合金尖端导丝可能有所帮助。翻转导丝尖端的方法可有助于胰管深插管。

三、预切开或进入前括约肌切开术

要　点

◆ 预切开技术可在初次插管失败后进入胆道。

◆ 当进行括约肌预切开术时，容许犯错的空间比标准括约肌切开术小得多。培训应从观察多种预切开手术开始，当熟练掌握标准插管时，逐步进行实际操作培训。

◆ 预切开与较高的并发症风险相关[2, 3]。

◆ 预切开最常采用针状刀沿"自下而上"方向进行，从乳头开口开始，逐层向上切开。

◆ 开窗术或"自上而下"针状刀括约肌切开术是一种有用的入路技术。

◆ 如果进行了预切开，放置预防性胰管支架可降低 ERCP 后胰腺炎（PEP）的发生率。

十二指肠括约肌预切开术是指通过切开壶腹的十二指肠部分，以及切开胆总管末端来进入胆管。预切开是常规方法失效后最常用的技术[4]。预切开后通常进行常规括约肌切开术，以完成原来的治疗计划，如取石或放置支架。进行预切开的决定取决于 ERCP 的适应证、内镜医生的经验和乳头的解剖结构。预切开术通常使用针状刀，偶尔也使用短鼻刀。

（一）预切开技术

1. 针 状 刀 括 约 肌 切 开 术（needle-knife sphincterotomy, NKS） 乳头可从乳头开口开始并向上朝 11 点钟方向进行"自下而上"的切开，或者采用"自上而下"的切开，从壶腹上 1/3 和下 2/3 的交界处开始并向下朝乳头方向切开。大多数 ERCP 专家更喜欢"自下而上"的方法。针状刀露出 2~4mm 的切割线。针状刀运动必须精确，以 1～2mm 的纵向增量逐步切开，目的是将乳头逐层切开至胆管。

(1)"自下而上"NKS

将针状刀尖端置于乳头开口上方 11～12 点钟位置，并沿计划切口方向稍稍撑开组织。切口沿乳头长轴的 11～12 点钟方向向上延伸。方向由大旋钮的向上运动和轻微地左旋镜身来控制，或者由抬钳器的向上运动来控制。目的是以可控的、逐步的方式切开乳头隆起部分。应不断检查切开深度，可以通过送气、针状刀盐水冲洗或使用针状刀的钝端来分离切口边缘。切开的长度由乳头的外形和胆总管十二指肠壁内段的长度决定，且必须在距乳头隆起上缘终止。乳头内的胆管壁为黄白色纵向肌肉组织。进一步切开胆管壁并轻轻吸引时，常可见一点淡黄色胆汁流出，尤其是在胆总管末端阻塞的情况下。然后使用导丝通过针状刀或标准括约肌切开刀选择性地胆管插管。胆管插管成功前应避免直接注射对比剂，以避免对比剂外渗引起黏膜下水肿的风险。一旦导丝进入胆道系统，就可以按标准方式进行括约肌切开术。

(2)"自上而下"NKS

针状刀位于乳头隆起上 1/3 和下 2/3 的交界处。切口通常从 11 点钟位置开始，向下延伸至 5 点钟位置，在乳头开口附近终止。切开乳头隆起但不延伸至乳头开口的技术也称为乳头开窗术。切开时保持针状刀对乳头表面施加足够的压力，以拉伸乳头并达到适当的切开深度。十二指肠镜大旋钮向下运动和镜身旋转控制切开的方向和深度。通常通过两到三次切开进入正确的组织层次。这种方法的潜在优势是，由于切口的上缘是预先确定的，因此降低了穿孔风险，并且由于胰管开口保持不变，因此降低了胰腺炎的风险。该技术适用于壶腹结石嵌顿或伴有 CBD 壁内段漏斗状隆起的乳头开口梗阻的病例。

2. 乳头造瘘术 该技术仅用于乳头开口闭塞造成胆总管扩张，在十二指肠壁上形成明显隆起的患者。在 Endocut 模式或混合电流模式下，使用针状刀在 CBD 的十二指肠壁内段做一个小开口，且切开持续时间很短。切开的入口在沿乳头长轴方向乳头开口上方 3～5mm 处（图 9-1）。切开黏膜后常可见胆汁流出，然后用造影管和导丝插管，形成胆总管十二指肠瘘。对于外科手术后解剖结构改变的患者，应避免使用这种技术。

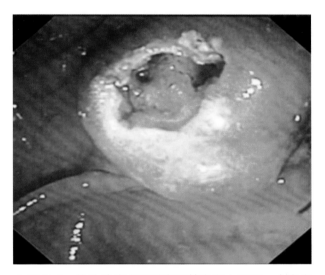

▲ 图 9-1 乳头造瘘术通过在胆管方向上切开一个高出乳头开口 3～5mm 的小切口来获得胆管入口

3. 使用胰管支架 NKS 这是一种在胰管支架置入后进行针状刀预切开的技术，通常在反复意外胰管插管后进行（图 9-2）。胰管支架可保护胰腺开口，降低 PEP 发生率[5]，还可拉直乳头共同通道，便于导丝进入 CBD。胰管开口通常定位在 1 点钟位置，支架可作为标志以帮助定位通常位于 11 点钟位置的胆管开口。

（二）不太常用的预切开技术

1. 短鼻刀乳头切开术 该技术最初是使用专门的短鼻乳头切开刀进行乳头切开的方法。将短鼻乳头切开刀楔入胆总管，在无导丝引导下沿胆管方向切开[6]。

2. 经胰管括约肌预切开术　将标准括约肌切开刀的尖端有意插入胰管（图 9-3）。沿胆管方向

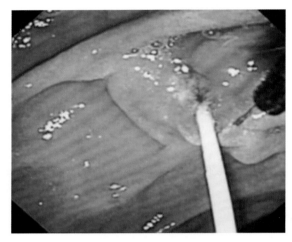

▲ 图 9-2　使用针状刀在胰管支架上进行预切开，再进行胆管插管

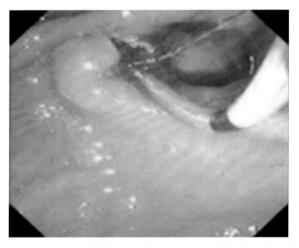

▲ 图 9-3　胰管插管后，括约肌切开刀朝胆管方向切开胰胆管隔膜后再进行胆管插管

切开，切开胰胆管隔膜[7]。如果可行，应放置预防性胰管支架，因为存在显著的 PEP 风险。经胰管括约肌预切开术也有潜在的长期不良后果，如胰管开口狭窄[8]。

3. 经假道预切开术　该术式利用了胆管插管尝试过程中导丝产生的假道，在假道内切开十二指肠乳头壁内段，暴露出胆管开口。

4. 内镜下乳头切除术　当其他方法均失败时，已有报道称在选定的一组患者中，内镜下乳头切除术，是一种获得胆道入路的技术[10]。

（三）预切开并发症

主要并发症包括胰腺炎、穿孔和出血。经常有人争论预切开的并发症是由于预切开本身还是由于之前多次插管尝试失败所致。一项前瞻性、随机、多中心研究显示，与坚持插管尝试然后进行晚期预切相比，早期预切开胰腺炎风险较低[11]。Meta 分析显示，即使在对其他变量进行调整后，不使用胰管支架的常规括约肌预切开术对于 PEP 而言也是一个重大风险[12]。应始终考虑预防性放置胰管支架。

（四）预切开学习曲线

涉及 603 例患者的三项研究[13-15]评估了进行括约肌预切开术的学习曲线（表 9-1）。尽管两项研究未显示达到熟练程度的学习曲线[13, 14]，但在一项研究中，成功率随着时间的推移从 88% 提高到 98%[15]。此外，尽管两项研究的并发症发生率没有差异[14, 15]，但一项研究的并发症发生率随着时间的推移从 28% 降至 7%[13]。

表 9-1　括约肌预切开术学习曲线

作者（参考文献）	数　量	初期成功率	最终成功率	并发症	学习曲线
Akaraviputh[13]	200 例	88%	82%	从 28% 降至 7%	技术方面：无 并发症方面：有
Harewood[15]	253 例	88%	98%	从 12% 升至 14%	技术方面：有 并发症方面：无
Robison[14]	150 例	84%	92%	7%	无（200 例后）

四、憩室内乳头

憩室内乳头的插管具有挑战性。乳头最常见于憩室边缘，但也可位于其内的任何位置。十二指肠镜和括约肌切开刀应与憩室内乳头的轴向相一致，这可能需要借助小旋钮和镜身进行显著的从右向左运动。避免过多地吹入气体，因为这会使憩室扩张，将乳头开口拉远，并增加插管的难度。通常可通过使用括约肌切开刀的尖端将乳头周围组织从憩室"拉出"进入十二指肠腔来暴露乳头。可对括约肌切开刀进行塑形，使其以不同角度从工作通道伸出，或者使用可旋转的括约肌切开刀。辅助乳头插管的其他方法包括在括约肌切开刀旁使用细径（鼻内镜）活检钳，在憩室内黏膜下注射生理盐水改善乳头轴向，或者使用金属夹牵引憩室边缘的黏膜组织暴露乳头（图 9-4）。

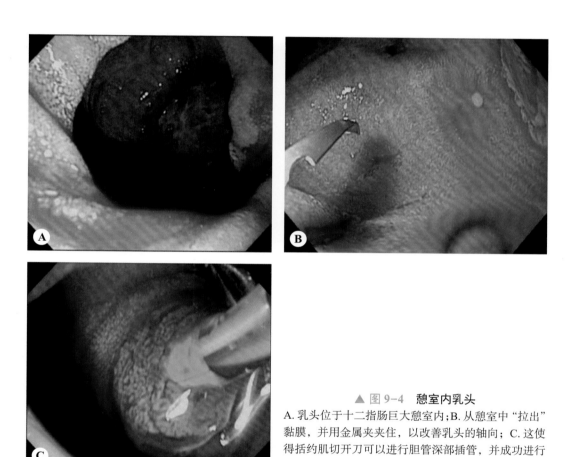

▲ 图 9-4　憩室内乳头
A. 乳头位于十二指肠巨大憩室内；B. 从憩室中"拉出"黏膜，并用金属夹夹住，以改善乳头的轴向；C. 这使得括约肌切开刀可以进行胆管深部插管，并成功进行治疗

五、外科手术后解剖结构改变

要　点

◆ 常见的外科手术解剖结构改变包括 Billroth Ⅱ 式胃切除术、Roux-en-Y 胃空肠吻合术（Roux-en-Y gastrojejunostomy，RYGJ）和 Roux-en-Y 胃旁路术（Roux-en-Y gastric bypass，RYGB）。

◆ 挑战在于到达乳头和随后的胆管插管。

◆ 由于逆行入路，大乳头的方向旋转了 180°。

◆ 在 Billroth Ⅱ 式胃切除术后患者，可使用前视镜或十二指肠镜到达乳头。在 RYGJ 或胆肠吻合术后患者，可使用小儿结肠镜或球囊辅助小肠镜。

◆ 在具有长 Roux 襻和输入襻且胃窦 – 十二指肠路径完整的 RYGB 术后患者，可选择腹腔镜辅助 ERCP 或经胃造瘘口 ERCP。

外科手术后解剖结构改变的患者对 ERCP 内镜下到达乳头和进行胆管插管提出了挑战。到达乳头后，插管成功率接近解剖结构正常的患者[16]。随着消化性溃疡药物治疗有效性的提高，Billroth Ⅱ 式胃切除术变得越来越不常见。相比之下，Roux-en-Y 胃空肠吻合术作为一种减重手术技术，使用得越来越多，因而变得越来越常见[17]。对于外科手术后解剖结构改变的患者，行 ERCP 时出现的主要并发症之一是消化道穿孔，这通常发生在内镜插入过程中，手术吻合口或肠腔角度过大处。

（一）找到乳头

1. Billroth Ⅱ 式术后　由于输入襻相对较短，在大多数情况下可使用十二指肠镜或前视镜到达乳头。输入襻通常位于胃小弯侧，而输出襻位于胃大弯侧。如果内镜在胃内成襻，则可采用腹部加压、仰卧位或在内镜工作通道中放置圈套器增加内镜硬度的方法来辅助进镜。如果最初使用十二指肠镜无法到达乳头，则可先用前视镜观察，通过活检或在输入襻中放置导丝的方法标记正确的输入襻，随后再用十二指肠镜进镜。一旦到达乳头，十二指肠镜在放射线透视下呈"曲棍球棒"形（图 9–5）。

2. Roux-en-Y 吻合术后　虽然十二指肠镜有利于胆管插管，但对于 Roux-en-Y 吻合术后患者，通常首选小儿结肠镜、肠镜或球囊辅助小肠镜。在接受 RYGJ 或 Roux-en-Y 胆肠吻合术（Roux-en-Y hepaticojejunostomy, RYHJ）解剖的患者中，十二指肠镜通常缺乏经 Roux 襻到达乳头或胆肠吻合口所需的长度和可操作性。在采用 Roux-

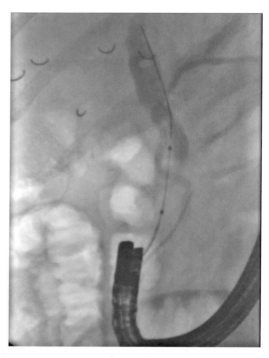

▲ 图 9–5　Billroth Ⅱ 式术后患者的 ERCP 透视，十二指肠镜在透视下呈"曲棍球棒"形。初次胰管插管后放置了胰管支架，胆管插管和针状刀括约肌切开后，行乳头球囊扩张

en-Y 方式重建的胃肠吻合术的患者中，在 Roux 吻合口处，Roux 襻通常是进镜角度较大的肠腔。通过此处肠腔需要轻柔地旋转镜身和控制镜身的进退，并充分使用大小旋钮，因为这通常是进镜过程中最具挑战性的地方，也是最容易穿孔的地方。在放射线透视下，随着镜身沿 Roux 襻向乳头推进，镜身从左腹部或中线处向右上象限移动（图 9–6）。透视观察时镜身向远离右上象限方向的移动表明可能未进入 Roux 襻。

（二）乳头插管

因为是逆向接近乳头，大乳头位于小乳头

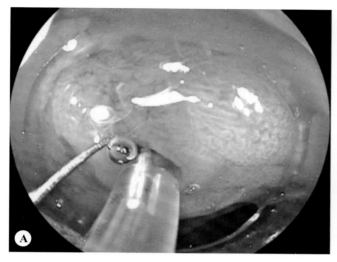
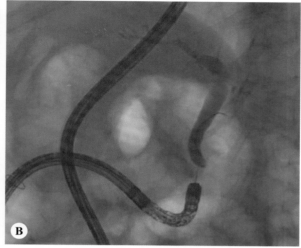

▲ 图 9-6 **Roux-en-Y 术后患者的 ERCP 透视，透视下双球囊小肠镜呈环状（B），胆管插管成功后进行了胆管取石（A）**

更近侧和右侧的位置。胆管和胰管的方向相反，胰管和胆管开口通常分别位于 7 点钟和 5 点钟位置。

使用前视镜进行胆管插管具有挑战性，成功率仅为 70%～80%[16]。如果使用小儿结肠镜或小肠镜，则需要长附件。选择性胆管插管可通过使用直头造影管、导丝引导的 Billroth Ⅱ式乳头切开刀（切割丝向下方凸起）或与导丝配合使用的可旋转乳头切开刀实现[18]。如果需要进行括约肌切开术，通常使用针状刀在胆管或胰管支架上进行。可以使用针状刀进行预切开，然而这是非常有挑战性的，因为解剖结构的改变使内镜头端的控制变得困难，前视镜缺乏抬钳器，以及乳头朝向发生改变。一种越来越流行的方法是使用针状刀进行乳头小切开，然后进行乳头球囊扩张术。这在技术上比括约肌切开术更容易，且并发症发生率相似[19]。

RYGB 重建患者与 RYGJ 和 RYHJ 重建患者在 ERCP 操作中有两个主要的不同。首先，Roux 空肠－空肠吻合口通常与胃的距离更远，导致 Roux 襻和胆胰襻更长，这两者都增加了到达乳头的难度。在使用球囊辅助小肠镜时，与 RYGJ 或 RYHJ 相比，RYGB 解剖是否与较低的乳头

到达率相关，目前仍有争议。其次，完整的胃－十二指肠解剖使经胃内镜入路在 RYGB 患者中成为可能。因此，可先在胃腔上进行胃造瘘，并在造瘘口成熟 3～4 周后进行胃造瘘口的扩张和内镜的插入。

最近，EUS 介入技术已成功用于建立 RYGB 解剖患者的内镜入路。在超声内镜引导下，用附有热凝功能的推送器（cautery-enhanced delivery system）从胃贮袋中穿刺入隔离胃内，并置入一个 15mm 或 20mm 的双蘑菇头金属支架（lumen-apposing metal stent，LAMS）。然后通过支架内腔小心插入十二指肠镜，到达十二指肠乳头，并进行后续治疗（图 9-7）。一旦治疗完成，就可以拔除双蘑菇头金属支架，并且随着时间的推移，瘘口会趋于闭合。此外还可采用腹腔镜辅助 ERCP，包括腹腔镜下胃造瘘口的建立和术中经胃造瘘口插入十二指肠镜。后一种方法的成功率较高（90%～100%）[12]。如果预计会进行重复干预，可在 ERCP 后放置胃造瘘管。使用该技术时，曾有发生重大并发症（高达 15%）的报道，包括胃造瘘口的穿孔、渗漏和伤口感染。对解剖结构改变的患者进行 ERCP 也被归类为最复杂的操作[20]。

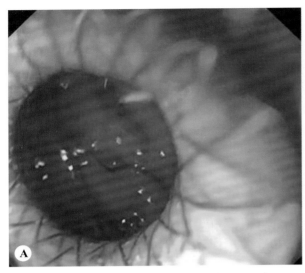
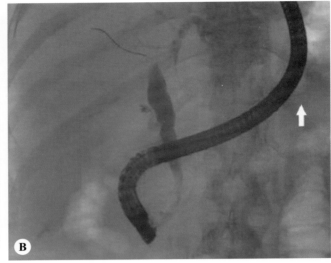

▲ 图 9-7 **A.** 通过残胃放置一个双蘑菇头金属支架；**B.** 十二指肠镜通过支架内腔（箭）到达十二指肠乳头，以进行胆道干预

六、联合技术

要　点

- 当 ERCP 失败时，可在经皮穿刺肝胆道成像（PTC）或 EUS 指导下进行联合手术。
- 如果需要，可将 PTC 转换为经皮胆管引流。
- EUS 引导下的胆道入路可通过经胃或经十二指肠途径进行。
- 如果导丝未能穿过乳头，可进行 EUS 引导跨壁引流。
- PTC 和 EUS 引导下的引流程序均与显著并发症相关。

即使在专家手中，ERCP 中也有一小部分患者胆管插管失败。在这种情况下，可采用"联合"或"会师"技术，将导丝顺行穿过乳头进入十二指肠。然后更换十二指肠镜，并使用伸出的导丝逆行插管进入胆总管。联合技术的一个重要前提是胆管系统扩张。

（一）经皮入路

传统上，经皮穿刺是在经腹超声和放射线透视引导下进入左侧或右侧肝内胆管系统。抽吸胆汁后，进行胆管造影，为导丝通过提供路线图。然后，导丝通过 PTC 针并穿过乳头，以备后续 ERCP 检查。目前的标准流程是放置一根内外引流管，几天后进行治疗性 ERCP。在 ERCP 中，导丝穿过 PTC 置入的内外引流管进入十二指肠腔。导丝尖端用圈套器或活检钳捕获，从十二指肠镜工作通道中轻轻拉出导丝，与此同时从经皮部位同步送入导丝。之后撤出 PTC 引流管，将导丝留在胆道系统中，进行后续 ERCP 治疗。PTC 最常见的并发症为败血症、胆汁渗漏和出血。在 ERCP 仍无法到达乳头的情况下，可通过经皮途径进行金属支架置入或胆管结石取石等治疗性干预。如果需要临时引流，扩张经皮窦道后，可经导丝放置猪尾引流管〔经皮经肝胆管引流（percutaneous transhepatic biliary drainage，

PTBD）]。在极少数情况下，可在使用先前手术放置的 T 管或胆囊切除术中经胆囊管进行联合手术，以利于后续的胆道 ERCP。

（二）EUS 引导入路

EUS 越来越多地被用作经皮技术的替代方法，建立胆道入路进行联合手术[21]。EUS 引导胆道入路的主要优势在于胆道穿刺和 ERCP 可在同一疗程中进行（图 9-8）。如果导丝未能穿过乳头或内镜无法到达乳头，也可使用 EUS 进行顺行引流（图 9-9）。EUS 通常为胆道入路提供不止

一种选择，如通过左肝内胆管或远端 CBD。

无论进入点是肝外还是肝内，有三种建立胆管引流的方法。当内镜可到达主乳头时，首选的引流方式是使用会师技术。当内镜无法到达主乳头时，可进行顺行支架置入术或透壁引流（肝胃吻合术或胆总管十二指肠吻合术）。

（三）EUS 引导的技术流程

在患者仰卧位或俯卧位（非侧卧位）的情况下进行 EUS 引导下胆管引流，以充分解读胆管造影。强制使用二氧化碳代替空气进行送气，因

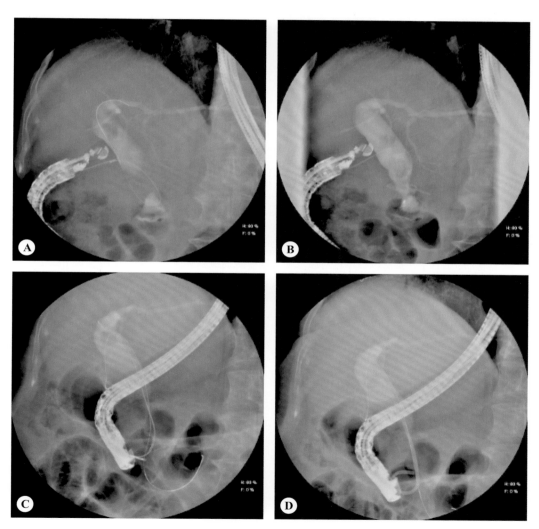

▲ 图 9-8　超声内镜（EUS）引导的会师技术

A. 超声引导下使用 19G 穿刺针穿刺肝外胆管系统，获得胆管造影图并置入导丝；B. 操纵导丝穿过乳头并进入十二指肠；C. 然后将超声内镜更换为十二指肠镜，并使用活检钳或圈套器将壶腹处的导丝拉过工作通道；D. 然后再进行标准的 ERCP 治疗

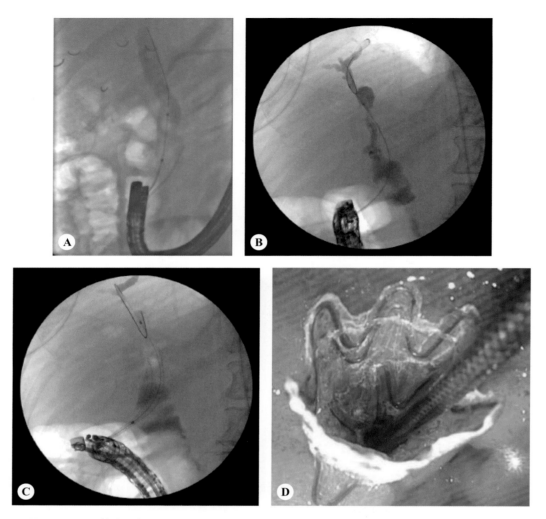

▲ 图 9-9　胆总管十二指肠吻合术：对胆总管远端梗阻的胰腺肿瘤患者进行了胆总管十二指肠吻合术

A. 19G 穿刺针经十二指肠穿刺入胆总管；B. 获得胆管造影图；C. 扩张透壁道后，置入全覆膜自膨式金属支架进行胆管引流；D. 位于十二指肠的全覆膜金属支架的内镜图像

为在胆管穿刺或胆道扩张期间可能发生穿孔。充分和长时间的镇静，以及耐心、专业的内镜医生和辅助人员是取得技术成功的必要条件。EUS 引导下胆管引流是一个多步骤的过程：导丝穿过胆管远端狭窄处并经乳头穿出，需要将超声内镜更换为十二指肠镜，回收导丝，随后逆行胆管插管，最后进行治疗性干预。只有在 EUS 和 ERCP 方面均具有相关技能的内镜医生才能进行 EUS 引导下的胆道会合或引流手术。EUS 引导下胆管引流不应用于补偿 ERCP 技能的缺乏。

胆管通常通过近端胃（经肝胃途径）或十二指肠第一部分（经十二指肠胆总管途径）进行穿刺。操纵导丝顺行通过乳头，以便随后进行 ERCP 会师。用于 EUS 引导下胆管穿刺的附件可以是有烧灼功能的囊肿切开刀（6～10Fr），其具有圆形切割尖端和稳定的鞘管，或者是更常用的 19G FNA 穿刺针。使用多普勒血流信号来避免穿刺路径上的血管。穿刺胆管后，抽吸胆汁以确认位置，并通过穿刺针注射对比剂以获得充分的胆道"路线图"。0.035 英寸导丝可以通过 19G 穿刺针，但若使用22G穿刺针穿刺胆管，则只能通过0.018英寸导丝。

1.经十二指肠引流 超声内镜在长镜身状态下穿刺CBD，穿刺针朝向肝门方向，因此导丝也优先朝向肝门方向。在EUS引导胆管引流中，最具挑战性的操作之一是在硬针内操控导丝使其通过乳头。针的尖锐斜面边缘确实存在"剪切"导丝涂层的风险。为了避免导丝脱鞘，已经开发了带有锋利针芯和平头针尖的新型的19G穿刺针。使用亲水性的弯头导丝（有时使用长度较短的导丝）有助于更准确地传递扭矩到导丝尖端以通过胆管内的弯曲和狭窄段。如果该操作失败，可使用扩张探条或细口径囊肿切开刀（6Fr）以最小程度扩张跨壁窦道。利用胆管内的这些附件操控导丝可使得进一步的操作相对容易。

2.经肝引流 在胃内相对直的位置用超声内镜穿刺肝左叶的肝内胆管。然而，与经十二指肠引流相比，导丝必须穿过更长、更曲折的肝内和肝外胆管才能到达乳头。肝门和近端胆管狭窄尤其难以通过，但通常可通过扩张穿刺部位实现，方法是将EUS穿刺针在导丝上置换为扩张探条、针状刀或囊肿切开刀。最终目的是将胆汁通过乳头生理性地排入十二指肠，因此，必须尽一切努力使导丝通过乳头。作为注意事项，如果未完成经肝引流，患者极有可能发生腹膜胆汁渗漏。此外，扩张的肝内胆管可在初次穿刺时迅速塌陷，随后的对比剂或胆汁外渗可影响超声图像，使重复穿刺变得困难。如果导丝无法穿过乳头或胆管狭窄段，应采用全覆膜自膨式金属支架（fully covered self-expanding metal stent, fcSEMS）胆道支架进行跨壁引流。

与EUS引导下的透壁引流相比，首选EUS会师技术，因为该方法可形成生理性的胆汁引流，避免了可能需要反复扩张的永久性胆肠造瘘口。谨慎的做法是，在获得满意的导丝定位之前，不要轻易扩张跨壁窦道。

手术相关并发症包括胆漏、腹膜炎、胆囊炎、胆管炎、胰腺炎、发热、肝撕裂伤、肝包膜下血肿、腹腔内支架移位和导丝断裂后残留。采用二氧化碳注气和较大的覆膜金属支架封闭医源性胆漏，防止胆汁渗漏，可避免其中一些并发症[22]。最近的随机试验结果表明，在恶性梗阻性黄疸患者中，EUS引导下胆管引流效果与ERCP相当[23]。

（四）如何减少EUS引导下胆管引流患者的不良事件

1.除非将导丝以所需角度放置在目标管腔中，否则不应建立跨壁窦道。避免对窦道进行积极的球囊扩张。

2.必须优先借助分级扩张探条或小口径扩张球囊建立跨壁窦道。如果可能，尽量减少使用电切方式扩张跨壁窦道。

3.避免内镜下观察穿刺过程的诱惑：穿刺必须在EUS引导下并在放射线透视的帮助下进行，以确保针状刀或囊肿切开术不会"卡"入黏膜组织，并在进入胆管时与导丝轴向一致。

4.使用全覆膜金属支架或双蘑菇头金属支架进行胆总管十二指肠吻合术或肝胃吻合术，而不是使用未覆膜的金属支架或塑料支架，以尽量减少胆漏和穿孔的机会。虽然全覆膜金属支架堵塞胆囊管引起胆囊炎的风险很小，但却是真实存在的，同时存在支架移位的风险。

七、EUS引导下胰管通路

类似技术可用于EUS引导下经胃穿刺进入胰管。然后可将导丝通过乳头置入十二指肠，除非存在胰管的完全梗阻。这种方法的适应证很少，可能有胰漏和胰腺炎的风险。

八、结论

在大多数情况下，经验丰富的内镜医生可使用标准方法实现插管。当标准方法失败时，可能需要采取针状刀预切开和会师技术等补救措施。因为这些技术有很大的风险，所以很明显，只有必须如此的时候才使用它们。最具挑战性的手术是针对外科手术解剖结构改变的患者，在这种情况下，可能需要结合多种技术或资源来实现成功的治疗。当标准插管技术失败时，需要做好充分准备并制订应急计划。充分培训和提供必要的多学科资源对于确保高级治疗措施的成功至关重要。

参考文献

[1] Cote GA, Mullady DK, Azar RR, et al. Use of a pancreatic duct stent or guidewire facilitates bile duct access with low rates of precut sphincterotomy: a randomized clinical trial. *Dig Dis Sci* 2012;57(12):3271-3278.

[2] Glomsaker T, Hoff G, Soreide JA, et al. Patterns and predictive factors after endoscopic retrograde cholangiopancreatography. *Br J Surg* 2013;100(3):373-380.

[3] Freeman ML, Nelson DB, Pheley AM, et al. Complications of endoscopic biliary sphincterotomy. *N Eng J Med* 1996; 335(13): 909-918.

[4] Palm J, Saarela A, Mäkelä J. Safety of Erlangen precut papillotomy: an analysis of 1044 consecutive ERCP examinations in a single institution. *J Clin Gastroenterol* 2007; 41:528-533.

[5] Tarnasky PR, Palesch YY, Cunningham JT, et al. Pancreatic stenting prevents pancreatitis after biliary sphincterotomy in patients with sphincter of Oddi dysfunction. *Gastroenterology* 1998; 115:1518-1524.

[6] Binmoeller KF, Seifert H, Gerke H, et al. Papillary roof incision using the Erlangen-type pre-cut papillotome to achieve selective bile duct cannulation. *Gastrointest Endosc* 1996; 44:689-695.

[7] Catalano MF, Linder JD, Geenen JE. Endoscopic transpancreatic papillary septotomy for inaccessible obstructed bile ducts: comparison with standard pre-cut papillotomy. *Gastrointest Endosc* 2004; 60(4):557-561.

[8] Katsinelos P, Gkagkalis S, Chatzimavroudis G, et al. Comparison of three types of precut technique to achieve common bile duct cannulation: a retrospective analysis of 274 cases. *Dig Dis Sci* 2012;57:3286-3292.

[9] Misra SP, Dwivedi M. Intramural incision technique: a useful and safe procedure for obtaining ductal access during ERCP. *Gastrointest Endosc* 2008;67:629-633.

[10] Farrell RJ, Khan MI, Noonan N, et al. Endoscopic papillectomy: a novel approach to difficult cannulation. *Gut* 1996; 39:36-38.

[11] Manes G, Di Giorgio P, Porro GB, et al. An analysis of the factors associated with the development of complications in patients undergoing precut sphincterotomy: a prospective, controlled, randomized, multicenter study. *Am J Gastroenterol* 2009; 104(10):2412-2417.

[12] Singh P, Das A, Isenberg G et al. Does prophylactic pancreatic stent placement reduce the risk of post-ERCP acute pancreatitis? A meta-analysis of controlled trials. *Gastrointest Endosc* 2004;60:544-550.

[13] Akaraviputh T, Lohsiriwat V, Swangsri J, et al. The learning curve for safety and success of precut sphincterotomy for therapeutic ERCP: a single endoscopist's experience. *Endoscopy* 2008;40(6):513-516.

[14] Robison LS, Varadarajulu S, Wilcox CM. Safety and success of precut biliary sphincterotomy: Is it linked to experience or expertise? *World J Gastroenterol* 2007;13:2183-2186.

[15] Harewood GC, Baron TH. An assessment of the learning curve for precut biliary sphincterotomy. *Am J Gastroenterol* 2002; 97:1708-1712.

[16] Lin LF, Siauw CP, Ho KS, et al. ERCP in post-Billroth II gastrectomy patients: emphasis on technique. *Am J Gastroenterol* 1999; 94:144-148.

[17] Lopes TL, Clements RH, Wilcox CM. Laparoscopy-assisted ERCP: experience of a high-volume bariatric surgery center (with video). *Gastrointest Endosc* 2009; 70: 1254-1259.

[18] Kim GH, Kang DH, Song CS, et al. Endoscopic removal or bile-duct stones by using a rotatable papillotome and a large-balloon dilator in patients with a Billroth II gastrectomy (with video). *Gastrointest Endosc* 2008; 67(7): 1134-1138.

[19] Maydeo A, Bhandari S. Balloon sphincteroplasty for removing difficult bile duct stones. *Endoscopy* 2007;39:958-961.

[20] ASGE Committee on Training. ERCP core curriculum. *Gastrointest Endosc* 2006;63:361-376.

[21] Dhir V, Bhandari S, Maydeo A, et al. Comparison or EUS-guided rendezvous and precut papillotomy techniques for biliary access (with videos). *Gastrointest Endosc* 2012;75 (2):354-359.

[22] Khashab MA, Valeshabad AK, Modayil R, et al. EUS-guided biliary drainage by using a standardized approach for malignant biliary obstruction: rendezvous versus direct transluminal techniques (with videos). *Gastrointest Endosc* 2013; 78:734-741.

[23] Bang JY, Navaneethan U, Hasan M, et al. Stent placement by EUS or ERCP for primary biliary decompression in pancreatic cancer: a randomized trial (with videos). *Gastrointest Endosc* 2018;88: 9-17.

胆胰管腔内治疗
Intraductal Therapies

Zaheer Nabi　D. Nageshwar Reddy　著

第 10 章

要　点

- 胰胆管镜检查可使胰胆管系统可视化，用于诊断和治疗应用。
- 有三种不同的胰胆管镜检查系统，即使用超细内镜直接检查和通过治疗性十二指肠镜插入胆道镜的间接系统（子母镜系统或单人操作系统）。
- 由于内镜在胃中成襻以及胆管相对于十二指肠成角度，使用超细内镜直接插管可能比较困难。由于新上市的数字胆道镜使用方便且图像质量更好，因此常作为首选。
- 胆道镜的主要诊断应用包括评估不确定的胆管狭窄和充盈缺损。
- 胰胆管镜的主要治疗用途是使用激光或液电碎石术治疗困难的胰胆管结石。
- 对胆管癌患者的其他管腔内治疗包括射频消融和光动力治疗。
- 大多数诊断性或治疗性胰胆管镜检查程序需要事先进行乳头括约肌切开术，以便于插管。应使用围术期抗生素以预防感染性并发症。
- 直接胆道镜检查应在使用二氧化碳的最小送气量下进行，以防止空气栓塞。

在过去的几十年里，胰胆管的成像技术有了长足的进步。随着磁共振胰胆管成像（MRCP）和超声内镜检查（EUS）等无创技术的出现，ERCP 逐渐从一种诊断工具发展为一种治疗方式。然而，对一些胰胆管疾病患者，在广泛评估后作出明确诊断仍然是一项非常大的挑战。这可能是由于这些疾病的固有特征所致，比如胆管狭窄、胆管占位或胰胆管腔内充盈缺损，对于这些疾病，常规诊断方法可能无法得出结论性结果。此外，对于 MRCP 和 EUS 等传统成像方式，无法实现对胰胆管系统内部的直视下观察。

近年来，技术和工艺的进步提高了内镜医生对胰胆管内系统的诊断和治疗能力。现在，随着经口胰胆管镜检查（per-oral cholangiopancreatoscopy，POCPS）的出现，胰管和胆管实现了从内部可视化。此外，大的胆管和胰管结石可在直视下碎石。腔内治疗的其他进展包括恶性胆管狭窄的光动力治疗（photodynamic therapy，PDT）、射频消融（radiofrequency ablation，RFA）和近距离放射治疗。

在本章中，我们将讨论各种胰胆管疾病的腔内成像和治疗进展（表 10-1）。

表 10-1　内镜引导下导管内诊断和治疗程序

诊　断	治　疗
• 胰胆管镜系统 　－直接胰胆管镜检查 　－间接胰胆管镜检查 • 双人操作（子母镜系统） • 单人操作（SpyGlass 系统）	• 胆道镜下导管内碎石术 • 激光碎石术 • 液电碎石术
• 高级腔内成像模式 　－窄带成像 　－共焦激光内镜 　－光学相干断层扫描	选择性导丝插管
不确定性胆管狭窄	移位支架的移除
无法解释的充盈缺损	• 胆道消融治疗 • 光动力治疗 • 射频消融
• 恶性胆管狭窄的病变范围 • 直视下靶向活检	近距离放射治疗

一、设备和技术

经口胆道镜检查（per-oral cholangioscopy，POCS）和经口胰管镜检查（per-oral pancreatoscopy，POPS）可使用三种不同的系统进行：单人操作直接经口胰胆管镜检查（direct POCPS, D-POCPS）；双人操作、使用子母镜系统的间接 POCPS 和使用 SpyGlass 系统的单人操作的间接 POCPS（图 10-1 和表 10-2）。

（一）直接经口胆道镜检查（D-POCS）

D-POCS 使用超细前视内镜（直径 5～5.9mm，工作通道 2.0mm）直接对乳头插管。使用 D-POCS 可采用多种技术对胆管插管。可以采用徒手技术的方法，将内镜插入十二指肠降段，进行 J 形反转操作。然后，内镜先端部向上偏转，

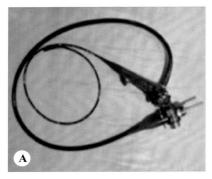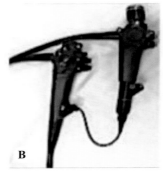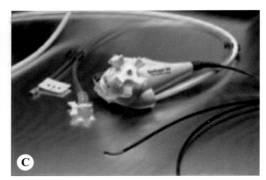

▲ 图 10-1　不同的胆道镜系统

A. 用于直接经口胆道镜检查的超细内镜；B. 双人操作、子母镜胆道镜系统；C. 单人操作间接胆道镜系统（SpyScope）

表 10-2　经口胆道镜系统[1]

	公　司	型　号	直径（mm）	工作通道	角　度	视野或特性
子母胆道镜	Pentax	FCP-9P	3.1	1.2	90/90	90
	Olympus	CHF-BP30	3.1	1.2	160/130	90
	Boston Scientific	SpyGlass 模拟探针（重复使用）		1.2	240（四象限）	120
用于直接经口胆道检查的超细内镜	Olympus	GIF-XP190N	5.8	2.2	210/90（上／下），100/100（左／右）	NBI
		GIF-XP180N	5.5	2	210/90（上／下），100/100（左／右）	NBI
		GIF-180N	4.9	2	210/120（上／下），	NBI

（续表）

	公 司	型 号	直径（mm）	工作通道	角 度	视野或特性
用于直接经口胆道镜检查的超细内镜	Pentax	PEF-V	5.3	2	180/130（上 / 下），—	N/A
	Fujinon	EG-530N	5.9	2	210/90（上 / 下），100/100（左 / 右）	FICE
		EG-530NP	4.9	2	210/120（上 / 下），—	FICE
		EG 1690K	5.1	2	210/90（上 / 下），120/120（左 / 右）	iSCAN

通过预先切开的乳头进入胆管。这种技术的主要缺点是，由于胃中过度成襻导致的镜身不稳，以及由于十二指肠降段和胆管的急剧成角导致的乳头插管困难。为了克服这一困难并提高插管成功率，可以使用下面几种技术。使用外套管有助于避免胃内的成襻。另外，超细内镜可通过 ERCP 预先放置在胆管中的导丝进行导轨式操作。或者，通过导丝将球囊导管推进至胆管深处。球囊充气，并施加牵引力以帮助内镜进入胆管（图 10-2）。

D-POCPS 的最新进展包括具有双弯曲能力的新型胆道镜和便于胆管插管的新型附件，包括混合球囊导管锚定装置、改良的引导球囊导管和可重复使用的 Katz 引导探针。最新的第三代胆道镜原型机（CHF-Y0010, Olympus, Tokyo, Japan）的远端尖端较细（4.9mm），有两个弯曲部分。近端弯曲部分可在单个平面内（上下）弯曲 90°，远端弯曲部分可弯曲 200°（第二代原型机中为 160°）。它有两个工作通道（2.2mm 和 1mm），分

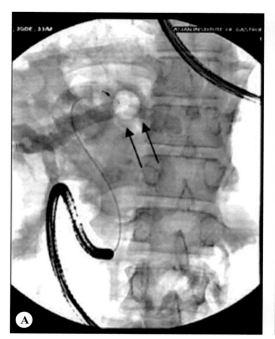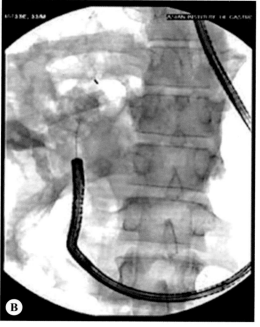

▲ 图 10-2　使用球囊辅助的超细内镜进行直接经口胆道镜检查
A. 球囊导管插入胆管内（箭指向膨胀的球囊）；B. 内镜胆管插管成功

别用于吸引、送气和注水[2]。

D-POCPS 的优势在于出色的图像质量、单人操作的要求以及 2mm 的工作通道（可允许多种治疗附件通过）。然而，主要的困难是如何使用超细内镜实现直接插管。成功插管和维持内镜的稳定性可能需要不同附件的帮助（如前所述），这增加了手术的时间和成本。由于这些内镜的直径较大，可能无法插入肝内胆管和通过胆管狭窄段。此外，由于锚定球囊过度膨胀引起的胆管穿孔和气体栓塞是潜在的并发症。因此，应使用最低限度的二氧化碳进入送气，而不能使用空气。同时建议行充分的乳头括约肌切开以降低胆道内压力。

（二）间接 POCPS：子母镜 POCPS

间接 POCPS 可以通过单人操作或双人操作系统进行。表 10-2 总结了当前可用的 POCPS 方法。在双人操作系统，也称为"子母镜"胆道镜检查过程中，胆道镜通过十二指肠镜的工作通道，然后经乳头插管，以观察胆管或胰管内结构。胆道镜（儿镜）和十二指肠镜（母镜）需两名操作人员分别操作。双人操作胆道镜检查的缺点是成本高、仪器易损坏、先端部只能上下弯曲、没有单独的冲洗通道以及需要两名操作者。

此外，还需要两个处理器以及光源、视频监视器、一个荧光透视单元和一个冲洗泵。因此，该系统已经很少使用[3]。

（三）间接 POCPS：SpyGlass 直接可视化系统

SpyGlass™ 系统是 POCPS 领域的最新产品（图 10-3）。

SpyScope 导管有四个孔道（一个 1.2mm 的工作通道和两个独立的冲洗通道），直径为 10Fr。该导管有一个带两个旋钮的手柄，用于控制导管的四象限转动。它可以连接到十二指肠镜的手柄上，供单个操作者使用。该系统的主要优点是先端部可四象限弯曲、具有独立的冲洗通道、且无须两名操作人员进行操作。SpyGlass™ 系统的可操作性很高，可进行胆管的四象限活检。最近，SpyGlass DS™ 直接可视化系统（Microvasive Endoscopy, Boston Scientific, Natick, MA）已问世。数字化操作系统（DS 和 DSⅡ）可完全一次性使用，与以前的光纤版本相比，能够更好地显示胰胆管树。第三代 SpyGlass DSⅡ 导管是最新的版本（2018 年），分辨率是前一版本（SpyGlass DS，2015 年）的 2.5 倍。目前有三种辅助附件可用，包括 SpyBite 活检钳、SpyGlass

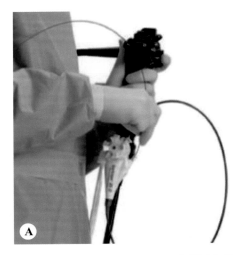
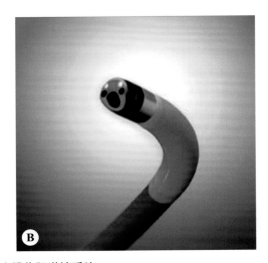

▲ 图 10-3　单人操作胆道镜系统
A. 附在治疗性十二指肠镜上的 SpyScope；B. SpyScope 的先端部，显示两个冲洗通道和一个工作通道

网篮（直径 15mm）和圈套器（直径 9mm），可用于进行靶向活检，移除小结石碎片或移除移位的支架。

二、胆道镜和胰管镜在胰胆管疾病中的应用

（一）诊断应用：胆道

POCPS 的主要诊断用途是对不确定性胆管狭窄或充盈缺损进行内镜评估。现代胆道镜配有窄带成像技术（narrow-band imaging，NBI），可进一步增强其诊断能力。POCPS 可指导在手术切除前描绘胆管或胰管恶性肿瘤的纵向范围，并评估壶腹腺瘤的胆胰管内进展。

（二）性质不明的胆管狭窄和充盈缺损

性质不明的胆管狭窄是指通过影像学和 ERCP 刷检细胞学等常规取样技术无法区分为良性或恶性的胆管狭窄。ERCP 刷检细胞学诊断率低（18%～60%），可能是由于这些肿瘤中的间质反应和肿瘤细胞密度低。胆道镜检查通过胆管的内镜直接可视化和靶向活检，提高了性质不明的胆管狭窄患者的诊断率。与恶性肿瘤相关的胆道镜特征包括扩张迂曲的肿瘤血管、胆管内结节或肿块、浸润性或溃疡性狭窄以及乳头状或绒毛状黏膜隆起（图 10-4）。提示良性病变的特征包括无新血管形成的光滑黏膜或无肿块的均匀颗粒状黏膜。总体而言，单纯内镜图像在恶性狭窄诊断中的准确率为 85%～90%[4]。胆道镜引导下活检对胆道恶性肿瘤的诊断具有良好的敏感性（72%）和极好的特异性（99%）[5]。

（三）腔内增强成像技术

腔内的增强成像技术包括 NBI 胆道镜检查、胆管色素内镜检查、自体荧光成像（autofluoroscence imaging，AFI）、探头式激光共聚焦显微内镜检查（probe-based confocal laser endomicroscopy，pCLE）和光学相干断层扫描（optical coherence tomography，OCT）。

与常规白光胆道镜检查相比，NBI 胆道镜检查可突出显示血管和表面结构。同样，使用亚甲蓝等染料进行色素胆道镜检查可增强胆管黏膜的特征。色素的均匀分布是良性上皮的特征，而不均匀分布或无分布则提示异型增生或恶性肿瘤。

pCLE 是诊断不确定性胆管狭窄的另一种有前景的方法。激光共聚焦显微内镜（CLE）可将上皮和上皮下组织放大 1000 倍。因此，可以进行实时显微镜检查。使用专门设计的探头（CholangioFlex 探头，Maunakea Tech，Paris，France）进行腔内 CLE 检查。该探头的外径为 0.94mm，可通过十二指肠镜或胆道镜的工作通道。探头具有不透射线尖端，可在胆道镜或放

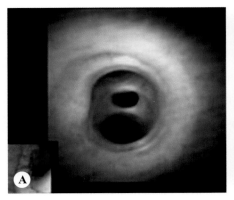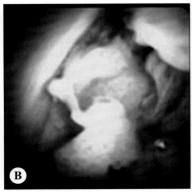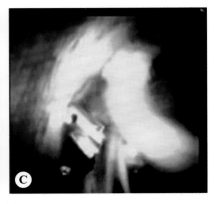

▲ 图 10-4 不确定性胆管充盈缺损病例的胆道镜检查
A. 外观正常的胆管上皮；B. 胆管腔内结节状隆起；C. 在直接可视化下对病变进行靶向活检

射线引导下定位。提示恶性肿瘤的特征（迈阿密分类，2012年）包括厚白色条带（＞20μm）、厚暗条带（＞40μm）、暗色的团块或上皮样结构。然而，由于胆道炎性病变病例导致的假阳性，特异性较低（33%）。随后，Paris 分类提出了四项针对良性炎性疾病的描述性标准，包括血管充血、黑色颗粒样模式、间质增加和增厚的网格状结构。

其他腔内增强成像方式如 AFI 和 OCT 已被证明比 ERCP 更能提高对性质不明胆管狭窄的诊断准确性[3]。然而，目前仍缺乏足够的证据，并且这些设备并未广泛使用。

三、诊断应用：胰腺

胰管镜检查可用于胰腺导管内乳头状黏液性肿瘤（intraductal papillary mucinous neoplasm，IPMN）的显像和组织学评估，胰管狭窄或充盈缺损的评估，以及在手术切除前确定肿瘤的范围。用于胰管镜检查的设备和附件与用于胆道镜检查的设备和附件基本相同。

单独使用 ERCP 可能难以区分胰管良性和恶性狭窄。在这些病例中，胰管镜检查时，胰管狭窄的内镜下图像是区分恶性和良性病变的有价值的辅助手段。胰腺癌的胰管镜检查可发现粗颗粒黏膜、红斑、黏膜脆性、肿瘤性血管、乳头状隆起、结节状突起和具有不规则边缘的浸润性狭窄[6]。此外，胰管镜检查可用于在直视下进行活检并获取胰液以进行细胞病理学评估，尤其是在 IPMN 病例中。

在疑似 IPMN 的病例中，胰管镜检查有双重用途。首先，它有助于区分 IPMN 与胰管扩张的慢性胰腺炎。胰管镜下提示良性 IPMN 的特征包括颗粒状黏膜、无血管图像的鱼卵状突起。有血管图像的鱼卵样突起、绒毛状隆起和不规则隆起提示恶性 IPMN。其次，可以确定 IPMN 胰管受累范围，这有助于确定手术切缘。

四、腔内治疗应用

（一）胆道镜引导下的治疗

胆道镜的主要治疗适应证是通过体内碎石术治疗困难的胆管结石。POCPS 的其他适应证包括导丝超选、不明原因胆道出血的诊断、指导腔内胆管消融治疗、肝移植术后狭窄的处理以及移位支架的取出。

（二）胆管结石的体内碎石术

体内碎石可采用胆道镜引导下的液电碎石术（electrohydraulic lithotripsy，EHL）或激光碎石术。在常规方法（包括 ERCP 联合球囊扩张和机械碎石术）无法清除胆管结石的情况下，其可能尤其有用[7]。典型的例子包括嵌顿性结石、非常大的结石（≥25mm）和胆管狭窄上方的结石。胆道镜检查可直接观察结石，并引导 EHL 探头或激光光纤定位到结石表面。这些方法在胆道镜引导下清除 CBD 结石的成功率，EHL 为77%～100%，激光碎石为85%～100%[8]。激光碎石术已被证明优于传统 ERCP 技术（如机械碎石术和大球囊扩张术），在同一疗程中以显著更少的辐射暴露实现完全结石清除[9, 10]。胆道镜碎石术相对于 ERCP 的另一个优势是能够更好地评估胆管结石是否完全清除[11]。

（三）液电和激光碎石技术

可以使用直接（超细内镜）或间接（子母镜或 SpyGlass 系统）胆道镜系统进行 EHL 检查。或者，也可以使用球囊导管在放射线透视引导下进行 EHL 检查。然而，不首选使用球囊导管，因为不精确的能量靶向输送可能导致胆管创伤和穿孔等并发症。目前，单人操作胆道镜系统（SpyGlass DS）是首选，因为与第一代 SpyGlass 系统（图 10-5）相比，它提高了图像质量、先端部四象限活动性和冲洗设施。

在 EHL 操作中，一次性使用的双极碎石探头（Nortech 探头：1.9Fr，Olympus EHL 探头：2.4Fr、

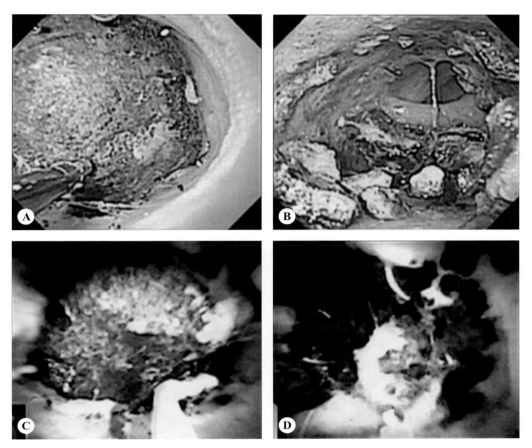

▲ 图 10-5　胆道镜辅助碎石术治疗疑难胆管结石

A. 以液电碎石术为靶点的胆管大结石；B. 液电碎石后结石完全碎裂；C. 胆道镜视野下靶向的胆管嵌顿性结石；D. 使用激光碎石术将结石破碎

3Fr 和 4.5Fr）通过胆道镜的工作通道进入胆管，并伸出胆道镜远端，距离目标结石 1～2mm。EHL 探头在探头尖端的两个电极之间产生高压电火花，在水介质中产生液压波，导致结石破碎。需要进行盐水冲洗，以形成水性介质、清除结石碎屑并改善视野。出于同样的原因，在使用子母胆道镜系统时，也需要进行盐水冲洗。

有两种商用液电冲击波发生器：Lithotron EL-27（Olympus，Tokyo，Japan）和 Autolith Touch EHL unit（Horthgate Technologies Inc.，Elgin，IL）。后者已获美国食品药品管理局（FDA）批准用于治疗胆结石。可以在 Autolith 系统中调整功率设置（低、中、高）、频率（1～30/s）及每次启动脚踏板时的发射次数（1～60 次）。根据制造商的

建议，在大多数情况下，低功率和每秒 3～5 脉冲就足够了。可以根据具体情况修改发生器的参数。对于嵌顿结石与活动结石以及胆管结石与胰管结石，可能需要不同的参数[8]。

（四）激光碎石术

钬：钇铝石榴石（yttrium aluminum garnet，YAG）激光器和双频双脉冲钕（frequency-doubled，double-pulse neodymium）：YAG（FREDDY）激光器是两种经常用于粉碎胆结石的激光器。

钬：YAG 激光光纤最长可达 4m，有多种直径可供选择。胆管结石常用的纤维直径为 550μm 或 1000μm。对于 12kJ 的总激光能量，激光碎石器单元的通常功率设置为 0.6～1.0J，6～10Hz。使用绿色瞄准光束瞄准结石，并通过胆道镜检查

确认。在连续盐水冲洗下，发出 <5s 的激光脉冲。应注意避免与组织直接接触，并应使用足够的盐水冲洗，以防止邻近软组织的热效应。激光光纤尖端与结石之间的距离应为 1~2mm，以实现最大程度的碎石（图 10-5C 和 D）。

FREDDY 激光系统的推荐初始设置为 120mJ 单脉冲和 3~5Hz 重复频率。根据结果，可将设置增加至 160mJ 和 10Hz。

FREDDY 激光对胆管的损伤很小或没有损伤，通过取石球囊的导丝口使用[8]。

（五）EHL 与激光碎石术

两种体内碎石术在清除困难的胆管结石方面都非常有效。然而，目前的证据支持激光碎石术优于 EHL。在一项包括 1969 例患者的系统回顾中，激光碎石术的完全导管清除率（95.1%）高于 EHL 碎石术（88.4%）。此外，激光碎石术的碎石率（92.5%）高于 EHL 碎石术（75.5%）。EHL 手术后并发症发生率明显升高（13.8% vs. 9.6%，$P = 0.04$）[12]。与结石清除率降低相关的变量包括手术后解剖结构改变、狭窄、显著的胆管成角和嵌顿性结石[1]。

（六）困难胰腺结石的体内碎石术

与胆道镜检查不同，胰管镜检查在胰腺结石中的作用不太明确。体外冲击波碎石术（ESWL）是慢性钙化性胰腺炎的首选一线治疗方法。对于困难或难治性胰腺导管结石，POPS 引导下碎石术可能是一种有用的 ESWL 辅助治疗方法。在这些情况下，胰管镜下碎石术的技术成功率为 70%~80%[13, 14]。胰管迂曲、狭窄、多发结石和体尾部结石的存在限制了胰管镜下碎石术的成功率。

ERCP 和乳头括约肌切开术通常在 POPS 之前进行，以确定胰管解剖结构，并描绘结石和狭窄。还需要对任何狭窄进行球囊扩张，以方便胰管镜通过。随后，使用 EHL 或激光碎石系统进行 POPS 碎石治疗。在 POPS 碎石术后，经常会出现术后疼痛和术后急性胰腺炎。围术期常规使用抗生素以降低感染概率。

（七）光动力疗法治疗恶性胆管狭窄

光动力疗法（PDT）是一种消融方法，可对胆管癌（cholangiocarcinoma，CCA）患者进行局部肿瘤控制。在该治疗过程中，光敏药如卟吩姆钠（Photofrin, Pinnacle Biologics, Bannockburn, IL）通过静脉给药。光敏药集中在肿瘤性胆管上皮中。48~72h 后进行 ERCP，以确定肿瘤的范围和胆道梗阻的程度。然后，使用激光光纤和二极管激光系统（InGaAIP, Laser Diode; Diomed Inc., Andover, MA）进行胆管内光敏药活化。用波长 630nm、注量 $0.250W/cm^2$、光剂量 $180J/cm^2$ 的激光照射肿瘤 10~12min。激光照射肿瘤导致光敏药活化，从而产生自由基中间体，进而激活细胞凋亡、炎性和抗血管生成途径[15]。肿瘤组织的破坏会在胆管壁内产生水肿。因此，通常放置塑料或金属胆道支架以预防术后胆管炎。

已发表了几项关于 PDT 对不能切除的 CCA 患者疗效的研究和 Meta 分析。在这些研究中，已发现与单独胆道支架置入术相比，PDT 可改善支架通畅率和总体生存率。在已发表的文献中，总生存期的平均差异在 66~420 天[15]。在选定的候选患者中，在肝移植术前，PDT 还与化疗联合用于不能切除的胆管肿瘤的降期治疗。在一项包括 96 例不能切除的 CCA 患者的回顾性研究中，PDT 联合化疗的耐受性良好，与单独化疗相比，中位生存期显著更高（20 个月 vs. 10 个月，$P = 0.022$）[16]。对于这些适应证（降期治疗和联合化疗），需要更多有关 PDT 疗效的证据，在得出明确结论之前还需要进行随机试验。

PDT 的重大不良事件并不常见。光毒性是最常见的并发症，约有 11% 的患者会出现[17]。因此，建议这些患者在 4~6 周内避免在阳光下直射。PDT 的一个缺点是光敏药成本高。此外，PDT 的方案需要标准化。例如，一个疗程与两个疗程的 PDT 比较，在Ⅳ型肝门部胆管癌中单侧与双侧 PDT 比较，以及两个疗程 PDT 之间的最佳间隔时间。

（八）恶性胆管狭窄的射频消融治疗

射频消融治疗是一种消融方法，利用热能实现周围组织的接触性凝固性坏死（图 10-6）。在胆管癌以及因其他病因导致的恶性胆管狭窄病例中，胆道内 RFA 已用于减少肿瘤向内生长（图 10-5）。有两种胆道内 RFA 探针可用于商业用途：ELRA 胆道内 RFA 系统（TaeWoong Medical, South Korea）和 Habib EndoHPB（Boston Scientific）[18]。

Habib 导管系统为双极探头，直径 8Fr，长度 1.8m。该导管与标准十二指肠镜（3.2mm 工作通道）兼容，并可通过 0.035 英寸（0.089cm）以上的导丝。有两个环形电极，每个电极 8mm，在导管远端提供 2.5cm 长度的局部凝固性坏死。RFA 操作使用标准十二指肠镜进行，需要行乳头括约肌切开以使导管通过。仔细评估狭窄长度后，在放射线引导下将环形电极放置在狭窄部位，并使用 RFA 发生器（1500 RF 发生器；RITA Medical Systems Inc, Fremont, CA）输出能量。RFA 发生器的参数设置保持在 400kHz、7~10W 下 2min，

在移动导管前有 1min 的间歇时间。对于长狭窄的病例，可按顺序进行 RFA，以覆盖狭窄的整个长度。RFA 后，通常放置支架以保持胆道通畅。

RFA 已显示可改善不能切除的恶性胆管狭窄患者的支架通畅率和生存率，尽管后者的证据不如 PDT 令人信服。在一项随机对照试验中，对不能切除的肝外胆管癌患者进行 RFA 联合胆道支架置入术与单纯胆道支架置入术的比较。RFA 联合支架组的总平均生存期 [（13.2±0.6）个月 vs.（8.3±0.5）个月；$P<0.001$] 以及平均支架通畅时间（6.8 个月 vs. 3.4 个月；$P=0.02$）显著优于单纯支架组[19]。

RFA 相对于 PDT 的显著优势包括成本更低且无光毒性。RFA 中的重大不良事件很少发生，且通常与 ERCP 操作相关，而非 RFA 本身[20]。术后腹痛（31%）是 RFA 最常报道的不良事件。其他不常见的不良事件包括胆囊炎、胆管炎和胆道出血。

ERCP-RFA 的其他新适应证包括处理堵塞的胆道金属支架和壶腹部肿瘤胰胆管内受累导致的肿瘤残留的消融治疗。

（九）恶性胆管狭窄的近距离放射治疗

近距离放射治疗可用于姑息性治疗，以延长

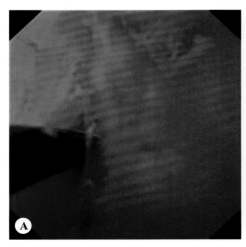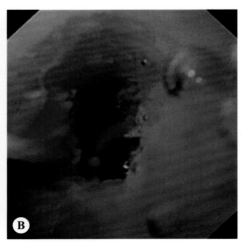

▲ 图 10-6 **胆管癌的射频消融治疗**
A. 射频消融前狭窄的胆管；B. 射频消融后狭窄的直径增大

支架通畅率和可能的生存期，或者作为肝移植前不能切除的胆管癌患者新辅助放化疗的一部分。可通过经皮经肝途径或内镜途径进行。腔内近距离放射治疗包括在肿瘤近端边缘上方≥2cm 处放置一根 8.5Fr 或 10Fr 鼻胆管。对于肿瘤向左右肝内胆管扩展的病例，在左右两侧放置鼻胆管。随后，将一根带有仿真线的金属尖头腔内近距离放射治疗导管穿过鼻胆管，并连接到一个用于胆管引流的 Y 形适配器。通过放射线透视再次检查导管位置，进行螺旋计算机断层扫描（CT），并计算临床目标体积。最后，将导管连接至后加载器，后加载器中含有 5～10Ci 的 ^{192}铱源。与该手术相关的不良事件包括胆管炎、十二指肠溃疡和狭窄、胆肠瘘和胆道出血。

五、胰胆管腔内治疗：初学者的技巧和窍门

开始胰胆管腔内治疗前的第一步是在各种胆道镜系统中进行选择。设备的选择取决于操作人员的经验以及操作的需求（表 10-3）。直接 POCS 提供了良好的成像质量，其附件通道比其他系统更大（2mm vs. 1.2mm）。然而，由于内镜稳定性问题以及胆管相对于十二指肠的角度，初学者可能会发现很难使用直接 POCS 系统。此

外，目前可用的超细内镜很难通过胆管狭窄并进入肝内导管。在这方面，最近推出的单人操作数字胆道镜易于使用并可提供出色的图像。使用直接 POCS，球囊导管可改善内镜的稳定性，并使胆管插管更容易。注射对比剂会降低胆道镜的图像质量，在胆道镜检查过程中应避免或尽量减少。

并发症的预防

使用直接 POCS 时，应避免吹入空气，因为有空气栓塞的风险。应使用二氧化碳进行吹气。另外，在进行直接 POCS 手术之前，充分的乳头括约肌切开不仅可使内镜更容易插入胆管，还可降低胆管内压力升高的风险。由于 POCS 胆管炎的潜在风险，围术期抗生素通常是必需的，尤其是对于复杂胆管狭窄和困难结石的病例。这可能是由于持续用盐水冲洗和胆管内压力升高所致。如果进行了胆道镜引导下结石碎石治疗，那么在进行球囊清扫后再次使用胆道镜确认结石完全清除是有必要的。同样，恶性狭窄消融治疗后必须放置胆道支架，以预防胆管炎。最后，所有病例均应进行 ERCP 术后胰腺炎的预防。

六、结论

在过去的几十年里，胰胆管腔内诊断和治疗

表 10-3　不同胆道镜系统比较[21]

	直接胆道镜检查	子母胆道镜检查（两名操作人员）	子母胆道镜检查（一名操作人员）
机动性（几个方向活动）	2～4	2	4
冲洗通道	+（较新版本）	−	+
工作通道直径	2～2.2mm	1.2mm	1.2mm
胆管插管的难易度	易	难	难
通过狭窄段和进入肝内胆管的难易程度	易	难	难
空气栓塞风险	有	无	无
可重复使用	是	是	否

方法有了长足的进步。新型设备和技术改善了胰胆管树的可视化。此外，越来越多的良性和恶性疾病开始采用腔内治疗。POCPS 是 ERCP 的一种有价值的辅助工具，有助于直接显像、组织采集和治疗胰胆管腔内病变。目前，POCPS 最常见的适应证为结石治疗、评估不确定性胆管狭窄和 IPMN。腔内消融治疗（包括 RFA 和 PDT）可用于缓解晚期恶性胆管狭窄。

参考文献

[1] Komanduri S, Thosani N, Abu Dayyeh BK, et al. Cholangiopancreatoscopy. *Gastrointest Endosc* 2016; 84: 209-221.

[2] Beyna T, Farnik H, Sarrazin C, et al. Direct retrograde cholangioscopy with a new prototype double-bending cholangioscope. *Endoscopy* 2016;48:929-933.

[3] Mukewar S, Carr-Locke D. Advances in endoscopic imaging of the biliary tree. *Gastrointest Endosc Clin N Am* 2019; 29:187-204.

[4] Ramchandani M, Reddy DN, Gupta R, et al. Role of single-operator peroral cholangioscopy in the diagnosis of indeterminate biliary lesions: a single-center, prospective study. *Gastrointest Endosc* 2011;74:511-519.

[5] Badshah MB, Vanar V, Kandula M, et al. Peroral cholangioscopy with cholangioscopy-directed biopsies in the diagnosis of biliary malignancies: a systemic review and meta-analysis. *Eur J Gastroenterol Hepatol* 2019;31:935-940. doi: 10.1097/MEG.0000000000001402.

[6] El H II, Brauer BC, Wani S, et al. Role of per-oral pancreatoscopy in the evaluation of suspected pancreatic duct neoplasia: a 13-year U.S. single-center experience. *Gastrointest Endosc* 2017;85:737-745.

[7] Brewer Gutierrez OI, Bekkali NLH, Raijman I, et al. Efficacy and safety of digital single-operator cholangioscopy for difficult biliary stones. *Clin Gastroenterol Hepatol* 2018; 16: 918-926.e911.

[8] Committee AT, Watson RR, Parsi MA, et al. Biliary and pancreatic lithotripsy devices. *VideoGIE* 2018;3:329-338.

[9] Angsuwatcharakon P, Kulpatcharapong S, Ridtitid W, et al. Digital cholangioscopy-guided laser versus mechanical lithotripsy for large bile duct stone removal after failed papillary large-balloon dilation: a randomized study. *Endoscopy* 2019;51:1066-1073. doi: 10.1055/a-0848-8373.

[10] Buxbaum J, Sahakian A, Ko C, et al. Randomized trial of cholangioscopy-guided laser lithotripsy versus conventional therapy for large bile duct stones (with videos). *Gastrointest Endosc* 2018;87:1050-1060.

[11] Sejpal DV, Trindade AJ, Lee C, et al. Digital cholangioscopy can detect residual biliary stones missed by occlusion cholangiogram in ERCP: a prospective tandem study. *Endosc Int Open* 2019;7:E608-E614.

[12] Veld JV, van Huijgevoort NCM, Boermeester MA, et al. A systematic review of advanced endoscopy-assisted lithotripsy for retained biliary tract stones: laser, electrohydraulic or extracorporeal shock wave. *Endoscopy* 2018; 50:896-909.

[13] Attwell AR, Brauer BC, Chen YK, et al. Endoscopic retrograde cholangiopancreatography with per oral pancreatoscopy for calcific chronic pancreatitis using endoscope and catheter-based pancreatoscopes: a 10-year single-center experience. *Pancreas* 2014;43:268-274.

[14] Attwell AR, Patel S, Kahaleh M, et al. ERCP with per-oral pancreatoscopy-guided laser lithotripsy for calcific chronic pancreatitis: a multicenter U.S. experience. *Gastrointest Endosc* 2015;82:311-318.

[15] Buerlein RCD, Wang AY. Endoscopic retrograde cholangio-pancreatography-guided ablation for cholangiocarcinoma. *Gastrointest Endosc Clin N Am* 2019; 29: 351-367.

[16] Gonzalez-Carmona MA, Bolch M, Jansen C, et al. Combined photodynamic therapy with systemic chemotherapy for unresectable cholangiocarcinoma. *Aliment Pharmacol Ther* 2019;49:437-447.

[17] Lu Y, Liu L, Wu JC, et al. Efficacy and safety of photodynamic therapy for unresectable cholangiocarcinoma: a meta-analysis. *Clin Res Hepatol Gastroenterol* 2015; 39:718-724.

[18] Committee AT, Navaneethan U, Thosani N, et al. Radiofrequency ablation devices. *VideoGIE* 2017;2:252-259.

[19] Yang J, Wang J, Zhou H, et al. Efficacy and safety of endoscopic radiofrequency ablation for unresectable extrahepatic cholangiocarcinoma: a randomized trial. *Endoscopy* 2018;50:751-760.

[20] Sofi AA, Khan MA, Das A, et al. Radiofrequency ablation combined with biliary stent placement versus stent placement alone for malignant biliary strictures: a systematic review and meta-analysis. *Gastrointest Endosc* 2018; 87:944-951 e941.

[21] Tringali A, Lemmers A, Meves V, et al. Intraductal biliopancreatic imaging: European Society of Gastrointestinal Endoscopy (ESGE) technology review. *Endoscopy* 2015;47:739-753.

第11章

内镜下壶腹切除术
Endoscopic Ampullectomy

Michael Bourke　著

要　点

◆ 壶腹切除术是一种用于乳头肿瘤性病变治疗的安全有效的技术。

◆ 可能发生严重的并发症，因此内镜医生与团队需要具有经验。

◆ 必须有具备转诊中心水平的外科与介入科的支持。

◆ 必须充分考虑患者的合并症，并在决定治疗方案时进行权衡

◆ 术前需要进行细致的多模态影像和内镜分期，尤其是对于较大的病变。

◆ 内镜下活检有可能无法完全反映病变的病理。

◆ 应放置胰管支架以尽可能减少胰腺炎风险。支架放置应在切除后立即进行，因为可能因出现出血而导致支架放置困难。

◆ 迟发出血是最为常见的并发症。迟发出血有可能严重且威胁生命，尤其是对于有明显合并症的患者。医生与患者均应对此做好准备。

内镜下壶腹切除术是一种可有效治疗 Vater 壶腹及壶腹周边区域的黏膜和一些表浅的黏膜下病变的微创方法[1]。如果不行内镜下切除，这些病变则需要手术切除，包括胰十二指肠切除术（Whipple 手术）。本章为采取安全的内镜下壶腹切除术提供了实践指导，重点阐述了该治疗的一些常见困难，及解决这些挑战的策略。

一、病变评价与分期

首次内镜检查时，应对病变进行仔细的观察及活检。应避开胰管开口（一般位于 5 点钟方向）。多数情况下，肿瘤会累及壶腹大部，从屏幕上 9 点钟至 1 点钟位间，乳头的左上象限取样

是最为安全的，除非是某个区域有明显的病变侵犯。这种情况下，应该直接在该区域取检。对于较小的，没有胰管（PD）扩张的病变，尤其需要采取仔细的方法来取检，因为活检后发生胰腺炎的风险较大［比如家族性腺瘤性息肉病（familial adenomatous polyposis，FAP）］。如果预期的病理与活检结果不符，这种情况就需要进行仔细的评价，包括多模态影像分期以及进一步的内镜检查及活检来确保准确的组织学结果。

大多数病变为绒毛管状腺瘤，不过有时候会遇到其他的黏膜下层病变，包括神经内分泌肿瘤及神经节细胞性副神经节瘤。良性腺瘤性病变较柔软，易移动，没有溃疡形成。如果用括约肌切

开刀触碰时，乳头坚硬、相对固定，或者合并溃疡，则应该考虑恶变，此时如果考虑内镜治疗，则不管活检结果如何（可能不具代表性），均有必要进行完整的分期。

完整的评价及分期可能包括超声内镜（EUS）、磁共振胰胆管成像（MRCP）、增强多排电子计算机断层扫描（CT）及细致的胆胰管造影（常在壶腹部切除时进行）。这些方法用来明确病变的程度和性质，尤其用来评价黏膜下层侵犯或淋巴结转移以及有无导管内侵犯（intraductal extension，IDE）[2, 3]。当存在以上任何一点顾虑时，均需要进行多种方法的全面分期。任何一种检查都不是决定性的，检查方法之间常常是互为补充的。

EUS 可以发现 IDE，评价浸润深度，识别病理性淋巴结肿大。也可用于诊断不明确的病例中的组织取样（如黏膜下病变）。据报道其用于 T 分期时的准确性为 60%～75%，T 分期较高时准确性增加[3, 4]。MRCP 可作为评价远端胆总管（CBD）及胰管（PD）有无扩张、IDE 及解剖变异（如胰腺分裂）的无创检查方法。其用于预测 IDE 的准确性不确定，不过对于排除超出十二指肠壁的较大范围的导管内侵犯肯定是有用的

（图 11-1）。尽管进行了如上所述的多模态分期检查，有时可能只有在切除时行胆道镜下检查时才发现 IDE。如果 IDE 局限于乳头部（没有超出十二指肠壁），那么仍可完成整块切除（en bloc）。内镜图像增强技术（如窄带成像）可能对于确定病变的边界有用[5]，虽然一般来说确定边界并不困难。

对于明显为良性的小病变（<15mm），没有必要进行全面的分期评价，在行壶腹切除时进行胆胰管成像通常就足够了。不过在切除前进行 MRCP 检查是有用的，因为计划行壶腹切除术的患者大约 7% 存在胰腺分裂（与一般人群一致）。术前知晓胰腺分裂可有所准备，避免在 PD 插管困难或失败时出现焦虑、懊恼的情况。

对于壶腹腺瘤，目前尚没有广泛认可的内镜分类体系，不过大致可分为三类[6]。

• 颗粒或绒毛状凸起病变。最常见（> 85%），通常为良性。这些病变可能也有侧向发育成分（即乳头的侧向发育肿瘤或 LST-P），由乳头延伸至十二指肠壁[7]（图 11-2A）。

• 平滑隆起的病变。较少（10%），不过成为侵袭性病变的风险更高。

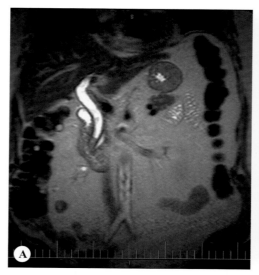
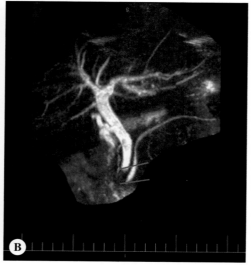

▲ 图 11-1　**A** 和 **B.** 磁共振胰胆管成像提示明显的导管内侵犯，计划行壶腹切除时的 **ERCP** 提示截断性狭窄；**C.** 很可能为恶性；**D.** 进行了导管内活检

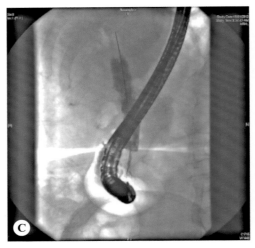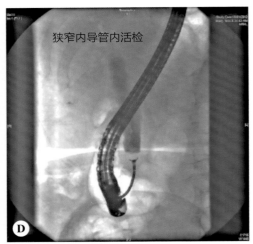

▲ 图 11-1（续）　**A** 和 **B.** 磁共振胰胆管成像提示明显的导管内侵犯，计划行壶腹切除时的 **ERCP** 提示截断性狭窄；**C.** 很可能为恶性；**D.** 进行了导管内活检

- 脐样病变。不常见。特点是肿瘤组织存在于胆管开口处，在乳头表面出现外生性的仅有肿胀表现的黏膜。这一表现是肿瘤在 CBD 的乳头内部分出现肿瘤 IDE 的结果，很可能已经侵犯至十二指肠壁外。这些病变看不到的部分可能是原发性远端胆管上皮性肿瘤。它们可能具有较高风险成为侵袭性病变。

二、内镜切除技术

（一）一般原则

对于传统的没有乳头外侵犯的乳头腺瘤，目标应为完整的乳头切除以达到整个肿瘤的整块切除。推荐用一期切除，将十二指肠壁内的乳头彻底切除的方法来完成。该方法可使乳头内微小 IDE 所致的复发可能性最小[6, 7]。这种类型的复发，发现和治疗都很困难，因为初次干预后该区域会向内收缩，影响之后的处理。文献报道的许多复发都是这种情况。对于乳头外侵犯的病变，目标是尽可能安全地以最少的块数切除病变，而乳头本身应尽可能作为一块切除下来。整块切除有很多优点，包括更为准确的组织学评价，复发率极低。内镜下壶腹切除术是一种高级治疗技术，需要大量的前期训练、专业技能及可安全有

效进行操作的判断力。对于部分切除病变的再次干预较困难，由于解剖的破坏及黏膜下纤维化，并发症风险增加。

（二）设备

1. 切开刀：用于胆管和胰管插管。

2. 亲水导丝：用于进入胆胰管及放置支架。

3. 注射针（包括有弹簧的针，如 Carr-Lock 针，US Endoscopy 公司，Cleveland，OH，USA）：需要黏膜下注射的乳头外侵犯的情况及采用内镜下黏膜切除（endoscopic mucosal resection, EMR）进行操作的病例，偶尔用于出血的注射治疗。

4. 选择较硬的细圈套器：没有某种圈套器满足所有需求。作者参照肿瘤形态选择形状与大小合适的圈套器。

5. 止血钳（Coag grasper，Olympus，Tokyo，Japan）：大出血并不少见，内镜医生必须有所准备。

6. 内镜夹：出血、深部组织损伤或穿孔时需要使用。

7. 胆道支架：10Fr 塑料支架及可移除的金属全覆膜支架（8～10mm）。

8. 胰管支架：5Fr 塑料支架，近端侧翼，单猪尾。

9. 回收网篮。

10. 微芯片控制的电外科设备。

作者推荐使用线圈直径约 0.3mm 的较硬的细圈套器。细线圈可增加电流密度，快速断开乳头结构，以避免"切不动"的情况，限制能量的分散，以避免导致胰管开口不必要的损伤，而增加迟发狭窄的风险。圈套器大小应与病变的大小相吻合。10～20mm 的椭圆形或六边形圈套器对于多数传统腺瘤都是适用的。圈套器大小与病变大小接近时，可精确套取组织，确保技术上可行的 R0 切除。如果圈套器太大，尤其太长的话，将会在乳头上堆叠，与十二指肠壁失去接触，造成斜向横断乳头，可能达不到 R0 切除。

需要使用微芯片控制的电外科设备，这些设备能够交替输出高频短脉冲切割电流及更长的电凝电流（Erbe VIO 300，Tübingen，Germany；Olympus ESG-100，Tokyo，Japan）。这些设备能通过来自返回电极的信号感知组织阻抗，相应调整功率输出。由于要离断的组织通常包括分离困难的乳头结构的肌层，这些电外科设备使得"切不动"的可能性更小。对于内镜下壶腹切除术，作者使用 Erbe 电外科发生器，设置为 Endocut Q，effect 3。

（三）切除技术

内镜下胆胰管造影对于分期很重要，应在内镜下壶腹切除术之前进行。这是发现微小 IDE 最敏感的方法，可通过细微观察来发现线索，通过观察和器械探触可以发现线索。乳头切开刀通过乳头时存在阻力或远端胆总管或胰管存在肩状狭窄提示可能存在恶性病变，需要重新考虑内镜治疗。预插管也有助于壶腹切除术后进入胰管。遇到困难时，可在胰管插管的时候摄图记录乳头切开刀的方向及在乳头上的位置，可能有助于开口位置的定位。观察从开口处排出的对比剂也可能有用。虽然对比剂中加入亚甲蓝可用作辅助插管，实际上作者不认为其有作用。有时，深部插

管可能存在困难。这种情况下，最好是在切除后进行胆胰管造影。插管时过度尝试可能没有意义，并会使操作时间无必要地延长，增加胰腺炎风险。此时，术前高质量的 MRCP 可能是非常有用的。

仔细进行病变评价后，内镜切除的方案就心中有数了。多数情况下，会直接完成整块乳头切除，目标是水平与垂直切缘干净的 R0 切除（图 11-2 至图 11-5）。这会最大限度减少复发风险。

1. 定位病变，保持十二指肠镜稳定状态下正面观察病变。

2. 对于较小病变（＜20mm），应进行无黏膜下注射的整个乳头的完全整块切除。对于较大的病变（＞30mm），没有超出乳头隆起范围者，这种方法也是可行的。这种情况下，切除前用乳头切开刀或圈套器上下左右移动病变，评价病变的边界及肿瘤边界外胆管壁内段的长度与范围（图 11-2B）。

3. 为切除乳头，应沿隆起长轴方向张开圈套器。按照如下方法操作：圈套器部分张开，圈套器头端固定于十二指肠壁乳头上方，距乳头隆起部十二指肠壁反折点数毫米的位置，稍稍朝向右侧（以乳头的真实长轴为 12 点钟方向的情况下于大约 1 点钟处，图 11-3A）。实际上这样略微朝右的圈套方向避免了圈套器滑向左侧而套不上病变。之后缓缓张开圈套器，向远端轻推十二指肠镜，将圈套器置于乳头上方，同时缓缓松开抬钳器，张开圈套器，轻轻保持圈套器头端顶住上方十二指肠壁。这种方法称为"支点技术"。用这种方法将圈套器放到乳头上方后，保持住上方与肠壁的接触点，尽可能紧收至最小。圈套住的乳头相对于后方的十二指肠壁应能够自如活动（通过完全张开抬钳器，前后活动圈套器来评价，套住的组织应能够沿十二指肠壁短距离自如滑动）。如果组织相对固定，则意味着套住了深

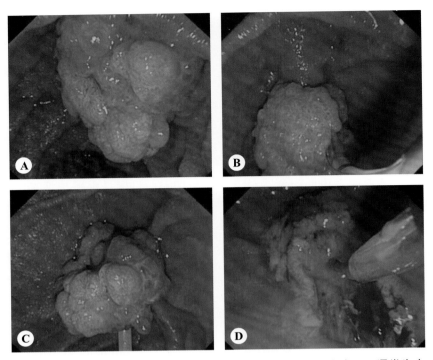

▲ 图 11-2　**A.** 颗粒或绒毛状凸出的壶腹腺瘤，这些病变最为常见，通常为良性；**B.** 用切开刀挑开肿瘤，评估边缘，评价壁内段胆管的长度与大小；**C.** 圈套器紧紧套住病变；**D.** 切除乳头和肿瘤，用导丝行胰管插管

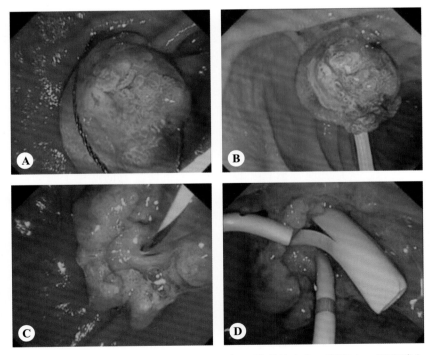

▲ 图 11-3　**A.** 将圈套器头端固定于十二指肠壁乳头上方，距离十二指肠壁上乳头隆起反折处数毫米的位置，稍稍偏右一些，接近 **1** 点钟方向，将圈套器紧贴住病变，然后平行于乳头长轴张开；**B.** 收紧圈套器；**C.** 切除乳头，进行胰管插管，可见胆汁自胆管排出；**D.** 胆管和胰管内置入支架

层的结构或病变为浸润性，可以考虑张开圈套器（哪怕张开后很快收紧）重新圈套。

4. 完全收紧圈套器，充分松开抬钳器（以确保圈套器完全收入塑料鞘管中），用连续电流（按前文所述）切割乳头。切除过程 3～4 秒，为蒂部宽度相当的息肉的 2～3 倍时间（有时会令人不安）。

5. 切除后，应用圈套器的套管将标本推离乳头，如果患者处于 ERCP 的俯卧体位，标本会落入十二指肠球部。应在壶腹切除术前给予解痉药丁溴东莨菪碱 10mg 或胰高血糖素 1mg 以避免标本落入远端肠腔。

6. 对于主要为乳头外垂直侵犯的病变（常为巴黎分型 0-Ⅰs+Ⅱa）[8]，应采用扩大的乳头切除术，切除范围应超过垂直方向乳头区域的

下缘。如果考虑能够完成整个病变的整块切除（<30mm），应给予黏膜下注射，此种情况下只有乳头外的部分会抬举起来（图 11-4）。

7. 不应直接在乳头区域行黏膜下注射，因为乳头与十二指肠壁相对固定，不能真正抬举而液体可能向侧方扩散，造成乳头凹陷，影响切除。

8. 对于主要向乳头外侧方侵犯的病变（LST-P，常为巴黎分型 0-Ⅱa+Ⅰs），应先在一侧行黏膜下注射，之后从远端一侧向另一侧进行圈套切除乳头，以行整块的乳头切除（图 11-4）。

9. 需要注射的时候（对于乳头外侵犯病变），多数中心采用生理盐水作为注射液。我们会使用琥珀酰明胶（在澳大利亚和欧洲广泛应用），这是一种便宜、安全的胶体液，常用于静脉液体复

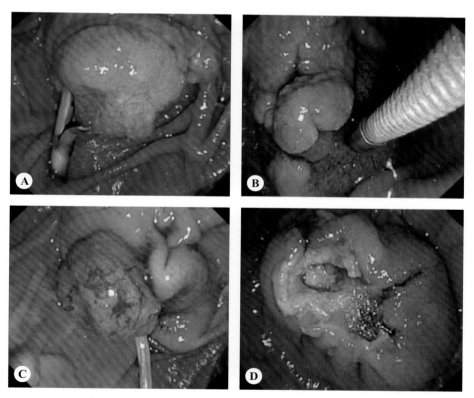

▲ 图 11-4　**A.** 较大的隆起性病变；**B.** 在病变的微小垂直浸润的下方进行黏膜下注射；**C.** 圈套器勒住病变，最大程度勒紧病变，之后充分张开圈套器；**D.** 一次性整块切除病变

苏。一项双盲对照试验中，该溶液与生理盐水相比显著改善了结肠 EMR 的技术结局[9]，不过尚无评价其在十二指肠内获益程度的证据。0.04% 靛蓝胭脂红（一种生物学惰性的蓝色染料）可用在注射液中，确定病变的边缘及黏膜垫的程度，确定是在正确的组织层面进行操作。在注射液中也可加入 1 : 100 000 稀释的肾上腺素。

10. 乳头切除术后应该首先完成胰管插管。胰管支架减少术后胰腺炎风险是 1 级证据[10]。切除后片刻，通常会发生不同程度的出血（轻度的静脉渗血或动脉大出血）。出血会遮挡胰管开口，给胰管插管造成困难，给操作医生带来不必要的压力。因此建议立即置入胰管支架，最好是提前准备好该耗材。如果胰管开口不明显，而能够进入胆总管，可垂直抬起胆总管以暴露胰管开口

（图 11-5）。之后应进行胆管插管。如胆管造影时怀疑存在 IDE，可用取石球囊清扫并尝试暴露胆管内侵犯的肿瘤组织，不过此时常需要行胆道括约肌切开术。之后可进一步对远端胆管内的组织行圈套器切除[11]。

11. 操作时的出血较为常见[12]，可能会影响进一步的观察，妨碍支架置入。操作医生应准备好并熟悉各种止血装备，包括注射针、止血夹和止血钳。大出血的时候最好采用止血钳处理，不过可能会需要多种方法联合使用。止血钳止血的时候，作者选择"柔和电凝"模式（Erbe 电外科设备，80W，effect 4）。夹住出血点后稍稍提离肠壁，再进行电凝（图 11-6）。柔和电凝模式下电压不超过 200V，不会产生碳化和深部组织损伤。理论上而言，组织脱水后，组织阻抗迅速增

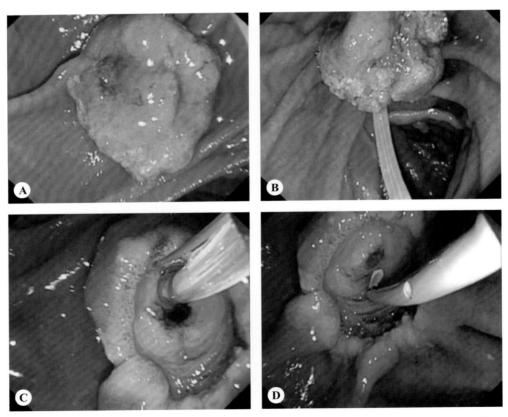

▲ 图 11-5　A. 20mm 的乳头腺瘤，此前行乳头括约肌切开术的切口在病变中央形成明显的凹陷，壶腹切除之前最好避免行乳头括约肌切开，可能会对完整切除造成影响；B. 用圈套器完全收紧病变；C. 胆管插管，向上抬起胆管，暴露胰管开口；D. 放置胰管支架

加，电流不再能够通过，因此不会产生热损伤。最近发现，即使在结肠中用圈套器头端行柔和凝固也是安全有效的[13]。

（四）胰管支架置入

乳头切除后首先应该做的是放置胰管支架以减少胰腺炎风险[10]。作者选择较短（3～5cm，不越过头体交界部）的近端有侧翼的 5Fr 单猪尾胰管支架。患者于术后 14 天时拍摄禁食后的腹部平片，如果支架还在原位，可于当天拔除支架。重要的是留置数周后确保并证实支架已排出或拔除，因为支架可能导致胰管损伤或狭窄。完成胰管插管的要领见框 11-1。

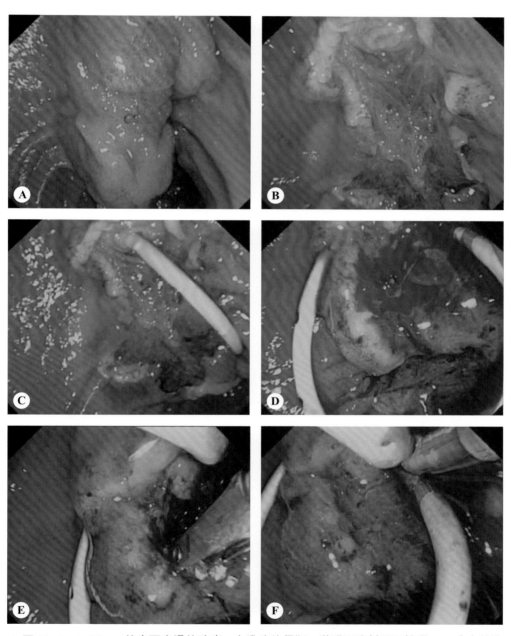

▲ 图 11-6　**A. 20mm** 的表面光滑的腺瘤，有乳头外侵犯，黏膜下注射后可抬举；**B.** 病变整块切除；**C.** 放置了胰管支架；**D.** 左手侧的创面边缘出现出血；**E.** 用止血钳处理出血点；**F.** 出血点有效电凝，担心再次出血放置了胆道支架，用乳头切开刀挑起支架观察出血点

框 11-1　壶腹切除后成功置入胰管支架的要点

- 有可能的话，在壶腹切除术之前行胆总管（CBD）及胰管（PD）插管，行胰管造影确定胰管开口的位置及方向
- 记住胆管与胰管开口间的解剖关系。若用钟面来想象，CBD 位于 11 点位置，PD 多位于 5 点钟位置，不过 5% 的病例可能位置异常（图 11-6）
- 壶腹切除后尚能清楚观察时应尽快尝试胰管插管
- 如果不能看见 PD，则采用乳头切开刀行远端 CBD 插管，抬举胆总管，以撑开胰管开口，便于辨认（图 11-6）
- 注意潜在的胰腺分裂。腹侧胰管置入胰管支架的获益有限，并且这种尝试可能会带来失望的结果

（五）胆道支架置入及括约肌切开术

与胰管支架置入相比，壶腹切除术后常规行胆道支架置入的证据较弱，是否置入胆道支架应视患者具体情况而定。如果存在大出血风险，置入胆道支架可能是有益的。这种情况下，胆道支架置入可能会降低出血引起的胆管炎风险，并在需要进行二次操作时帮助操作医生找到胆管开口（透视下可以看到支架进行定位），避免开口被血凝块堵塞。如果担心十二指肠腹膜后穿孔，支架置入也很重要，因为支架可确保胆汁流入十二指肠，有可能促进小的缺损愈合。这种情况下作者会根据胆管的自然宽度选择全覆膜的 8～10mm 的自膨式可移除的金属支架。如果支架太粗，患者会有明显的疼痛。支架的张力可减少移位风险，并可能通过压迫作用减少操作后的出血风险。如果担心胆管开口狭窄（比如乳头切除时速度较慢），可行胆道括约肌切开术，不过目前缺乏常规行胆道括约肌切开术的证据，尚不推荐常规应用。

（六）热消融

不推荐在壶腹切除术中常规应用热消融［氩等离子体凝固（argon plasma coagulation, APC）］，因为该方法不能确保完全破坏组织。对于结肠中的组织切除，使用 APC 是一项独立的复发因素[14]。对于壶腹切除术缺乏相似的高水平数据，不过可以推测这种情况是相似的。相比之下更推荐采用较硬的细圈套器切除全部肿瘤组织。在对侧向进展病变行 EMR 时，应圈入一小部分正常组织。如果胆管或胰管开口存在微小的复发或参与病变，难以圈套切除，可采用活检钳钳除后用圈套器头端柔和电凝（80W, effect 4, Erbe VIO 300, Tübingen, Germany）处理创面，其参数设置与（用止血钳）止血相同。简单来说，采用锯齿状钳杯的活检钳钳除所有可见的腺瘤组织，然后将圈套器头端稍稍伸出圈套器的塑料鞘管，轻轻接触活检创面，采用 1～3s 的短促的电流处理。这种处理对组织的破坏较为精细，可控制，不会产生 APC 时常见的碳化和散射的问题。

（七）标本处理，操作后护理及内镜随访

所有的标本均应回收行组织学评价。对于多个标本的回收，最好的方法是市售的 2～3cm 的回收网篮。对于切除的大于 15mm 的乳头标本应在软木板上展平，并用细针固定好边缘。用细针固定标本（尤其是整块切除的标本）可防止福尔马林固定后组织向内卷曲，便于进行更为准确的组织学评价，以便病理医生报告切除标本的水平及垂直切缘。

壶腹切除术后，患者第一阶段的恢复期为 2h，应在腹部检查后转至第二阶段的恢复期。术后禁食 4h，然后开始完全液体饮食。如果操作顺利，患者年轻，合并症较少，当天可以出院并在第一天进行密切的电话随访。其他患者通常应住院一晚。不管是按门诊还是住院处理，都最好是安排在上午行壶腹切除术，以便在怀疑或出现明显的并发症时可以在数小时内集中所在单位的全部资源，进行多学科会诊，采取合理的处理与治疗决策，从而避免在午夜时分难以召集相关人员。

应在 4～6 个月后复查内镜，之后的 3～5 年

内每年复查。即使进行规律的早期随访，也有较小的后期复发的风险。复查时应仔细检查壶腹切除部位，进行摄片与活检。如果有残余病变，通常病变是较小且容易切除的（难以切除时可行消融）。

三、并发症及处理

最为严重的并发症是穿孔、出血和胰腺炎，严重时均可能有生命危险[15-17]。识别高风险患者，早期发现并发症并积极处理，可能降低并发症风险，减轻严重程度。表 11-1 概括了常见并发症的发生率。

（一）出血

十二指肠血供丰富，出血是最常见的并发症，早期和迟发出血风险均较高。切除范围较大时或侧向进展的病变更是如此[15-17]。迟发出血较为常见，处理上一般与内镜下乳头括约肌切开术相同。对于没有血流动力学损害的黑便患者，作者一般不推荐行内镜治疗，因为许多患者会自行缓解。如果大出血可能性很大，那么暂时性放置胆道支架对于防止胆管出血引起梗阻，以及在因大出血行急诊内镜定位壶腹创面（以及可能的出血部位）时是有用的。对于局部的动脉出血，应使用止血钳的柔和凝固模式（80W，effect 4~6，Erbe 设备）止血。止血夹也可能有用，但在十二指肠镜下用抬钳器留置止血夹可能很困难。可以考虑取出止血夹的外鞘管。夹闭时应很小心，因

为止血夹可能会撕开相对固定的腹膜后十二指肠肠壁。对于内镜下难以控制的大出血，血管造影栓塞也是一种有效的方法。

由于出血较为常见，且可能为严重出血，必须总是充分权衡患者的合并症及用药情况与出血风险，包括患者的身体状况是否能够耐受消化道大出血带来的生理打击。无症状的壶腹部腺瘤的恶变常常需要较长时间，对于有严重合并症的患者，尤其是老年人，对这类病变进行干预带来的生命危险可能会高于肿瘤本身。

（二）穿孔

在开始治疗前，十二指肠尚未充气状态下拍摄腹部平片作为对照是很重要的。可与治疗结束后拍摄的平片（保持患者和 X 线机位于相同位置）进行对比，以观察气体分布的模式。有腔外气体证据的时候，可以作为早期的预警，需进行进一步的评估或治疗。必须对切除创面进行仔细观察，评估是否存在较深的透壁损伤。有任何可疑之处时，均应放置可回收的全覆膜金属支架（胆管直径允许时），将远端胆总管固定于周边组织，确保胆汁流入十二指肠。

依作者之见，现在对于所有的高级内镜切除操作均必须使用二氧化碳充气，因为二氧化碳可明显减少术后疼痛。穿孔的时候，理论上来说，使用二氧化碳也可减少透壁压力，促进逸出气体的吸收。

与其他部位相比，在乳头切除后，内镜下相对较难确定创面深度，因此在术后进行临床评估时必须保持高度警惕。出现持续疼痛时应尽快行影像学检查，并请外科会诊。由于常常为腹膜后穿孔，因此，X 线片上没有腹腔内或膈下游离气体并不能排除穿孔。CT（最好口服对比剂）对于发现穿孔更为敏感，在高度怀疑时是最好的检查手段。X 线片只会对明确排除穿孔造成阻碍。如果存在持续漏出，口服对比剂有助于确诊，没有对比剂漏出，尤其是壁外没有液体时可考虑保守

表 11-1 壶腹切除术并发症的发生率

并发症	发生率
出血	2%~30%
胰腺炎	3%~25%
穿孔	0%~8%
胆管炎	0%~5%
随访发现乳头狭窄	0%~8%

治疗。内科与外科团队的多学科会诊对于获得最好的临床结局是必需的。并非所有的穿孔病例都需要手术干预，某些病例可通过禁食和静脉输注抗生素处理。不过，CT 上有明显液体渗出时常需要进行引流。

（三）胰腺炎

预防性放置胰管支架可显著降低壶腹切除后的胰腺炎风险[10]，是得到认可的标准方法。壶腹切除后必须立即放置胰管支架，因为大出血可能很快导致胰管开口难以定位。术前的 MRCP 可能会证实胰腺分裂，此时常常不需要放置胰管支架。对于壶腹切除术后胰腺炎的处理通常与 ERCP 后胰腺炎相同。发生预期之外的胰腺炎时，应立即行 X 线检查确定胰管支架没有远端移位。此种情况下，立即在内镜下放置胰管支架（数小时内）有可能会缓解胰腺炎的严重程度。

四、结论

内镜下壶腹切除术的最优技术取决于病变大小及是否存在乳头外侵犯。对于局限于乳头的病变应行整块切除。操作医生应警惕早期和迟发并发症，尤其要重视早期放置胰管支架。

由有经验的内镜医生操作时，内镜下壶腹切除术对于乳头腺瘤、LST-P 及一些黏膜下壶腹病变来说是一项安全、有效、可避免手术的治疗[18]。不过，该操作具有相当的中重度并发症发生率，患者必须经过知情同意，操作医生必须对并发症的识别和处理有所准备。这是一项高级技术，需要内镜医生具备熟练技术、合适的设备及有经验的团队的支持。

参考文献

[1] Adler DG, Qureshi W, Davila R, et al. The role of endoscopy in ampullary and duodenal adenomas. *Gastrointest Endosc* 2006; 64:849-854.

[2] Manta R, Conigliaro R, Castellani D, et al. Linear endoscopic ultrasonography vs magnetic resonance imaging in ampullary tumors. *World J Gastroenterol* 2010;16:5592-5597.

[3] Chen C-H, Yang C-C, Yeh Y-H, et al. Reappraisal of endosonography of ampullary tumors: correlation with transabdominal sonography, CT, and MRI. *J Clin Ultrasound* 2009; 37:18-25.

[4] Ito K, Fujita N, Noda Y, et al. Preoperative evaluation of ampullary neoplasm with EUS and transpapillary intraductal US: a prospective and histopathologically controlled study. *Gastrointest Endosc* 2007;66:740-774.

[5] Itoi T, Tsuji S, Sofuni A, et al. A novel approach emphasizing preoperative margin enhancement of tumor of the major duodenal papilla with narrow-band imaging in comparison to indigo carmine chromoendoscopy (with videos). *Gastrointest Endosc* 2009;69:136-141.

[6] Bassan M, Bourke MJ. Endoscopic ampullectomy: a practical guide. *J Interv Gastroenterol* 2012;2(1):23-30.

[7] Hopper AD, Bourke MJ, Williams SJ, et al. Giant laterally spreading tumors of the papilla: endoscopic features, resection technique, and outcome (with videos). *Gastrointest Endosc* 2010;71:967-975.

[8] The Paris endoscopic classification of superficial neoplastic lesions: esophagus, stomach, and colon: November 30 to December 1, 2002. *Gastrointest Endosc* 2003;58:S3-S43.

[9] Moss A, Bourke MJ, Metz AJ. A randomized, double-blind trial of succinylated gelatin submucosal injection for endoscopic resection of large sessile polyps of the colon. *Am J Gastroenterol* 2010;105:2375-2382.

[10] Harewood GC, Pochron NL, Gostout CJ. Prospective, randomized, controlled trial of prophylactic pancreatic stent placement for endoscopic snare excision of the duodenal ampulla. *Gastrointest Endosc* 2005;62:367-370.

[11] Kim JH, Moon JH, Choi HJ, et al. Endoscopic snare papillectomy by using a balloon catheter for an unexposed ampullary adenoma with intraductal extension (with videos). *Gastrointest Endosc* 2009;69:1404-1406.

[12] Norton ID, Gostout CJ, Baron TH, et al. Safety and outcome of endoscopic snare excision of the major duodenal papilla. *Gastrointest Endosc* 2002;56:239-243.

[13] Fahrtash-Bahin F, Holt BA, Jayasekeran V, et al. Snare tip soft coagulation achieves effective and safe endoscopic hemostasis during wide field endoscopic resection of large colonic lesions. *Gastrointest Endosc* 2013;78:158-163.e1.

[14] Moss A, Bourke MJ, Williams SJ, et al. Endoscopic mucosal resection outcomes and prediction of submucosal cancer from advanced colonic mucosal neoplasia. *Gastroenterology* 2011;140:1909-1918.

[15] Klein A, Qi Z, Bahin FF, Awadie H, et al. Outcomes after endoscopic resection of large laterally spreading lesions of the papilla and conventional ampullary adenomas are

equivalent. *Endoscopy* 2018;50(10):972-983.

[16] Klein A, Nayyar D, Bahin FF, et al. Endoscopic mucosal resection of large and giant lateral spreading lesions of the duodenum: success, adverse events, and long-term outcomes. *Gastrointest Endosc* 2016;84(4):688-696.

[17] Fanning SB, Bourke MJ, Williams SJ, et al. Giant laterally spreading tumours of the duodenum: Endoscopic resection outcomes, limitations and caveats. *Gastrointest Endosc* 2012;75(4):805-812.

[18] Klein A, Ahlenstiel G, Tate DJ, et al. Endoscopic resection of large duodenal and papillary lateral spreading lesions is clinically and economically advantageous compared with surgery. *Endoscopy* 2017;49(7):659-667.

ERCP 放射学
The Radiology of ERCP

Stuart Ashley Roberts　Derrick Martin　著

要　点

◆ ERCP 是一种放射与内镜检查相互协作的技术，当创伤较小的影像方法及其他技术明确患者需要内镜治疗时再行 ERCP。

◆ 良好的效果取决于拥有并充分利用合适的放射装备。

◆ ERCP 的放射图像报告应与内镜报告同时完成。

◆ 患者和术者的放射风险可以且应该最小化。

本章讨论了与 ERCP 放射学实践相关的三个方面，并提供了对临床和放射学技术的理解，这有助于良好的 ERCP 实践。

- 诊断放射学与 ERCP 的关系。放射学如何影响和改进内镜实践？
- ERCP 的放射学。我们如何利用放射技术最大限度地提高临床预后，同时最大限度地降低手术失败、并发症或不当使用的风险？
- 放射风险与防护。如何在设备和实践方面更好地保护患者和术者？

一、走出黑暗

目前看来，阿波罗 11 号的导航计算机似乎不如今天的手机强大。埃德蒙·希拉里（Edmund Hillary）的棉质夹克在英国冬天很难保暖，但这些先驱者成功地完成了他们的使命。在 20 世纪 70 年代，ERCP 并不像登月或攀登珠穆朗玛峰那样具有挑战性，但当时还没有计算机断层扫描（CT）和超声波扫描，磁共振胰胆管成像（MRCP）甚至是不可想象的。对于内镜医生、放射科医生和患者来说，ERCP 都是一次发现之旅。考虑到光纤内镜、可重复使用的配件和透视检查，ERCP 有时是有风险的。就像登山者的手机和防护服一样，ERCP 在各个方面都取得了进步，放射学技术和设备的进步使目前复杂的 ERCP 操作得以实现。

在早期，ERCP 对于放射医生来说是一个激动人心的操作，他们参加了会议，并为 ERCP 的演示和发展做出了贡献。然而，大多数放射科医生还有很多其他的兴趣，因此，内镜医生往往只能与一名可能熟悉该技术，也可能不熟悉该技术的放射技师一起工作完成 ERCP。

本文旨在帮助内镜医生最大限度地发挥 ERCP 的价值，同时降低其风险。

二、诊断放射学与 ERCP

虽然我们无法知道全世界每年进行多少例 ERCP，但随着肥胖症的增加和人口老龄化，胆石疾病持续增长。目前，似乎也没有什么办法可以减少恶性梗阻的危险因素，因此仍然需要胆管引流。

ERCP 本身是有风险的，完全避免风险的唯一方法是不做这项手术。在 ERCP 前应当利用影像学来明确问题所在，以避免出现内镜医生不知道 ERCP 会提示什么以及下一步应该做什么的情况（表 12-1）。在过去，我们一直处于这样一种境地：在进行 ERCP 操作时，总会发现一些意想不到的事情，又希望那一刻实际不曾发生。

（一）超声和超声内镜

超声在胆道梗阻性疾病管理中的作用并没有改变。经腹超声能很好地显示胆管扩张和胆囊结石。但是，由于胃或十二指肠的气体的影响，经腹超声并不能很好地显示胆道梗阻的程度和胆管结石。有人认为超声依赖于操作者的水平，但这适用于每一种操作、诊断及治疗。并不是每一位放射科医生都会领会影像检查的微妙之处，也不是每一位内镜医生都能顺利完成插管。

经腹超声还被用于评估实质性肝病（全身性或局灶性），以及评估其他影像学上发现的局灶性肝脏病变。尽管有其局限性，但对于疑诊胆道或胰腺疾病的患者来说，超声是一种常用的一线检查方法。

作为胆总管结石诊断的首选检查，超声内镜吸引了越来越多的关注[1]。如果 EUS 未发现结石，则可以避免行 ERCP 的风险，这对于具有 EUS 技能的 ERCP 术者来说具有明显的吸引力。然而，如果证实有结石，则会延长手术时间，而且偶尔会出现乳头"擦伤"，使插管更加困难。对于胆管疾病的术前诊断，需要根据当地的技术水平，选择最新的 MRCP 或 EUS。

（二）CT

现代的多排 CT 可以在几秒钟内完成腹部扫描，并快速重建 1~3mm 的轴位、冠状位和矢状位图像（图 12-1）。但 CT 是有成本的。另外，对比剂可造成过敏、急性肾损伤[2]，并且肾损伤风险高于过敏。推荐 CT 检查时应充分了解患者的肾功能以及是否合并糖尿病等慢性病。对于肾功能处于临界状态的患者，可以采取肾保护措施。

表 12-1 胆胰疾病的影像检查方法

检查方法	肝脏病变	胆囊结石	胆管疾病			胰腺疾病			治疗	放射风险
			结石	狭窄	漏	结石	狭窄	囊肿		
超声	++	+++	++	+	+	++	++	++	++	NA
CT	+++	+	++	++	+	++++	+++	+++	++	+++
MRCP	++	++	++++	+++	+	+	++++	++++	+	NA
肝脏/胰腺 MRI	++++	NA	NA	++++	+++	NA	++++	++++	+	NA
EUS	++	++++	++++	+++	+	++++	++++	++++	++++	NA
PTC	+	+	+++	++++	+	NA	NA	NA	+++	+++
ERCP	+	+	++++	++++	++++	++	++++	++	++++	+++

+. 一般；++. 好；+++. 很好；++++. 非常好；NA. 不适用
CT. 计算机断层扫描；EUS. 超声内镜；MRCP. 磁共振胰胆管成像；MRI. 磁共振成像；PTC. 经皮穿刺肝胆道成像

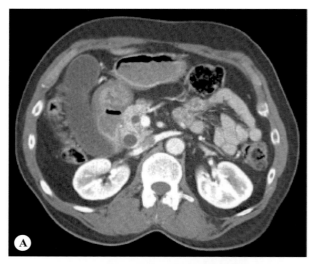

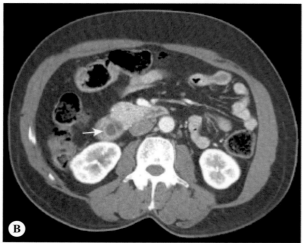

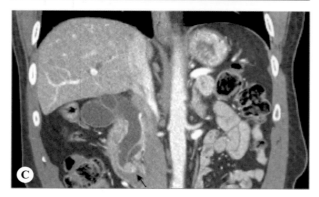

▲ 图 12-1　患者，男性，70 岁，无痛性黄疸
A. 轴位图像显示胰腺肿胀、胆囊肿大；B. 胆管与胰管在乳头处汇入十二指肠（箭）；C. 冠状位重建图像显示乳头部肿瘤强化影（箭），合并胆管、胰管近端扩张

CT 辐射剂量引发普遍的关注。对于老年人来说，风险较低。对于年轻人，辐射导致迟发恶

性肿瘤的风险是真实存在的。因此，检查前需要充分评估风险与预期收益。

对于怀疑恶性肿瘤患者，CT 是疾病诊断和分期的最好方法，并且应该在支架置入前完成。

对于诊断不明确或合并急性胰腺炎的胆结石患者，应当接受 CT 检查。CT 检查时向影像科医生提供必要的临床信息是非常重要的。有关 CT 检查模式和对比剂选择因实际情况有所差异；疑诊胰腺癌、急性胰腺炎和肝脏局灶性病变的患者需要不同的检查方法。操作者依赖性也涉及开单的内外科医生：提出错误的问题总会得到错误的答案。

（三）磁共振

磁共振（magnetic resonance，MR）在胰腺癌的诊断和分期方面与 CT 作用相当，但在肝胆疾病的评估方面优于 CT。MRCP 是一种快速、无创的检查方法，利用胆汁固有的 T_2 加权成像特点即可精确地描绘胆道系统，不需要额外的对比剂（图 12-2）。MRCP 对胆管结石诊断的灵敏度与 EUS 相当。推荐患者行 MR 检查时，医生应注意禁忌证，包括是否装有起搏器。不过，现在已经有了不受 MR 影响的起搏器，在经过心脏医生和 MR 医生讨论后，可以对装有某些类型的起搏器的患者进行 MRCP 检查[3]。

显然，在 ERCP 之前，一些检查（例如，超声波、CT、MRCP 或 EUS）应该已经明确疾病的性质，并可以指导治疗策略。对于 ERCP 医生来说，有了现代影像技术加持，诊治疾病时很少会有意料之外的发现[4]。

接下来讨论检查的时机。肝胆胰疾病很少需要紧急影像检查或介入治疗。即使在处理重症急性胆管炎时，我们也有时间，有必要先稳定患者，以保证胆管引流结局的优化。在急性胰腺炎和恶性梗阻疾病中，唯一紧急的情况就是让患者和亲属充分了解病情。医生应将时间花在充分的准备和治疗策略的选择上。对于合并轻度胆源性胰腺炎的患者，需要考虑手术时机。这些患者排出结石后病情很快就会好转，此时不推荐 ERCP。计划切除胆囊的患者，需要在术前通过 MRCP 评估胆管的情况。如果计划择期切除胆囊，在急性期安排 MRCP 明确胆管情况没有意义。最好在胆囊切除术前几天安排 MRCP，并提前预约 ERCP，这样如果 MRCP 阳性，胆囊切除术就不会推迟。应充分考虑患者个体的治疗策略，以制订优化的影像检查方案（图 12-3）。

（四）经皮穿刺肝胆道成像（PTC）

目前，经皮穿刺肝胆道成像（percutaneous transhepatic cholangiography，PTC）联合内引流或外引流和支架置入仍广泛应用于临床。虽然基于 EUS 的胆管引流技术有较好的应用前景，但尚未广泛应用，因此经皮穿刺技术仍需保留。在最近的一项 Meta 分析中，PTC 和 EUS 胆管引流的成功率没有统计学差异，但 EUS 展示出了更好的临床成功率和更少的术后不良事件发生率[5]。

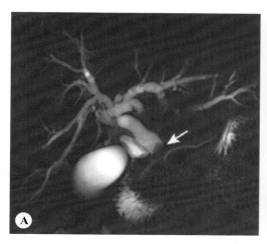
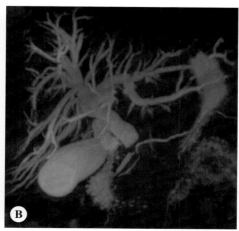

▲ 图 12-2　患者，女性，37 岁，腹痛伴黄疸
A. 20mm 层厚径向的 T$_2$ 加权 MRCP 图像显示胆囊管与胆总管结合部一枚结石嵌顿；B. 该患者的最大信号强度投影图像

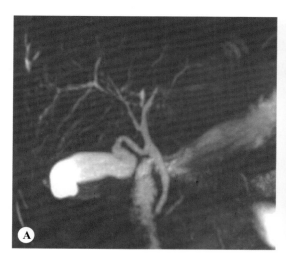
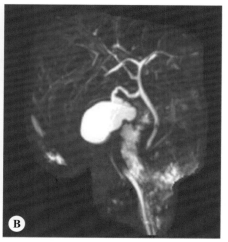

▲ 图 12-3　患者，男性，40 岁，轻症急性胰腺炎恢复期
A. 术前 MRCP 显示胆管正常；B. 该患者出现一过性、疼痛性黄疸，复查 MRCP 提示胆总管结石

但在临床实践中，PTC 是一项并发症发生率和死亡率更高的手术，即使在良性疾病中也是如此。其主要用于内镜治疗失败或有内镜治疗禁忌的梗阻性胆道疾病患者。对于恶性疾病患者，经肝置入金属支架已不再需要内镜和经皮联合手术。

关于复杂肝门部恶性肿瘤的治疗，首选内镜还是经皮引流仍有争议，正在进行的相关临床试验可为我们提供指导意见。目前，手术方式的选择取决于当地的技术水平，也可将患者转至更高级别的医院诊治。

三、ERCP 放射学

（一）影像设备

ERCP 一般是在设备良好的放射单元内完成的，将 X 线装置安装在内镜单元内的情况比较少见。射线设备的表现是与其价值相当的。放射科医生常关注图像分辨率、对比度、亮度、病变显影性、图像噪声等，并且他们需要最高质量的图像引导干预，以便于病理解读和治疗指导。内镜医生为什么会有所不同？使用这种最先进的放射检查系统带来的启示，类似于第一次戴上一副老花镜后意识到多年来缺失的东西一样。目前支持这一观点的科学证据是缺乏的，但直觉上告诉我们这是正确的。内镜医生使用低质量的放射学设备进行手术，不仅会影响声誉和生计，也会给患者带来风险。我们的选择不在于移动式 C 臂或固定式透视装置，而是图像质量。追求最好，不要妥协。

（二）房间设计

在从事 ERCP 过程中，术者应当充分了解所在医院和国家的指南，尤其是辐射防护相关的内容。本节主要就如何从设计层面减轻辐射暴露进行讨论。在安装设备时，必须确保为内镜医生、麻醉医生以及所有设备（包括 EUS 设置）提供最佳通道。

（三）影像存储

数码相机彻底改变了家庭摄影。我们大多数人在电脑上都存有数千张图片，与前几代人保存在楼梯下的装旧照片的鞋盒大不相同。数码射线成像也是如此。静态图像和视频可以很容易地记录和保存以供审查；唯一的限制是辐射剂量和图像存储容量。ERCP 的放射装置应连接到医院影像归档和通信系统（picture archiving and communication system，PACS），以便可以方便地查阅图像。因缺乏数字系统的即时性和可用性，基于射线胶片的成像系统已经过时。

（四）对比剂

因为不同 MR 信号强度之间的对比度（contrast）不一定依赖于静脉注射对比剂（contrast media），因此放射科医生喜欢对"contrast media"和"contrast"加以区分。但是，在常用的医学术语中，二者含义相似，可以互换。为了便于阅读，我们在本节中统一将其称为对比剂。离子造影的时代已经过去，现在所有的碘基水溶性对比剂都是低渗或等渗的。在血管内给药时，这些药物更易被接受，并可最大限度地提高舒适度。目前，并没有证据表明哪种对比剂更易造成 ERCP 的并发症，特别是胰腺炎方面[6]。使用导丝辅助插管时，一般很容易区分导丝进入的是胆管还是胰管，但偶尔也需要注射对比剂进行确认。下面这些简单的小建议可以使 ERCP 操作更方便。准备两种不同浓度的对比剂，一种碘含量为 300～350mg/ml，这时对比剂较黏稠；在首次插管之前，应使用这种高浓度对比剂预充导管。注入时，只需少量体积即可确认进入管道系统。使用高浓度对比剂时，胰管的意外插管会很快显现出来。高浓度对比剂的黏性也更大，使其更难迅速充满胰管，可能降低诱发胰腺炎的风险。如果使用较大直径的注射器注射高浓度对比剂，则由于注射力减小，可以起到更好的保护作用。如果导管成功进入胆管需要进行胆管造影时，则应将高浓度对比剂改为低浓度对比剂（碘含量约为150mg/ml）。低浓度对比剂不易掩盖扩张胆管内的小结石。如果需要肝内胆管造影来显示小胆管疾病，需要更换为高浓度对比剂以提高图像分辨率，也可以使用球囊封堵胆管造影。

（五）对比剂不良反应：预防和治疗

与所有涉及对比剂给药的程序一样，应当在术前进行过敏检查。ERCP 使用对比剂的不良反应非常罕见，但是内镜医生应熟悉当地和国家关于预防和治疗急性过敏反应的指南。

目前，有多种标准对比剂的替代品用于胆管造影，包括钆和空气（或二氧化碳），也有人在ERCP 时使用经皮超声对设备和病变进行定位。

（六）谁控制放射按钮

工作人员和患者的辐射剂量防护至关重要，大多数医疗机构为承担放射工作的内镜医生提供了操作指南和培训设施。在许多医院，由放射技师操作放射设备，内镜医生直接查看图像。关于这一点，内镜医生和放射技师之间需要制订非常明确的分工。内镜医生经常在要求放射技师"监控"或"透视"时，常常忘记喊"停止"。同样，如果内镜医生自己用脚踏开关控制设备，大脑和脚的协作至关重要，也就是说当内镜医生停止看透视时，就把脚抬起来。因此，医院应当为内镜医生和放射医生提供简明的培训课程。

（七）如何提高图像质量并提供准确解读

除了直接胆道镜检查外，ERCP 也是一种即时的检查方法，可以很快获得检查结果，并根据术前评估和影像结果做出治疗决策。因此，尽可能地提高图像质量对于 ERCP 是非常有帮助的，其中前文提及对比剂的应用就是一种方法。

ERCP 图像报告应该由放射科医生出具吗？如果是，应向放射医生提供内镜检查报告。尽管缺乏相应的证据，但经验丰富、精于胆道疾病诊断的放射医生出具的报告可能会更为准确，肝内胆管结石、易漏诊的穿孔、气肿性胆囊炎、肋骨和肺底转移瘤都是作者临床工作中见到的病例。放射医生甚至可以通过对某些方法的探讨，为图像质量改善提供反馈。但"由放射医生出具报告"这一制度并不是强制性的。

（八）患者体位

俯卧位是最佳体位。尽管许多老年人表示他们已经多年没有俯卧，但一旦协助他们摆好姿势，他们通常会感到舒适，特别是脖子、肩膀和臀部僵硬需要用枕头垫着的患者。俯卧位可以保证稳定性，并提供良好的内镜与气道通路。从放射学角度来看，垂直的透视装置可提供良好的前后位（anteroposterior，AP）成像。因此，俯卧位成像有利于更好地理解解剖学位置，同时由于患者的前后径通常小于左右径，俯卧位可以减少辐射散射、图像噪声，并可提高图像分辨率。另外，俯卧位还可以减少辐射剂量。如果患者不能俯卧，则让患者尽可能靠近透视设备，并通过旋转设备以达到 AP 位置。对于患有严重肺部疾病或气管插管的患者，以及其他不适合采取俯卧位的患者，仰卧位也是可行的，但对于内镜医生来说可能有些许不便。

（九）如何确定方位

在小肠造影或钡剂灌肠的腹部透视检查中，患者一般采取仰卧位常规投影并拍摄图像，此时患者的右侧位于图像的左侧。标准胸片也是如此。

如果患者俯卧，那么患者的右侧也是图像的右侧。因此，许多 ERCP 图像的展示是错误的，将患者右侧置于图像左侧，就好像患者处于仰卧位。这有关系吗？如果你清楚该机构的习惯且一直都是这样，就不是问题。其明显的优点是易于与 MRCP 图像进行比较（MRCP 图像通常以仰卧位展示）（图 12-4）。

（十）造影前成像

在插入内镜之前或之后，注射对比剂之前拍摄平片的做法是明智的；这样可以显示胆管中的

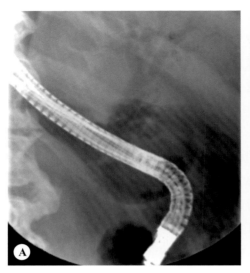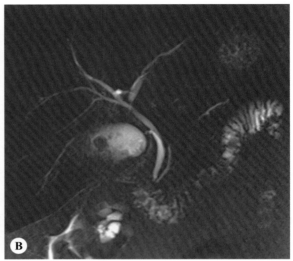

▲ 图 12-4　**A.** 正确投射的 **ERCP** 影像显示空气胆管造影；**B.** 正确投射的 **MRCP** 影像

气体、钙化的结石以及其他伪影，如电缆、手术夹和按钮（其中一些可以移动），还可以评估肋软骨的钙化程度。如果没有造影前图像的对比，直接注射对比剂不能确定是否存在结石或胆汁渗漏（图 12-5）。

（十一）检查图像

目前仍缺乏图像记录的规则。明智的做法是在术中的关键点留存图片纪录，例如，病理改变得到证实时；通过对比剂显示狭窄边缘时；干预后，如取石或放置支架，并记录并发症。用完整的影像来记录手术过程是非常有用的，也有助于

评估可能存在的穿孔。

（十二）注射对比剂

目前，大多数内镜医生使用括约肌切开刀和导丝进行插管，一旦进入胆管，就注射对比剂。少数情况下，如果导丝通过不顺畅，注入少量对比剂可以打开胆道括约肌，让导丝顺利通过。一旦插管进入胆管，术者需要注射足够的对比剂，以明确位置以及下一步的治疗方案。如果已知胆管内有结石，可以进行括约肌切开，随后使用取石球囊或网篮进行全胆管造影。如果遇到狭窄，应首先在狭窄下方注入对比剂，当导丝通过狭窄

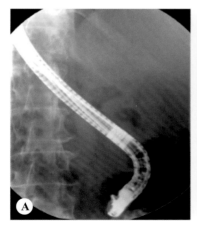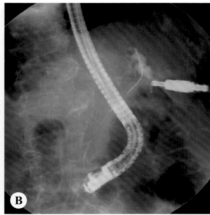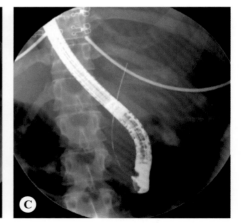

▲ 图 12-5　**A.** 注射对比剂前，正位投射造影；**B** 和 **C.** 摄影区域出现外来的伪影，容易造成混淆

后在上方注射对比剂，以确定狭窄范围。

向胆管内注射对比剂时，应注意对比剂的流速。在远端胆管注入对比剂可能会导致结石向近端移动，甚至进入肝内胆管，可能导致手术失败。在肝管汇合处注射对比剂会使结石向远端移动，这样更容易观察。

（十三）图像尺寸和放大

成像的部位通常不应超出右上象限，预期的区域如下：侧面包含胆囊，中间包含胰体，向上到右肋膈角，向下到十二指肠水平部。拍照时如果显示了全腹则是错误的。这样的图像降低了图像质量，增加辐射剂量，并且意味着较差的技术。

大多数透视装置具有三到四倍的放大范围，术者需要根据具体情况选择合适的倍数。例如，在胆管插管过程中，最大限度地放大图像，以便能够看到插管附件的尖端，并评估导丝是否进入胆管。一旦插管成功，可以降低放大倍数以显示相关的胆管系统（图 12-6）。

（十四）准直

所有的透视系统都有可移动的对称准直器，可在任何放大倍数下缩小可视图像的尺寸，并且有一个自动曝光装置，类似于内镜的自动光圈。这会根据触发传感器的辐射水平改变图像的亮度。如果这个水平很高（例如，图像上包括肺底），系统将降低辐射水平，从而降低胆管造影的清晰度。如果装有准直器，通过调整合适的辐射水平，图像质量将得到改善。此外，X 线束的准直可以减少散射，降低图像噪声，提高图像分辨率，术者将看得更清楚（图 12-7）。

四、棘手的影像问题

（一）是否有结石

病史或术前影像提示存在结石，但胆管造影并没有发现结石，这是一种屡见不鲜的情况。这可能是因为结石自动排出；也可能是结石在 X 线下不显影，但在括约肌切开后可发现并取出结石。当然，在某些情况下，如果能够清晰地显示胆管内无结石，最好避免括约肌切开术。胆管造影是一种动态过程，可以通过注射和抽吸对比剂来显示或排除难以发现的结石。胆管过度充盈会

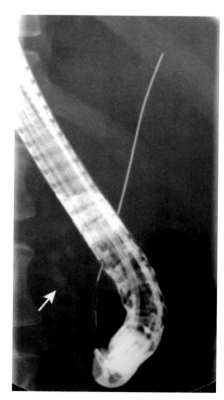

▲ 图 12-7 放大成像时严格的准直可以显示出轻微的胰头部钙化（箭）

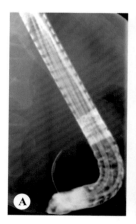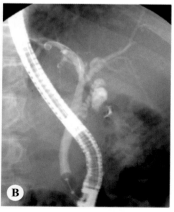

▲ 图 12-6 A. 括约肌切开刀和导丝引导的胆管导管的放大图像；B. 准确放大的完整的胆管系统图像

导致患者不适并增加胆管炎的风险，应尽量避免。但通过导管反复注射和抽吸对比剂探查胆管，可以实现更高质量的胆管造影。沿胆管拖拽充气球囊可以将结石从肝内导管中吸出。

（二）气泡

插管附件和注射器中应尽量避免出现气泡，但有时很难完全避免。仅凭简单的成像，没有万无一失的方法来区分气泡和结石。将插管附件置于疑似气泡的部位，然后进行抽吸，可能会消除气泡。用球囊抽吸也可能消除气泡，转动患者或倾斜手术台很少有用。

（三）明确困难解剖

常规的胆管解剖是两个右侧前段（Ⅴ和Ⅷ）汇入右前叶胆管，并与类似的右后叶胆管（Ⅵ和Ⅶ）融合形成肝右管。第Ⅱ、Ⅲ和Ⅳ节段连接形成肝左管。左右侧肝管汇入肝总管，与胆囊管汇合形成胆总管。但是，仅有不到 2/3 的正常人为这种常规的胆管解剖。还存在着一系列胆道解剖变异。幸运的是，对于内镜医生来说，大多数解剖变异可以在 MRCP 中简单、安全地显示出来。然而，内镜医生应当了解一些常见的解剖变异。放射医生应该报告 MRCP 的解剖变异（图 12-8）。

（四）胆囊管

胆囊管可从侧面、中间、高位或低位汇入胆

总管。手术过程中，不慎插管进入胆囊管时，可能会带来比较麻烦的情况，尤其是计划放置支架时。因此，应通过肝内胆管插入的导丝或注射对比剂来确认是否进入正确的位置。

（五）右后叶胆管变异

右后叶胆管变异（right posterior sectoral duct，RPSD）主要有以下两个原因（图 12-9）。

第一，大约有 15% 的患者 RPSD 汇入肝左管，这会影响肝门部疾病患者采取右侧引流的效果，即放置在右侧肝管内的支架只能引流两段肝脏。

第二，RPSD 可能从肝门水平以下汇入肝总管。当 RPSD 在靠近胆囊管的位置汇入肝总管时，两者容易混淆，尤其是在腹腔镜胆囊切除术中进行分离时。在这种情况下，对 RPSD 的损伤是一个常见的问题[7]。更为复杂的是，RPSD 可以汇入胆囊管，或者胆囊管也可以汇入 RPSD。内镜医生需要充分理解和认识这些解剖变异，否则造成的后果可能是灾难性的。

因此，基于胆道解剖的多样性，MRCP 是胆道肿瘤术前评估的重要组成部分。

（六）狭窄评估

如果胆管系统（尤其是肝外胆管）存在复杂狭窄，采用二维的透视方法展现胆管系统的三维

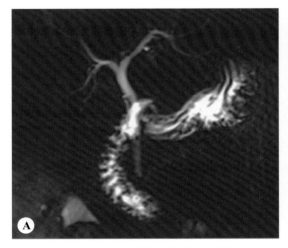
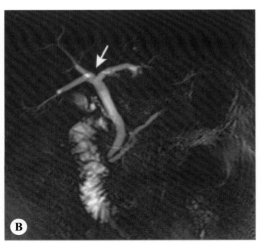

▲ 图 12-8　**A.** 正常的肝胆管合流图像；**B.** 常见变异：前位和后位右侧肝管与左侧肝管汇合

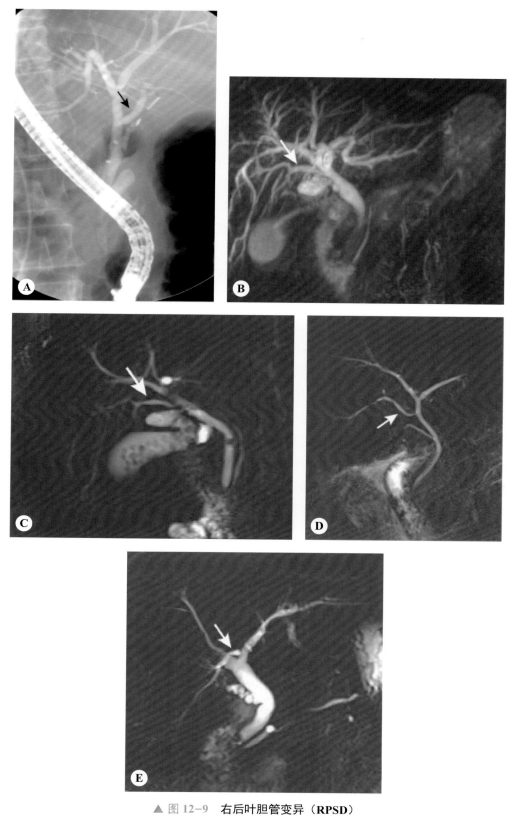

▲ 图 12-9　右后叶胆管变异（RPSD）

A. 胆囊切除术后患者的 ERCP 显示低位的 RPSD，与胆囊切除后的吻合夹非常接近；B 至 D. 不同形式的低位 RPSD 图像；E.RPSD 汇入肝左管结构，术者很难理解其中的解剖关系。对胆管系统三维结构的理解是正确放置支架所必需的。变换体位或旋转透视设备将有助于更好地了解胆管的三维解剖结构。旋转时，相邻的两个结构仍会保持它们的相对位置，两个相距较远的结构不会维持这种关系；将俯卧患者向右旋转时，将会使前部结构向中央移动，后部结构向侧方移动。必须牢记这种视差。另外，与变动患者体位相比，晃动导管是一种更简单的操作方法。

五、辐射风险与防护

ERCP 辐射暴露风险涉及患者、内镜医生和其他工作人员。尤其是近年来 CT 使用的增加，放射科医生和辐射防护管理者越来越担心患者，尤其是年轻人所承受的辐射负担。辐射的风险不仅仅与肿瘤有关。对介入放射医生的研究表明，在长期的从业人员中，白内障和脑肿瘤的风险明显增加，内镜医生也面临着同样的风险。

内镜医生可能认为，保护老年患者，尤其是那些患有恶性疾病的患者免受辐射伤害的措施不太必要，因为这些患者的预期寿命有限，而且与辐射风险相比，治疗获益更明显。然而，内镜医生应当明白，他们自身的辐射暴露来自于患者的散射辐射，因此，减少患者辐射剂量的同时也会减少术者的辐射剂量。

（一）如何最大限度地减少辐射剂量

1. 计划　ERCP 作为一种治疗手段，只有在初步影像检查明确有需要 ERCP 干预的特定情况时，才能进行该操作。在辐射防护术语中，这是使用电离辐射的"理由"，也是一项法律要求。

2. 优化　这意味着需要拥有在最短的时间内完成 ERCP 的最佳条件。当然，这取决于团队的技术；一个非常熟练的团队可能更快地完成介入手术。优化包括使用最佳的透视设备，患者摆出合适的体位和舒适的镇静或麻醉，并合理应用射线照相技术。

3. 限制　辐射剂量的限制不仅仅是术者及时松开透视开关，还涉及一系列措施，综合起来控制患者和工作人员的辐射剂量。

（二）放射单元

由于散射辐射的物理特性，对于操作员而言，将 X 线管置于操作台面下方比置于操作台面上方具有更低的辐射暴露剂量。因此，大多数装置将影像增强器（摄像头）置于患者上方，并将其放置在尽可能靠近患者的位置，以减少内镜医生及助手的辐射剂量。

所有透视设备都装有电子和机械的剂量节省装置。随着介入放射学（interventional radiology, IR）的扩展，设备制造商已经开发出越来越精细的剂量节省方法。每个透视设备上都有自动曝光装置，可将管电压和管电流调节到最佳水平。所有透视装置都设置为间歇性透视。这意味着，术者通过脚踏开关将辐射发射频率从持续发生改为每秒数次的脉冲式发射。很明显，如果透视设备每秒时间内仅脉冲辐射半秒，那么与连续透视相比，可以减少 50% 的放射剂量。使用较低的脉冲设置完全可以获得足够的影像。

X 线束的准直是一种经常用来提高图像质量的方法。严格准直的 X 线束可减少散射辐射，获取的图像更加清楚。

（三）机械设备

大多数透视装置都在操作台以上配有铅玻璃或铅橡胶防护屏。但是，术者的腿部在 ERCP 过程中接受了较大的辐射剂量，这个问题也可以通过使用类似屏幕来解决。在放射源和术者之间放置铅玻璃屏，可以降低眼睛和甲状腺的辐射剂量。

（四）个人防护

辐射剂量取决于平方反比定律。根据该定律，术者离患者越远，所受的辐射剂量越低。内镜医生不可避免地需要站在患者身边，因此防护服是必不可少的。目前，厂家一般使用重量轻但具有较好防护性能的材料制作铅衣。穿着合身的长款铅衣，可以覆盖整个含骨髓的骨骼、肩胛带、脊柱、骨盆、胸骨和股骨。铅衣的侧面和背面应当是封闭的。若侧面开放，内镜医生侧身站在操作台边上时，铅衣就会失去防护保护作用。手术过程中，术者应佩戴甲状腺防护罩和铅玻璃眼镜，并且眼镜的侧面也应增加防护。接受高剂量辐射的术者建议使用铅橡胶护腿。术者的助手也应穿戴类似的个人防护装备。所有人都应进行定期的辐射剂量监测。

（五）妊娠患者

ERCP 偶尔也会用于妊娠合并胆管结石的患者。经过初步的 MRCP 评估后，可以进行 ERCP。如果胆管插管顺利，并通过回吸胆汁证实，可在不使用射线的情况下进行括约肌切开和支架置入，进一步治疗可推迟至分娩后。如果需要透视，则孕妇可以穿着分体式铅围裙，在前后位和侧位为胎儿提供 360° 保护。可以在患者腹部下方的台面上放一件铅衣，为胎儿提供额外的保护。因为妊娠期间乳房对辐射特别敏感，乳房的保护也很重要。当然，还应采取其他所有节省剂量的方法，将透视时间保持在绝对最小，并避免持续曝光。所有透视装置都能够对透视的最后一帧进行图像抓取，并将其保存。记录暴露水平有益于后续的评估。辐射防护的工作人员可以根据所受的辐射剂量估计胎儿患额外肿瘤的风险，但根据以往的经验，这种概率一般非常低。

有趣的是，大多数旨在减少辐射剂量的措施也可以提高图像质量，从而提高了诊断和治疗的成功率。

内镜医生不应将辐射防护措施视为无关紧要的事情，而应将其视为医疗照护质量的一个方面。

六、结论

ERCP 是一项复杂的手术操作。当选择 ERCP 作为自己的职业时，我们需要学习很多知识。

消化内科医生的自然关注点是内镜及其附件。然而，在早期阶段充分了解 ERCP 放射学知识，不仅可以确定手术的适应证，保护患者和术者免受辐射，还可以改善图像质量、增强判读，这些都将有助于优化手术结果并保护 ERCP 术者。

参考文献

[1] Patel R, Ingle M, Choksi, et al. EUS can prevent unnecessary diagnostic ERCP even in patients with high likelihood of choledocholithiasis and inconclusive ultrasonography: results of a prospective study. *Clin Endosc* 2017;50:592-597.

[2] Anathhanam S, Lewington AJ. Acute kidney injury. *J R Coll Physicians Edinb* 2013;43:323-329.

[3] Viera MS, Lazoura O, Nicol E, et al. MRI in patients with implantable electronic devices. *Clin Rad* 2013;68:928-934.

[4] Akisik MF, Jennings SG, Aisen AM, et al. MRCP in patient care: a prospective survey of gastroenterologists. *AJR Am J Roentgenol* 2013;201:573-577.

[5] Itoi T, Vinay Dhir V, Moon JH, et al. EUS-guided biliary drainage: moving into a new era of biliary drainage. *Gastrointest Endosc* 2017;85:915-917.

[6] Ogawa M, Kawaguchi Y, Kawashima Y, et al. A comparison of ionic, monomer, high osmolar contrast media with non-ionic, dimer, iso-osmolar contrast media in ERCP. *Tokai J Exp Clin Med* 2013;38(3):109-113.

[7] Wojcicki M, Patkowski W, Chmurowicz T, et al. Isolated right posterior bile duct injury following cholecystectomy: report of two cases. *World J Gastroenterol* 2013;19:6118-6121.

第 13 章

ERCP 的报告与存档

ERCP Reporting and Documentation

Lars Aabakken　著

要　点

- 内镜报告是记录 ERCP 操作过程和结果的主要工具。
- 不同的读者可能需要不同的报告；通俗易懂的报告便于患者理解。
- 结构化报告和一些必选内容有利于质控工作和对内镜中心的操作情况进行追踪。
- 基于简明标准术语和标准定义来结构化描述术中所见，有利于形成一套通用语言并提升报告的可读性。
- 与放射科医生的良好沟通及图像存档对 ERCP 至关重要，图像存档同样也需要进行标准化。

　　一台完整的 ERCP 操作直到操作过程被正确地记录下来才算完成。一份全面的报告对于确保操作过程能被适当地表达至关重要，能为转诊医生、其他专家、内镜医生和患者提供重要的信息。此外，逐渐增加的对汇总质量数据的需求，也要求合适地记录内镜操作。

　　已有关于基于简明标准术语的结构化内镜报告和对术中发现描述的推荐。也出现了图像存档的标准，这对 ERCP 特别重要。内镜报告包括事后归因信息、病理报告、术后不良事件，仍然是一个挑战，但这对于建立一个全面综合的信息系统是至关重要的。本章将概述结构化报告的原则和强调建议的最低要求。

　　尽管大多数致力于掌握 ERCP 的内镜医生都会重点学习进镜、插管和治疗技术，而精准描述操作过程的内镜报告是一次成功 ERCP 不可或缺的部分。准确的 ERCP 内镜报告对于转诊或接诊医生非常重要，同时它也具有其他的实际、管理及法律应用。

　　以前，内镜报告更像是大多数医生的笔记，是非结构化的，叙述性描写术中所见、结论和建议。然而，结构化、基本要求和标准化语言逐渐成为医疗文档的普遍特征，对于内镜报告也同样适用。书写良好的结构化内镜报告应该是 ERCP 培训的基本部分。

一、结构化报告

　　当你阅读教科书的章节或医学杂志上的学术报告时，你会期待有一个明确清晰的结构，在标准的位置出现特定的相应内容。同样的，标准化结构将有助于内镜报告的阅读者理解报告。报告的可理解度，部分取决于报告的组成部分和其内部顺序，也与其内容和每个组成部分的内部结构相关。至于术中所见，胃肠镜简明标准术语

（minimal standard terminology, MST）对病变的描述提出了一个框架可供参考[1]。MST 提供了一定数量的核心词汇，能用来描述绝大部分的内镜下所见，并且为每个术语或病变提供了具有必需属性的许多可能属性值。此外，这些术语的主要定义是可以查询的，以指导每个术语的正确应用[2]。这个体系最初是为腔镜设计的，因此最适合应用在此类设备中。然而，ERCP 和超声内镜也包括在后来的版本中——MST 3.0[3]。因此，ERCP 的术中所见描述能大部分按照 MST 体系来运行。但是，目前其治疗操作的技术要点和细节还不能很好地在该体系中应用。

二、报告内容

ERCP 报告的结构应该尽可能与其他内镜设备的检查报告结构模式相似。最近，世界内镜组织（World Endoscopy Organization，WEO）出具的一份工作报告，对内镜报告的结构提出了标准化建议，本文所描述的报告结构参照了这些建议[4]。但是，必须指出的是，本书是最低限度的指导，大多数内镜中心会根据当地的需求、技术能力和科研兴趣来选择额外的细节或选项列入报告中。

（一）管理数据

1. 内镜设备。

2. 患者标识信息（姓名、病历号、出生日期）。

3. 检查日期、时间、地点。

4. 内镜检查主要分类。

5. 择期 / 急诊检查。

6. 门诊 / 住院患者。

7. 内镜医生。

8. 内镜护士。

9. 麻醉师 / 麻醉护士。

10. 转诊医生，附加地址信息。

注释：大部分内镜中心可能会出具独特格式的内镜报告，其中包括抬头、徽标、文字格式及

排版结构。各种内镜设备的管理数据要素应该是相似的，应该与内镜中心联合运行，并且要和院内标准保持一致。内镜中心可能对报告进行改编，如内镜检查名称（如 ERCP）可能会以加大字体放置在报告的顶端，以便迅速识别这个重要信息。有的机构可能会把患者身份识别信息放在中心的位置，并和医院一般医疗记录统一标准。

列出报告的所有收件人很重要，以便明确报告阅读者的职责。这样转诊医生就能直接了解哪些专家已被告知患者的检查结果。

（二）临床资料

1. 适应证 / 行内镜检查的原因（MST）。

2. 简要病史，包括相关的家族史。

3. 风险评估：美国麻醉医生协会（ASA）生理分级、合并症、抗凝药物使用、感染风险、电刀使用风险及其他特定风险因素。

4. 知情同意书。

注释：报告中应注明行该项内镜操作的原因，以及决定行该项操作所考虑的相关因素。主要包括患者的临床表现、既往相关影像资料、替代方案、患者的风险评估和患者知情同意书的明确声明。尽管上述信息可能已经记录在患者的病历或转诊介绍信里了，但这些核心项目仍应在内镜报告中记录，因为一些读报告的人可能无法接触到这些辅助信息。这一点对 ERCP 尤为重要，因为 ERCP 风险 / 获益比同其他简单操作有根本的区别。

简明标准术语 3.0（MST 3.0）列出了 ERCP 的主要适应证。然而，多数内镜中心会根据自身的需求对适应证进行调整，为了研究或其他目的进行扩充或增加亚分类。病史应包括既往 ERCP 的操作细节，包括检查结果、治疗和技术问题，还应包括具体问题及患者耐受度等。

（三）技术信息

1. 镇静及其他药物。

2. 所用设备（内镜型号）。

3. 洗消质量和内镜视野清晰度。

4. 检查范围。

5. 操作中遇到的问题和解决方案。

6. 患者舒适度和麻醉质量。

注释：尽管有些细节对转诊医生可能仅有很小的用处，但对麻醉复苏区医务人员至关重要（如麻药剂量和麻醉时间）；对于接手治疗的内镜医生，如果能了解上次 ERCP 的操作细节，将对其诊疗有着巨大帮助。

有些方面，包括内镜成像质量或患者的舒适度，以及其他明确的质量相关问题都与质量保障相关。

注明 ERCP 检查的范围和相对目的，应描述内镜具体进镜到达的位置。有时胰管造影很可能是主动有意的，甚至是关键的，但就算胰管意外显影，也都应该记录在内镜报告中。因此，不同于结肠检查，ERCP 操作的成功不是预设的和一成不变的，其成功与初始意图和最终结果相关。这方面对确保质量非常重要，因此要求内镜医生能在报告中客观地记录[5]。

在一些培训机构，指导老师和同事在操作过程中提供的帮助细节甚至帮助次数均应详细记录。这些数据不要求强制记录，但可能非常重要，比如借此去了解学员的学习曲线。

患者的一些指标（如血压、氧饱和曲线、心律失常）可以从监护仪上自动收集记录下来。一些内镜系统软件能整合这些数据，也能追踪内镜的洗消信息和内镜存储记录。

患者知情同意书应该包括在内镜报告中。知情同意书要能反映患者的实际同意过程。一键式自动文本输入过程可能出现错误，软件解决方案必须确保信息被正确输入。

（四）操作细节

1. 进镜至十二指肠，描述进镜所见消化道黏膜情况。

2. 乳头插管细节及所用内镜附件。

3. 造影结果。

4. 活检／包含结果的治疗过程。

5. 术中相关事件。

注释：这一部分与内镜操作报告的模板稍有不同，因为不仅最终的结果受到关注，同时，如何操作的细节更让人感兴趣。

除了关注患者的体位，内镜进镜过程和在十二指肠降段的摆位细节也要关注。如果到达十二指肠有一定难度，应该关注困难的具体情况和解决困难的细节。根据临床情况，壶腹周围以外的内镜下发现也是有意义的，如肝病患者的静脉曲张、食管狭窄、十二指肠溃疡等。在有上述情况的这些病例，可能需要考虑用胃镜来进一步检查。壶腹周围的相关解剖变异也应该予以关注，如黏膜肿胀、管腔狭窄和憩室。即使没有异常发现，也需要在报告中明确指出，如未见食管静脉曲张、未见渗出、未见既往所见异常表现。

报告中还需提及插管方法和乳头插管过程所遇到的特殊情况，以提示是否增加了胰腺炎或其他并发症发生的风险。造影结果应该按照标准术语（MST 3.0）来精准地描述，避免使用模棱两可的术语。尽可能使用毫米或厘米来表达测量结果。解剖术语亦需要规范化表达（图 13-1）。

报告中必须记录获取标本的过程，包括将用来做何种检测。治疗措施应当做详细的描述，包括扩张导管的口径、球囊和支架的长度及直径、扩张持续时间等。对操作最终结果应该予以明确，并和最初的操作预想相呼应。

报告中注明操作中发生的突发情况，包括采取了何种补救措施，以及最终结果如何。还需要说明突发情况是否改变了操作本身的最终结果。依据最新的不良事件规定，这些突发情况将被决定是否列入不良事件[6]。

（五）结论和建议

对于大多数 ERCP 报告阅读者，结论和建议是主要的关注部分。这部分包括了 ERCP 诊

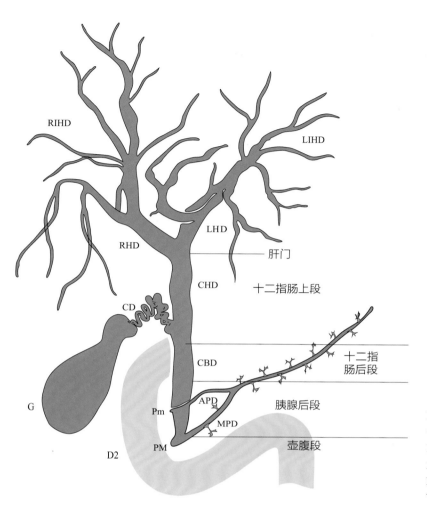

◀ **图 13-1　规范化胰胆管解剖术语[2]**
D2. 十二指肠降段；PM. 大乳头；Pm. 副乳头；
CBD. 胆总管；CHD. 肝总管；RHD. 肝右管；
LHD. 肝左管；RIHD. 右肝内胆管；LIHD.
左肝内胆管；CD. 胆囊管；APD. 副胰管；
MPD. 主胰管；G. 胆囊（图片经 Normed
Verlang 许可转载）

断、治疗以及最终结论的核心信息。建议应该包括术后监护，也可以是解释术中发现、何时复查或随访相关事宜。对于术后随访应该做出明确的说明。

三、成像

内镜检查的图像文件是内镜报告中不可缺少的部分[7]。放射影像是 ERCP 报告的组成部分，但在大部分医院，放射影像的存储和报告系统由放射科负责，因此，ERCP 报告的内镜部分和放射部分出现各自独立趋势。方便易于获取的内镜图像存储系统一直很少，部分是因为缺少合适的硬件、难于整合到常规医疗记录系统，还在于大家的关注点都放在了 X 线图像上。放射影像因为具有不同的程序、硬件、存储机制甚至是网络，趋向于独立存在于放射影像系统。

由于放射科医生通常不在内镜操作现场，X 线图像大多由非放射专业的内镜医生留取，这对放射科医生解读 X 线图像和出具报告造成一定的困难[8, 9]。这点还有待于进一步改进，在将来应争取创建联合报告机制。应保证放射科医生能够获得一份内镜报告是非常必要的，希望电子医疗记录系统能够将两者协调好。

（一）放射成像

目前仍缺乏关于如何优化内镜领域影像文件存储的推荐和建议。规范现在已经出台，由于 ERCP 操作的多样性及对特定影像的多种需求，这些规范只能作为粗略的指导。

然而，一些基本原则能帮助我们优化放射成像的质和量，详见第 12 章。

1. 确保患者的放射影像能够准确出现在 X 线监视器上。这应该和检查仪器及 X 线屏蔽设备是否正常运行，一起成为常规必备准备工作的一部分。

2. 启动 X 线前，将 X 线球管置于最佳位置和屏蔽图像的边缘，尽可能提高图像的质量并降低辐射量。通常，直接前后位最佳，偶尔其他的角度也是有用的。

3. 如果进镜至十二指肠乳头困难，特别是遇到十二指肠肠腔狭窄及扩张的情况，需留取此过程的影像。当不良事件（如穿孔）发生的时候，这些资料显得非常重要。

4. 十二指肠镜进至乳头插管位置时，应该在注射对比剂前留取一张 X 线片，如有任何异物（电线、衣服配饰、身体穿环等）在放射野内，均应予以移除。以免肋骨或血管钙化和近期使用对比剂的影像造成混淆。

5. 导丝的初始位置可能不需要被记录，但最初注射对比剂的影像必须准确留取。通常情况，这些低对比度的初始影像最具有指导意义，尤其是对显示肝门部的解剖结构或显示瘘口的位置时。在过度充盈对比剂的胆 / 胰管内，小结石会淹没在对比剂里被遗漏。

6. 应该显示病变部位完整的对比剂充盈情况。特别是在遇到肝内胆管狭窄或梗阻的情况，有时需要球囊封堵辅助，以免对比剂优先过度充盈胆囊或从切开的乳头流出。为留取关键图像，可以改变成像角度和短暂变换镜身位置。

7. 任何病变或可疑病变以及解剖结构异常都应该留取图像记录。对胆胰管正常解剖结构及变异的充分理解非常关键。

8. 治疗过程的各个时期都应该留取影像，特别是最终结果（支架的放置位置、结石是否完全取出、扩张球囊扩张的最终状态等）。

9. 任何不良事件都应该留存影像（如网篮嵌顿、对比剂渗漏、黏膜下注射对比剂、胰腺腺泡显影或出现游离气体）。

10. 撤镜后需留取最后的放射影像。胰胆管腔内对比剂排空的动态过程也是非常重要的。有时仰卧位获得的图像可以获得额外的信息，特别是在需要右侧胆管充盈时。同样，头高足低位有利于胆囊的充盈。

（二）内镜图像

与其他内镜检查相比，记录 ERCP 的内镜下表现可能不是那么重要。然而，任何病变或异常都需留取图像（例如，十二指肠溃疡，可疑癌侵犯，狭窄或壶腹部憩室，或者壶腹部的任何病变表现）。

应该在任何操作前后（如乳头括约肌切开），留取十二指肠乳头的图像。治疗操作的重要步骤（如取石或置入多个支架）可能令人关注。然而录像可能更好地记录操作的过程。录像可以更容易在网络和电脑系统间传递，将来的应用会越来越广泛。

对于壶腹部肿瘤放射影像显示不佳，留取壶腹部肿瘤切除前后的图像显得至关重要。在内镜检查认为不能切除的病变中，其内镜图像是外科医生手术（或姑息治疗策略制订）的重要初始资料依据。

四、术后资料

内镜报告一般在操作结束后不久即可出具，在此之前的治疗均记录在报告上。然而，操作后的一些信息仍有一定意义，至少要和 ERCP 报告相关联。与之相关的最重要的内容是迟发不良事件、术中记录的意外事件的结果以及病理报告。从更广泛的角度看，操作治疗的最终结果是令人关注的，但这部分信息最好能在常规医疗记录系统里追踪。

（一）不良事件

适当的不良事件记录是 ERCP 操作的重要环节，操作过程中不良事件是 ERCP 报告的一个自然组成部分，但记录迟发不良事件是一个更困难的问题。美国胃肠内镜学会（American Society for Gastrointestinal Endoscopy，ASGE）一个工作组设计了一个关于记录不良事件类型、严重程度、转归和成因的系统[6]，并推荐应用此结构系统，此系统也包含在简明标准术语（MST）系统中[3]。需要去认识到记录不良事件并不意味着"罪恶"或"错误"是非常重要的。尽管责任医生的确可能被指责，但不良反应报告与此无关。

（二）病理报告

如果没有对应的病理报告，ERCP 术中所取标本就没有任何价值了。理想的情况是，当病理报告出来后，内镜报告能随之更新。一些软件允许如此操作。如若不能，常规医疗记录系统必须将两份报告关联起来，任何关于病理结果所致的诊断和建议的更新亦需一并关联。

五、报告输出

传统的 ERCP 报告输出形式是将一份纸质报告送到转诊医生或相关方。这种形式仍具有较大的实用型，将继续成为文件存档的核心部分，其他的输出形式也在逐渐被认可，尤其是当下的报告都出自于数据库的记录信息。因此不同格式的报告应该是可行的，能让普通医生将关注集中在报告的诠释和给出建议上，可以采用更专业的格式供 ERCP 领域的专家或合作的外科医生参考，可能他们需要了解更多操作过程的细节。供恢复室医务人员可即刻阅读的报告格式非常重要，在深度镇静或全身麻醉情况下，患者需要延长监护时间，麻醉师需要更加格式化的报告。

越来越多的患者自己也想要一份内镜报告。有些内镜医生会把给转诊医生内镜报告的副本给患者一份，但是给患者的最好是能突出重点的版本，比如用非专业的语言描述重要发现和结论，也可以附带更详尽的解释或相关的草图。报告中最好还能有相关疾病的描述，更详细的解剖说明或相关资料的网页链接。

最后，为了质控、财务或医院统计数据等目的，也需要收集报告。因此，输出的信息不仅仅是录入的信息而已，不同的报告阅读群体可以获得不同的最有用的信息。

为了实现多中心质控，积累的数据（至少隐去患者姓名）可以输入到联合数据库中。已经存在一些此类网站，并且对各家 ERCP 中心所提供数据的透明度和质量衡量标准的要求也越来越高。

六、内镜报告软件

有些内镜中心仍然在采用叙述的方式口述其内镜操作过程，然后再进行书面记录。然而，为逐渐满足对不同文档的需求，我们需要专门的数据库来生成不同的合适报告。一些符合如此要求的商业化系统可以获得，并能和全医院数据库进行方便地整合。

软件供应商面临的主要难题是开发能将需要的数据结构格式化呈现的界面，并能被用户接受。一方面报告需要一定的格式结构，另一方面内镜医生需要能快速、自然、灵活运用的语言，两者之间的矛盾不可避免。除非这个困境被解决，否则结构化数据输入的质量无法保证，收集的数据也无法准确反应内镜操作的实际情况。

目前，正在推广的结构化标准为软件公司提供了重要的参考。不同的软件解决方案根据推荐的术语、特征及内镜报告组成，至少可以形成一个默认模板。虽然会对默认的模板进行修改和扩充，但是这样一个通用平台代表了联合的基础，可促进全世界内镜报告的规范化。

参考文献

[1] Crespi M, Delvaux M, Schaprio M, et al. Working Party Report by the Committee for Minimal Standards of Terminology and Documentation in Digestive Endoscopy of the European Society of Gastrointestinal Endoscopy. Minimal standard terminology for a computerized endoscopic database. Ad hoc Task Force of the Committee. *Am J Gastroenterol* 1996;91(2):191-216.

[2] Waye JD, Maratka Z, Armengol-Miro, JR, eds., *Digestive Endoscopy: Terminology with Definitions and Classifications of Diagnosis and Therapy and Standardized Endoscopic Reporting*. Bad Homburg, Germany: Normed Verlag;2013.

[3] Aabakken L, Rembacken B, LeMoine O, et al. Minimal standard terminology for gastrointestinal endoscopy - MST 3.0. *Endoscopy* 2009;41(8):727-738.

[4] Aabakken L, Barkun AN, Cotton PB, et al. Standardized endoscopic reporting. *J Gastroenterol Hepatol* 2014;29:234-240.

[5] Domagk D, Oppong KW, Aabakken L, et al. Performance measures for ERCP and endoscopic ultrasound: a European Society of Gastrointestinal Endoscopy (ESGE) Quality Improvement Initiative. *Endoscopy* 2018;50(11):1116-1127.

[6] Cotton PB, Eisen GM, Aabakken L, et al. A lexicon for endoscopic adverse events: report of an ASGE workshop. *Gastrointest Endosc* 2010;71(3):446-454.

[7] de Lange T, Larsen S, Aabakken L. Image documentation of endoscopic findings in ulcerative colitis: photographs or video clips? *Gastrointest Endosc* 2005;61(6):715-720.

[8] Khanna N, May G, Bass S, et al. Postprocedural interpretation of endoscopic retrograde cholangiopancreatography by radiology. *Can J Gastroenterol* 2008;22(1):55-60.

[9] Kucera S, Isenberg G, Chak A, et al. Postprocedure radiologist's interpretation of ERCP x-ray films: a prospective outcomes study. *Gastrointest Endosc* 2007;66(1):79-83.

第三篇
临床应用
Clinical Applications

第 14 章

ERCP 与急性胆管炎

ERCP in Acute Cholangitis

Wei-Chih Liao Hsiu-Po Wang **著**

要　点

- ◆ ERCP 是胆道减压的首选一线治疗方法，是治疗急性胆管炎的最重要手段。
- ◆ ERCP 治疗急性胆管炎的主要目标是通过处理梗阻的病因（大部分为结石）或通过置入鼻胆引流管或塑料支架来解除胆道梗阻。
- ◆ ERCP 的时机和操作流程应根据胆道梗阻的病因、部位及患者的一般状况来决定。
- ◆ 当 ERCP 风险高、技术困难或不成功时，其他胆道减压方式如经皮经肝胆管引流术，仍然是一种有价值的选择。

一、要诀和技巧

- 在急性胆管炎患者中，深插管后首先要抽吸感染的胆汁或脓液，再注射对比剂，以避免造成胆道压力进一步升高和细菌播散。
- 在结石嵌顿导致插管失败的情况下，针刀预切开嵌顿结石上的乳头括约肌有助于插管进入胆管，通常嵌顿结石也会自发脱落。
- 对于复杂的肝门部狭窄病例，应提前行磁共振胰胆管成像（MRCP）检查，并避免在行 ERCP 操作时进行全胆管造影。仅将对比剂注入要用于引流的胆管段，这样可减少 ERCP 术后感染。
- 应用内镜下柱状球囊乳头扩张术时，维持球囊完全扩张 3~5min，以降低 ERCP 术后胰腺炎（PEP）的发生风险。
- 对于较大或困难的结石梗阻，留置支架进行胆道减压是一种快速的临时替代取石的方法。支架置入一段时间（如 3 个月）后，部分患者可能出现部分结石崩解，使后续结石取出更加容易。

二、背景

急性胆管炎是 ERCP 常见且重要的适应证。它是由于胆管阻塞和胆汁淤积继发细菌感染所致[1]。急性胆管炎的典型症状包括右上腹疼痛、黄疸和发热（Charcot 三联征），但并非所有患者都有这三种症状[1]。如果是新近发生或不全的胆道梗阻，可表现为一过性或轻微疼痛以及轻度黄疸。在 Charcot 三联征基础上出现神志状态改变和休克则称为 Reynolds 五联征，提示患者出现了严重的急性化脓性胆管炎。这种情况会出现病情迅速恶化和死亡的重大风险，需要积极的复苏治疗措施（包括补液复苏、广谱抗生素抗感染、重症监护等），同时需要进行紧急的胆管引流[2]。

（一）急性胆管炎的病因

胆总管结石是急性胆管炎最常见的病因。其他常见原因包括各种良性胆管狭窄（如慢性胰腺炎、术后狭窄）、Mirizzi 综合征，以及不太常见的恶性胆管狭窄[3]。留置的胆道支架容易引起细菌感染，支架堵塞常导致急性胆管炎。同样的，既往括约肌切开术会导致肠胆反流和胆道细菌感染，并可能导致胆管炎或结石复发[4]。急性胆管炎也可能发生在恶性胆道梗阻的患者中，尤其是在先前的 ERCP 中尝试向胆管内注射对比剂后，而胆管引流未成功的患者。

（二）病理生理学

细菌可以通过 Vater 壶腹（如逆行性胆管炎）或通过门静脉菌血症的移位进入正常无菌的胆道系统[5]。由于正常胆汁流的冲刷保护作用以及胆汁盐和胆汁免疫球蛋白 A（IgA）的抗菌作用，单纯的胆道内细菌并不一定会引起急性胆管炎[5]。然而，在胆道梗阻的情况下，由于胆汁流动性降低和 Kupffer 细胞功能受损易导致急性胆管炎[6, 7]。进一步，梗阻使胆道内压力增加，从而导致细菌从胆汁播散到体循环，并阻碍抗生素向胆汁中的分泌排泄[6, 8]。ERCP 操作时，注入胆道的对比剂引流失败也可引起胆管炎。

（三）细菌学

肠道革兰阴性菌是引起急性胆管炎的最常见细菌，包括大肠埃希菌、克雷伯菌、柠檬酸杆菌、肠杆菌和变形杆菌[9]。有时也能从急性胆管炎的胆汁中分离出来革兰阳性肠球菌和厌氧菌[1, 9]。

三、急性胆管炎的治疗

（一）一般处理和抗生素治疗

除了一般的复苏措施外，应立即进行血液培养，然后尽快使用广谱覆盖常见病原菌的经验性抗生素治疗。

抗生素的选择应考虑当地细菌学和药物敏感情况，并且一旦获得血或胆汁培养和药敏结果后

应重新评估。2018 年东京指南[10] 提供了抗生素选择的建议。初始治疗方案包括基于青霉素的治疗（如哌拉西林 / 他唑巴坦）或基于头孢菌素的治疗（如头孢唑啉、头孢噻肟、头孢曲松、头孢吡肟）。

（二）胆道梗阻的解除

由于梗阻引起的胆管内压力增加会导致细菌全身播散，并阻碍抗生素向胆汁中的分泌渗透。因此，胆道减压和引流感染的胆汁和脓液在治疗急性胆管炎中起着核心作用，通常会使症状迅速改善和稳定。解除胆道梗阻可以通过 ERCP、经皮经肝胆道穿刺引流（PTBD）或手术来实现，但 ERCP 是首选的一线治疗方法。

在一项比较 ERCP 和急诊手术的随机对照试验（randomized controlled trial, RCT）中，ERCP 具有较低的发病率和死亡率[11]。对于由结石引发胆管炎的病例，在大多数情况下，ERCP 也可以实现最终治疗（即清除结石）。在非头对头比较 ERCP 和 PTBD 的 RCT 中，PTBD 在急性胆管炎中实现引流的成功率与 ERCP 相似（＞90%）。PTBD 的优点是不需要麻醉，并且可以在行 ERCP 高风险的患者中进行，但穿刺肝脏有出血、胆漏或感染的风险，特别是在严重败血症、血小板减少或弥散性血管内凝血（disseminated intravascular coagulation, DIC）的患者中。因此，PTBD 通常适用于体弱不能耐受 ERCP 的患者，或者 ERCP 失败或技术困难的患者（例如，术后解剖结构改变，如 Billroth Ⅱ式、Roux-en-Y 胆总管空肠吻合术或胃旁路术等，以及 Bismuth Ⅲ型或Ⅳ型肝门部胆管狭窄）。患者病情稳定后可通过 ERCP/ 小肠镜辅助 ERCP、经皮入路、超声内镜（EUS）引导入路或联合入路实现后续的最终治疗。

（三）胆道减压的时机

大多数患者在抗生素和复苏治疗措施后的 6～12h 内病情好转，在随后的 2～3 天内出现退热和白细胞计数下降，对于这些患者，可以择

期安排 ERCP。约有 10% 的患者在经 6～12h 的初始治疗后仍未好转，出现 Reynolds 五联征或出现神志状态改变和休克的患者，需要行紧急胆道减压以缓解胆管内压力和相关细菌播散或败血症。

四、ERCP 在急性胆管炎中的应用

尽管 ERCP 在显示胆道梗阻的部位和原因方面是有效的，但诊断性 ERCP 在很大程度上已被诸如腹部超声、计算机断层扫描（CT）、磁共振胰胆管成像（MRCP）或 EUS 等侵入性较小的诊断所取代。ERCP 的作用是治疗性的，实现胆管引流和对潜在病因的明确治疗。

（一）ERCP 术前评估

在 ERCP 之前，评估患者的一般状况和了解相关病史以及签署知情同意至关重要。在大多数情况下可以通过患者的影像学资料判断胆道梗阻的可能病因和部位，并且有助于规划 ERCP 操作步骤。如有可能，应纠正明显的出血因素和停用抗血栓药物〔参见内镜下乳头球囊扩张术（endoscopic papillary balloon dilation，EPBD）与内镜括约肌切开术（endoscopic sphincterotomy，

EST）的讨论部分，以及第 6 章〕。由于急性胆管炎患者在行 ERCP 时已经接受了抗生素治疗，因此不需要额外的抗生素预防治疗[10]。

（二）插管和胆管造影

与常规 ERCP 操作一样，第一步是选择性胆管插管并插入导丝，以便为后续治疗交换附件。在胆管炎的情况下，因为胆管扩张和乳头开口可能被先前自发通过的结石碎片扩大，使插管通常更容易。当插管困难时，小心注入少量对比剂可能使远端胆管或胰管显影，可作为便于引导胆管插管的标记。当结石嵌顿在乳头开口时，用括约肌切开刀或导丝进行插管可能很困难。在这种情况下，用针状刀在结石上方切开乳头顶部的括约肌，即可容易地插管进入胆管，通常也可以移除嵌顿的结石（图 14-1）。

选择性胆管深插管后，在注射对比剂之前，应注意抽吸感染的胆汁或脓液为胆道减压，以避免造成胆道压力进一步升高和细菌播散。抽吸的胆汁应送去培养。然后注入最少量的对比剂以确认插管成功，并显示梗阻的病因（如结石、狭窄）或阻塞部位。对于复杂的肝门部胆管狭窄，行 ERCP 前应结合 MRCP 检查结果，先行规划要引流的胆道，操作中只显影试图引流的胆道系统，

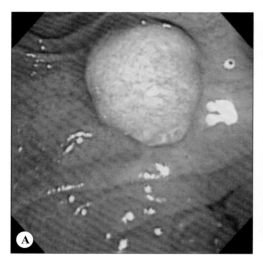
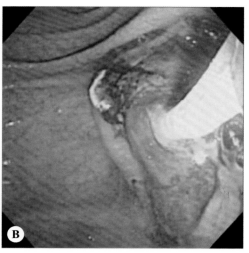

▲ 图 14-1　A. 乳头结石嵌顿；B. 用针刀在结石上切开乳头括约肌后暴露嵌顿结石并排出脓液

以避免全部显影后部分胆管引流不完全和 ERCP 术后感染加重[12]。

（三）结石性胆管炎

除了使用支架或鼻胆管导管进行胆道减压外，胆管结石的取出也能提供足够的胆管引流。然而，尝试取石可能会导致手术时间延长，应仅在相对稳定的患者中考虑直接取石，以避免不必要的并发症。为了取出结石，必须扩大乳头开口，可以通过 EST 或内镜下乳头球囊扩张术来实现。

（四）内镜括约肌切开术

括约肌切开刀沿着导丝向前推进通过胆管开口。然后弯曲括约肌切开刀如弓状，使切割导丝接触乳头顶部，保持切割导丝远端与乳头之间的持续接触，并使用 Endocut 模式或由高切割和低凝固电流组成的混合电流模式来进行切割[13, 14]（图 14-2）。切割应沿着乳头隆起的脊线进行，通常在 11～12 点钟方向，以逐步、可控的方式进行。由于括约肌切开刀在弯曲时倾向于向右倾斜，其远端塑形通常有助于避免偏向切割，从而避免增加并发症的风险[15]。括约肌切开的最佳长度取决于结石以及乳头的大小，以乳头隆起和十二指肠壁的交界处为界限，通常表现为乳头口

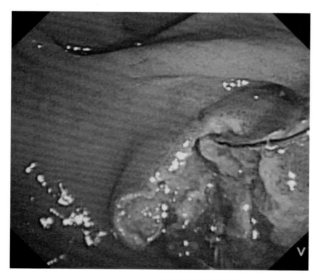

▲ 图 14-2 内镜括约肌切开术

侧的水平黏膜皱襞。应避免刀弓过度弯曲，因为这会导致切割金属刀丝向右偏移，并可能导致不受控制的拉链式切割。在 EST 后，可以使用取石球囊、取石网篮或必要时机械碎石来取出结石。

（五）内镜下乳头球囊扩张术

对病情稳定的患者进行取石时，内镜下乳头球囊扩张术（endoscopic balloon sphincteroplasty，EPBD）可以作为 EST 的替代选择。EPBD 是使用对比剂填充扩张直径为 6～10mm 的扩张球囊扩张胆道括约肌[16]（图 14-3）。将扩张球囊沿着导丝送入，跨越胆管口后缓慢填充对比剂至制造商推荐的压力。同时透视显示球囊腰部消失，证实扩张成功。球囊充气 3～5min 以达到对胆道括约肌的充分扩张，同时与扩张时间少于 1min 相比，延长扩张时间还可以降低 ERCP 术后胰腺炎（PEP）的风险[17, 18]。直径≤1cm 的结石比较容易取出，较大的结石可能需要进行机械碎石后才能完全清除。

（六）内镜下十二指肠乳头大球囊扩张术

内镜下十二指肠乳头大球囊扩张术（endoscopic papillary large balloon dilation，EPLBD）使用 12～20mm 球囊扩张胆道括约肌，可以单独使用，也可以在进行中等大小 EST 后再使用球囊进行扩张[19]（图 14-4）。EPLBD 可用于远端胆管扩张且结石较大或较难取出的患者，以增加整块结石取出的机会，而无须进行碎石后再取出结石[20]。然而，与 EPBD 相比，严重出血和穿孔的潜在风险可能会增加。

（七）内镜下乳头球囊扩张术与内镜括约肌切开术

EPBD 和 EST 在取石的总体成功率方面相当[21, 22]。与 EST 相比，EPBD 的出血风险较低，并且在术后解剖结构改变或解剖结构困难的情况下更容易实施[23]。一些早期研究提示，EPBD 与较高的 PEP 风险相关[24]，除了在凝血病患者中，

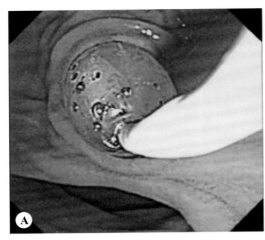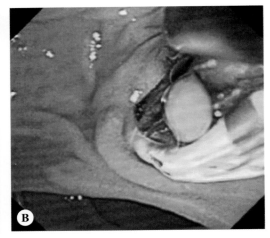

▲ 图 14-3　A. 使用直径 10mm 的球囊进行内镜下乳头柱状球囊扩张；B. 球囊缩小后结石从扩张后的乳头自行排出

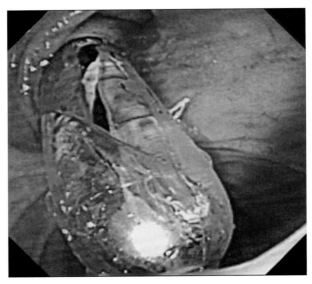

▲ 图 14-4　使用直径为 12mm、13.5mm、15mm 的球囊进行内镜下乳头柱状球囊逐级扩张

EPBD 在美国的使用率较低。EST 仍然被认为是胆管结石的标准治疗方法[21]。然而，最近的研究表明，如果使用适当的扩张持续时间，EPBD 可能会降低 ERCP 术后的总体并发症发生率[17, 18]；Meta 分析表明，与 EST 相比，扩张持续时间超过 1min 的 EPBD，ERCP 术后总体并发症的风险较低，而 PEP 的发生风险相当[18]。此外，与 EST 相比，EPBD 的结石复发率更低，术后括约肌功

能更容易保留[4]，同时 EST 切开括约肌易导致随后的十二指肠胆汁反流、细菌定植和复发性结石形成。与短时间 EPBD 相比，延长 EPBD 的持续时间可改善短期预后，且不会增加结石复发的长期风险[25]。

有出血因素（即肝硬化、尿毒症、血小板减少或脓毒症所致弥散性血管内凝血）或服用抗血栓药物的患者 EST 术后出血风险较高。目前的指南建议在 EST 前 5～10 天停用抗血栓药物，这可能导致治疗延迟和住院时间延长[26, 27]，而抗血栓治疗的中断可能导致严重的血栓栓塞事件[26]。相反，EPBD 可以在不停用抗血栓药物的情况下仍安全地进行[27]。欧洲胃肠内镜学会（European Society of Gastrointestinal Endoscopy，ESGE）的指南建议，对于＜8mm 的胆管结石患者，尤其是在存在凝血病或解剖结构改变的情况下，EPBD 可作为 EST 的替代方案[28]。

（八）胆管引流

如果由于胆道梗阻的原因不能通过 ERCP 治疗时，通常可以通过插入胆道支架或内镜下鼻胆引流管来解决胆管炎。此类情况包括：由于巨大困难结石在第一次 ERCP 治疗中无法完全取出所有结石，患者病情危重，良性或恶性狭窄引起

的梗阻需要反复内镜治疗或外科手术处理。偶尔，长时间 ERCP 操作或为控制乳头切开后的出血进行注射治疗都能引起壶腹部水肿，也可能导致 ERCP 术后暂时性胆道梗阻进而需要引流处理。

（九）鼻胆管引流术与支架置入术

置入鼻胆引流管或塑料支架均可在短期内有效引流阻塞的胆管。支架引流通常优于鼻胆管引流，因为支架置入后患者更舒适并且不易意外脱落。然而，鼻胆管引流术的优点是能够监测引流量，重复胆管造影，无须第二次内镜检查即可取出。两项比较鼻胆管引流术和支架置入术治疗急性胆管炎患者的随机对照研究发现，这两种治疗方法同样安全有效[29, 30]。作者倾向于使用塑料支架。然而，如果胆管炎是由无法手术的恶性狭窄引起的，且患者的预期寿命为几个月或更长，则自膨式金属支架（SEMS）可能比塑料支架更好，因为其通畅期更长，从而降低了梗阻复发风险和重复 ERCP 操作的需要[31]。

（十）胆管引流作为取石困难的一种治疗方法

取石困难的情况下，临时胆道支架置入术也可以作为碎石或 EPLBD 的快速替代方法，因为 50% 或更多的病例在支架置入一段时间（如 3 个月）后会出现部分结石溶解，使得后续结石取出更容易[32]。然而，这只能作为一种临时治疗措施，在此期间应随访患者可能出现的支架阻塞和复发性胆管炎。

五、急性胆管炎 ERCP 术后的护理

与 ERCP 中的其他适应证一样，应随访患者可能出现的 ERCP 术后并发症，如出血、胰腺炎、穿孔或胆管炎加重。对于因患者本身或手术相关因素（如既往有 PEP 病史、反复胰管显影、插管困难等）而被认为存在 PEP 高风险的患者，围

ERCP 手术期直肠给予 100mg 吲哚美辛栓是必要的，从而降低了 PEP 的风险[33]。

急性胆管炎通常对成功的胆道减压反应迅速，通常在 24h 内症状（如发热、疼痛、低血压）缓解，实验室异常指标（如高胆红素血症、白细胞增多）改善[2]。如果患者在 ERCP 后没有改善，应考虑引流不畅的可能性。这可能是由于残余胆管结石、支架功能不完全（由于堵塞、移位或支架长度不足）、肝门部胆管狭窄引流不充分或首次 ERCP 中未识别的 Mirizzi 综合征所致。超声是评估 ERCP 术后胆管引流充分性的方便检查，ERCP 术后胆管持续扩张提示引流不完全，需要再次 ERCP 或 PTBD。在 ERCP 术后患者仍持续发热，应寻找其他感染源，如肝脓肿或吸入性肺炎，并应考虑调整抗生素方案。

六、结论

ERCP 作为胆道减压和胆总管结石取出术的首选方法，在急性胆管炎的治疗中起着核心作用。应该记住，ERCP 治疗急性胆管炎的主要目的是缓解胆道梗阻，但对于由胆总管结石引起的急性胆管炎患者，通常可以在第一次 ERCP 治疗中通过清除结石来实现引流和最终治疗。ERCP 的时机和操作流程应根据胆道梗阻的原因和部位、感染的严重程度以及患者一般情况和基础疾病情况来确定。尽管 ERCP 的成功率很高，但当 ERCP 存在高风险、技术困难或不成功时，其他胆道减压方式如 PTBD 仍然是一种有价值的选择。

七、指南相关链接

[1] Tokyo Guidelines 2018: Diagnostic criteria and severity grading of acute cholangitis. Available at: http://onlinelibrary. wiley.com/doi/10.1002/jhbp.512/full

[2] Tokyo Guidelines 2018: Initial management of acute biliary infection and flowchart for acute cholangitis. Available at: http://onlinelibrary.wiley.com/doi/10.1002/ jhbp.509/full

[3] Tokyo Guidelines 2018: Antimicrobial therapy for acute

cholangitis and cholecystitis. Available at: http://onlinelibrary. wiley.com/doi/10.1002/jhbp.518/full

[4] Indications and techniques of biliary drainage for acute cholangitis in updated Tokyo Guidelines 2018. Available at: http://onlinelibrary. wiley.com/doi/10.1002/jhbp.496/full

参考文献

[1] NH WQ-HA. Gallstone disease. In: Feldman M FL, Brandt LJ, eds., *Sleisenger and Fordtran's Gastrointestinal and Liver Disease*, 9th ed., 1089-1120. Philadelphia: W. B. Saunders, 2010.

[2] Leung JC, Sung JY, Chung SS, et al. Urgent endoscopic drainage for acute suppurative cholangitis. *Lancet* 1989; 333: 1307-1309.

[3] Stockland AH BT. Endoscopic and radiologic treatment of biliary disease. In: Feldman M FL, Brandt LJ, eds., *Sleisenger and Fordtran's Gastrointestinal and Liver Disease*, 9th ed., 1185-1198. Philadelphia: W. B. Saunders, 2010.

[4] Yasuda I, Fujita N, Maguchi H, et al. Long-term outcomes after endoscopic sphincterotomy versus endoscopic papillary balloon dilation for bile duct stones. *Gastrointest Endosc* 2010; 72: 1185-1191.

[5] Sung JY, Costerton JW, Shaffer EA. Defense system in the biliary tract against bacterial infection. *Dig Dis Sci* 1992; 37: 689-696.

[6] Lee JG. Diagnosis and management of acute cholangitis. *Nat Rev Gastroenterol Hepatol* 2009;6:533-541.

[7] Parks RW, Clements WD, Smye MG, et al. Intestinal barrier dysfunction in clinical and experimental obstructive jaundice and its reversal by internal biliary drainage. *Br J Surg* 1996; 83: 1345-1349.

[8] Huang T, Bass JA, Williams RD. The significance of biliary pressure in cholangitis. *Arch Surg* 1969;98:629-632.

[9] Brook I. Aerobic and anaerobic microbiology of biliary tract disease. *J Clin Microbiol* 1989;27:2373-2375.

[10] Gomi H, Solomkin JS, Schlossberg D, et al. Tokyo Guidelines 2018: antimicrobial therapy for acute cholangitis and cholecystitis. *J Hepatobiliary Pancreat Sci* 2018;25:3-16.

[11] Lai EC, Mok FP, Tan ES, et al. Endoscopic biliary drainage for severe acute cholangitis. *N Engl J Med* 1992;326:1582-1586.

[12] Hintze RE, Abou-Rebyeh H, Adler A, et al. Magnetic resonance cholangiopancreatography-guided unilateral endoscopic stent placement for Klatskin tumors. *Gastrointest Endosc* 2001;53:40-46.

[13] Verma D, Kapadia A, Adler DG. Pure versus mixed electrosurgical current for endoscopic biliary sphincterotomy: a meta-analysis of adverse outcomes. *Gastrointest Endosc* 2007; 66:283-290.

[14] Perini RF, Sadurski R, Cotton PB, et al. Post-sphincterotomy bleeding after the introduction of microprocessor-controlled electrosurgery: does the new technology make the difference? *Gastrointest Endosc* 2005; 61: 53-57.

[15] Leung JW, Leung FW. Papillotomy performance scoring scale—a pilot validation study focused on the cut axis. *Aliment Pharmacol Ther* 2006;24:307-312.

[16] Bergman JJ, Rauws EA, Fockens P, et al. Randomised trial of endoscopic balloon dilation versus endoscopic sphincterotomy for removal of bileduct stones. *Lancet* 1997; 349: 1124-1129.

[17] Liao WC, Lee CT, Chang CY, et al. Randomized trial of 1-minute versus 5-minute endoscopic balloon dilation for extraction of bile duct stones. *Gastrointest Endosc* 2010; 72: 1154-1162.

[18] Liao WC, Tu YK, Wu MS, et al. Balloon dilation with adequate duration is safer than sphincterotomy for extracting bile duct stones: a systematic review and meta-analyses. *Clin Gastroenterol Hepatol* 2012;10:1101-1109.

[19] Kim TH, Kim JH, Seo DW, et al. International consensus guidelines for endoscopic papillary large-balloon dilation. *Gastrointest Endosc* 2016;83:37-47.

[20] Teoh AY, Cheung FK, Hu B, et al. Randomized trial of endoscopic sphincterotomy with balloon dilation versus endoscopic sphincterotomy alone for removal of bile duct stones. *Gastroenterology* 2013;144:341-345.

[21] Baron TH, Harewood GC. Endoscopic balloon dilation of the biliary sphincter compared to endoscopic biliary sphincterotomy for removal of common bile duct stones during ERCP: a metaanalysis of randomized, controlled trials. *Am J Gastroenterol* 2004;99:1455-1460.

[22] Weinberg BM, Shindy W, Lo S. Endoscopic balloon sphincter dilation (sphincteroplasty) versus sphincterotomy for common bile duct stones. *Cochrane Database Syst Rev* 2006:CD004890.

[23] Liao WC, Huang SP, Wu MS, et al. Comparison of endoscopic papillary balloon dilatation and sphincterotomy for lithotripsy in difficult sphincterotomy. *J Clin Gastroenterol* 2008;42:295-299.

[24] Disario JA, Freeman ML, Bjorkman DJ, et al. Endoscopic balloon dilation compared with sphincterotomy for extraction of bile duct stones. *Gastroenterology* 2004; 127: 1291-1299.

[25] Kuo YT, Wang HP, Chang CY, et al. comparable long-term outcomes of 1-minute vs 5-minute endoscopic papillary balloon dilation for bile duct stones. *Clin Gastroenterol Hepatol* 2017;15:1768-1775.

[26] Anderson MA, Ben-Menachem T, Gan SI, et al. Management of antithrombotic agents for endoscopic procedures. *Gastrointest Endosc* 2009;70:1060-1070.

[27] Boustiere C, Veitch A, Vanbiervliet G, et al. Endoscopy and

antiplatelet agents. European Society of Gastrointestinal Endoscopy (ESGE) Guideline. *Endoscopy* 2011;43:445-461.

[28] Testoni PA, Mariani A, Aabakken L, et al. Papillary cannulation and sphincterotomy techniques at ERCP: European Society of Gastrointestinal Endoscopy (ESGE) Clinical Guideline. *Endoscopy* 2016;48:657-683.

[29] Lee DW, Chan AC, Lam YH, et al. Biliary decompression by nasobiliary catheter or biliary stent in acute suppurative cholangitis: a prospective randomized trial. *Gastrointest Endosc* 2002;56:361-365.

[30] Sharma BC, Kumar R, Agarwal N, et al. Endoscopic biliary drainage by nasobiliary drain or by stent placement in patients with acute cholangitis. *Endoscopy* 2005;37:439-443.

[31] Pfau PR, Pleskow DK, Banerjee S, et al. Pancreatic and biliary stents. *Gastrointest Endosc* 2013;77:319-327.

[32] Dumonceau JM, Tringali A, Blero D, et al. Biliary stenting: indications, choice of stents and results: European Society of Gastrointestinal Endoscopy (ESGE) clinical guideline. *Endoscopy* 2012;44:277-298.

[33] Elmunzer BJ, Scheiman JM, Lehman GA, et al. A randomized trial of rectal indomethacin to prevent post-ERCP pancreatitis. *N Engl J Med* 2012;366:1414-1422.

胆囊切除术围术期 ERCP

ERCP Peri-Cholecystectomy

Paul R. Tarnasky 著

要 点

◆ 胆囊切除术前 ERCP 的适应证包括胆管炎（急症）和与胆道梗阻相关的急性胆源性胰腺炎。

◆ 确定胆囊切除术前择期 ERCP 必要性和时机的重要因素是胆总管结石的可能性以及是否有能力行 ERCP。

◆ 当血清肝脏生化和胆管直径均正常时，胆总管结石的发病率较低（＜5%）。在这种情况下，胆囊切除术前不需要行 ERCP。

◆ 当超声检查怀疑有胆总管结石，或者胆管扩张合并黄疸或血清转氨酶升高时，胆总管结石的患病率较高（＞50%）。在这种情况下，胆囊切除术前择期行 ERCP 是合理的。

◆ 当胆总管结石的可能性处于中等水平（＞5%但＜50%）时，影像学检查如超声内镜（EUS）或磁共振胰胆管成像（MRCP）可能有助于确定胆囊切除术前 ERCP 的必要性。

◆ 胆囊切除术中的 ERCP 有后勤保障方面的挑战，而当应用会师技术时，其成功率较高并且较为安全。

◆ 当 ERCP 技术水平较高时，可以更多地依据术中胆管造影的情况来决定是否需要行术后 ERCP。

◆ 胆囊切除术后短期内行 ERCP 的其他适应证包括怀疑术后胆漏或胆管损伤。

胆总管结石（choledocholithiasis，CDL）是胆囊切除术（peri-cholecystectomy，CCX）围术期进行 ERCP 最常见的原因。CDL 通常表现为明显的且有严重的症状，也可能偶然被发现。CDL 的诊断或 ERCP 治疗在 CCX 术前、术中或术后均可完成。在 CCX 围术期进行 ERCP 的不常见情况包括 CCX 术后通过 ERCP 以协助处理并发症，如胆漏或胆管损伤。

CCX 围术期 ERCP 的应用和时机取决于患者临床情况、症状表现、胆管病变的可能性、可用设备和专业技术水平、不断发展的技术及其影响。紧急 ERCP 的适应证和时机包括以下情况，例如，有症状的胆石症合并胆管炎时需要紧急 CCX 术前行 ERCP，CCX 术后紧急 ERCP 可用于评估和治疗未能控制的胆漏。择期 ERCP 的适应证和时机尚未被很好地明确；在 CCX 术前、术中或术后，ERCP 可能都是合理的（例如，对于疑似 CDL 且近期有或无胆源性胰腺炎的病情稳定患者）。术前（表 15-1）、术中（表 15-2）和术后（表 15-3）ERCP 的潜在适应证将根据具体的临

表 15–1　胆囊切除术术前 ERCP 的潜在指征

急　诊
胆管炎
胆源性胰腺炎伴可疑持续性胆道梗阻

择　期
已缓解的胆源性胰腺炎或胆管炎
• 疑似残留胆管结石
• 疑似胰管断裂或梗阻
• 患者不适合或不愿意行胆囊切除术
• 胆囊切除延期
考虑为恶性的胆道梗阻
妊娠期症状性胆道疾病
症状性胆结石和已知或高度怀疑的胆管结石

表 15–2　胆囊切除术术中 ERCP 的潜在指征

术中胆管造影（IOC）显示胆总管结石
由于解剖结构异常可能存在插管困难
ERCP 插管技术水平有限
减少 ERCP 术后胰腺炎的风险
实现单次手术操作
外科术后解剖改建

表 15–3　胆囊切除术术后 ERCP 的潜在指征

术中胆管造影（IOC）显示胆总管结石
临床判断怀疑胆总管结石
• 胆漏
• 术中胆管损伤
胰腺炎并发症（如胰周液体积聚）

床情况来掌握。

本章的目的是回顾相关数据，就 CCX 围术期 ERCP 的适当应用和时机提供合理建议。关于 ERCP 的一般技术和并发症的详细信息将在本书的其他部分介绍，除非与所描述的特定环境相关，否则不会予以强调。内镜、放射学和外科团队之间高效的多学科协作是 ERCP 和 CCX 成功整合的关键。

一、胆囊切除术前 ERCP 治疗胆总管结石

（一）胆管炎

对于患有急性胆管炎的胆石症患者需要行紧急 ERCP 是没有争议的。如第 14 章所述，如果诊断非常明确并且使用标准治疗方式，临床结果通常较好。

（二）胆源性胰腺炎

超过一半的急性胰腺炎病例是由胆结石引起的，其中高达四分之一的病例病情严重，死亡率高。所有急性胰腺炎患者应尽早进行经腹超声检查，以发现胆结石和胆管扩张的征象。血清谷丙转氨酶（alanine aminotransferase, ALT）升高三倍以上是胆源性胰腺炎最有用的实验室预测指标[1]。

ERCP 通过清除嵌顿胆管结石阻止疾病进展似乎合乎逻辑，如果在发病早期（24h 内）进行 ERCP 治疗则效果良好[2]。ERCP 可能在任何病例中失败，特别是由于壶腹周围水肿、括约肌痉挛而延迟操作时，或者由于十二指肠水肿而内镜无法达到乳头时，ERCP 操作往往变得更加困难。

然而，重要的是，大多数急性胆源性胰腺炎患者已经自发排石，因此在无须干预的情况下病情可能迅速改善[3]。挑战在于预测哪些患者尚未自发排石或不太可能自发排石。趋势性临床评估（如持续疼痛和肝脏血清生化）可能会有所帮助。一项前瞻性研究发现，只有 36% 的患者存在结石；重要的是，如果肝脏化学指标已恢复正常或下降到 50% 以下，所有患者均无残留结石[4]。

当胆总管结石（CDL）的诊断不确定时，术

中胆管造影（intraoperative cholangiography, IOC）、超声内镜（EUS）和磁共振胰胆管成像（MRCP）是有效的辅助手段。例如，关于 EUS、MRCP、IOC 和 ERCP 选择的决策分析，报道了轻度急性胆源性胰腺炎（acute biliary pancreatitis, ABP）患者的治疗方案[5]。CCX 术中行 IOC 的策略对于低 CDL 可能性（<15%）最具成本效益，而当 CDL 可能性较高（>45%）时，行 ERCP 是最具成本效益的选择。当 CDL 的可能性介于两者之间，推荐 EUS 而不推荐 MRCP。然而出于某些实际原因，MRCP 在这种情况下比 EUS 更常用，因为 MRCP 更方便实施并且不需要镇静。一项关于轻度至中度 ABP 的研究，回顾性地比较了选择性 CCX 术前 ERCP、CCX、CCX 加 IOC 以及 CCX 术后 ERCP（如果 IOC 发现 CDL）的策略[6]。总的来说，最终有 33% 的患者被诊断为 CDL。有 CDL 的患者与无 CDL 的患者相比，胆红素升高（平均 3.2mg/dl）和胆管直径增加（平均 8.3mm）有显著差异。IOC 组的 CDL 诊断率（16%）低于术前 ERCP 组（71%）。选择性术后 ERCP 的 IOC 方法更具成本效益，住院时间更短。

在病情稳定的急性胆源性胰腺炎（ABP）患者中关于是否 CCX 术前、术中或术后行 ERCP 的决定，与不伴胰腺炎的症状性胆囊结石患者一致，并将更详细地介绍。

当 CCX 延期（如妊娠、胰腺坏死）或认为风险太大（如医学上不适合）时，可以考虑对 ABP 患者在出院前择期行 ERCP 治疗。对于怀疑胰腺引流受损或近期胰腺炎导致症状性液体积聚的患者，CCX 前可能很少需要行 ERCP。

如果在胆源性胰腺炎患者的 ERCP 过程中未发现胆管结石，则有理由进行乳头括约肌切开术，以扩大胆管（包括胰管）引流以及减少胆囊切除术前胰腺炎复发的可能性。在 ABP 患者中，通常不建议放置胆道支架，因为它可能导致胰管引流受损。如果需要在胆管炎或有凝血功能障碍的患者中放置支架，则首选小口径（如 7F）支架。另外，如果胆管有扩张则选双猪尾支架。

（三）症状性胆囊结石伴可疑胆管结石

对于症状性胆囊结石患者是否以及何时进行择期 ERCP 来诊断和治疗 CDL 仍然是一个具有挑战性的难题。相关问题包括 CDL 的发生率和临床意义、诊断选择、预测 CDL 可能性的方法、比较治疗策略的结果以及技术水平。

（四）CDL 的发生率和临床意义

胆囊结石并不少见（占总成年人群的 15%），但大多数是无症状的[7]。在美国，每年约有近一百万台胆囊切除手术，其中主要是腹腔镜手术。有症状的胆囊结石患者的 CDL 发生率估计为 10%～18%，但患病率随年龄增长而增加[8]。如前所述，CDL 的明显症状包括胆管炎和胆源性胰腺炎，CDL 也可能是无症状的或症状轻微的，如胆绞痛，但胆绞痛也可能是由于胆囊结石引起的，这些情况是内镜医生和外科医生都要面对的巨大困境。

一些偶然发现结石的患者可能没有症状，而且结石通常是自发排石。在 IOC 上发现结石 6 周后接受 ERCP 检查的患者中，超过 25% 的患者有结石自发迁移的证据[9]。报道显示，如果结石直径<8mm，1 个月内自发迁移率>20%[10]。Tranter 等估计，近 3/4 的症状性胆石症患者有自发性结石迁移的病史[3]。此外，他们报道，发生结石自发迁移的 ABP 患者的结石中位数大小为 3mm，而有黄疸但无胰腺炎的患者结石的中位数大小为 10mm，两组结石大小具有显著差异。然而，尽管结石有自发排石的趋势，但结石（即使是小结石）也可能引起严重症状，通常应根据其基础疾病和偏好尽可能取出结石。

（五）CDL 的诊断选择和预测因素

考虑行胆囊切除术的胆囊结石患者，应该将其发生胆管结石的可能性分为低、中、高风险。在可能性较低（<5%）时不建议行 ERCP，通常

在可能性较高（＞50%）时推荐 ERCP。许多诊断和预测工具、一些实际考虑因素和一系列治疗方法适用于 CDL 中度风险（＞5% 和＜50%）的患者。

1. 低风险的预测因素　具有正常宽度胆管和肝脏化学指标的患者，患有结石的概率≤ 5%。重要的是，近 2 年的随访资料显示，只有 1% 具有 CDL 低风险的患者在后来出现胆道症状[11]。

2. 高风险的预测因素　没有一个单一的临床指标可以持续证明 CDL 的存在。在超声影像学上观察到胆管内有回声病灶是最可靠的预测指标（＞80%）。超声检查的其他信息，如胆管直径、胆囊结石的数量和大小也可能会有帮助。一份报告描述了胆管扩张程度与结石风险之间的线性关系[12]。当胆管直径≤ 4mm 时 CDL 的发生率＜ 5%，但在胆管直径＞ 6mm 和＞ 12mm 时，CDL 发生率分别增加到 28% 和 60%。一项大型回顾性研究报道显示，在胆囊结石小（＜ 7mm）且数量多（＞ 3 个）的患者中，需要术后 ERCP 治疗残留 CDL 的风险最高[13]。

胆汁淤积血清肝脏酶学是胆管结石最可靠的实验室预测指标[9]。肝脏酶学的变化趋势也很重要。一项对高度怀疑患有 CDL 患者的研究表明，如果他们的化验指标在 24h 内恢复正常，只有 13% 的患者患有结石，而当至少一项化验指标升高时，发生率增加为 94%[4]。

胆汁淤积和胆管扩张是胆管结石的最佳预测因素。2010 年美国胃肠内镜学会（ASGE）的一项指南将如下患者归类为 CDL 高风险：超声显示胆管结石，黄疸伴或不伴胆管炎的患者，或者胆管扩张（＞6mm）伴胆红素轻度升高（1.8～4mg/dl）[14]。最近的一项研究报道了一项结合三个因素的模型［胆管直径＞6mm、碱性磷酸酶＞正常上限（upper limit normal, ULN）和 ALT＞3×ULN］，该模型在预测 CDL 风险＞75% 方面表现最佳[15]。

3. 中等风险的预测因素　当胆管结石的可能性处于中间（＞ 5% 但＜ 50%）范围时，有更多的选择并且决策也更困难。术前可通过 MRCP 或 EUS 明确诊断。与 ERCP 相比，当 CDL 的可能性小于 50% 时，EUS 是一种更安全、更具成本效益的选择[16]。由于 MRCP 对小结石的敏感性较低，因此其用于 CDL 检查的应用受到一定限制。虽然 EUS 和 MRCP 具有诊断价值，但当 CDL 处于中等可能性时，选择性 IOC 是首选策略[17]。当 ERCP 技术水平足够高且几乎能保证取出术后残留胆管结石时，直接实施 CCX 联合 IOC 是可接受的[14]。

4. 术中胆管造影（IOC）　在确定最佳治疗策略方面，IOC 可以发挥核心作用，但其使用情况差别很大。2008 年对外科医生进行的一项调查表明，只有约四分之一的外科医生常规行 IOC，而且他们更有可能成为高手术量的外科医生[18]。对患者常规进行 IOC 通常是成功的，对发现结石具有极好的敏感性和特异性，并且很少发生并发症[19]。尽管 IOC 能显示胆道解剖结构，但对于它是否能减少胆管损伤（见胆管损伤）仍存在争议。IOC 确实增加了手术时间、成本和辐射，在结石概率较低的情况下，常规 IOC 被认为不具有成本效益。此外，因为预期良好的病程或经常的自发性排石，在 IOC 中发现的小结石可能不需要额外干预[9, 20]。

当检出率很高，足以证明额外花费精力行 IOC 是值得的时，选择性 IOC 是一个合理的策略。在一项前瞻性研究中，只有 33% 的患者被选为行 IOC，其中 CDL 的检出率为 39%，未被选择行 IOC 的患者中，只有＜1% 的患者后来出现胆道症状[21]。在决定是否需要选择性 IOC 时，可以采用前面描述的预测 CDL 可能性的类似标准。

如果术前 ERCP 使用得当、有效且安全，则可以在不行 IOC 的情况下进行 CCX[22]。在 1100 多个连续病例的队列中，20% 的患者进行了选择性术前 ERCP，其中 53% 被发现有结石。患者 ERCP 成功率为 97%，胰腺炎并发症＜2%。此外，在 46 个月的平均随访期间，总队列中只有不到 1% 的患者后来出现 CDL 症状。

在适当的术前 ERCP 后，只要 ERCP 和 CCX 之间的间隔没有延长，在随后的 CCX 期间可能只需要有限的 IOC。在 425 例连续 CCX 伴 IOC 的队列中，56 例（13%）患者在 MRCP 确诊 CDL 后进行术前 ERCP 和取石。只有另外 8 例患者在 IOC 中发现了 CDL，其中 7 例患者已经行术前 ERCP 取石术，但行 ERCP 取石术都超过了 12 天[23]。然而，其他人认为，因为间隔期胆囊结石移位的风险，术前 ERCP 取石后 IOC 仍有价值[24]。

（六）何时、如何取出胆管结石

如果患者被证实或高度怀疑患有胆管结石，ERCP 可在胆囊切除术前、术中或术后进行；表 15-4 列出了不同时机取石的优缺点。结石也可在开放手术或腹腔镜手术中取出。一项比较开放手术和腹腔镜胆总管探查术（common bile duct exploration，CBDE）的随机对照研究报道了相似的成功率（＞94%），但开放式手术的住院时间明

显延长[25]。因此，ERCP 作为 CDL 的治疗方案将只与腹腔镜下手术进行比较。

1. 术前 ERCP 外科医生可能会要求行术前 ERCP，以确保胆管结石被清理干净，尤其是在当地 ERCP 技术水平不理想的情况下，担心如果术后需要 ERCP 取石，如若失败，则需要再二次手术。然而，由另外一位内镜医生再次尝试 ERCP 几乎总是成功的（图 15-1）。有些人可能主张通过术前 ERCP 确定胆道解剖，括约肌切开术增加远端胆管引流以降低胆囊管残端漏的风险。

术前 ERCP 可清除 CCX 术后可能遗留的远端胆囊管结石（图 15-2）。特别是当考虑有其他疾病可能如恶性肿瘤时（图 15-3），行术前 ERCP 以明确异常影像学特征是合理的。一般来说，术前 ERCP 应该只在 CDL 可能性高的患者中实施[20, 26]。

即使认为结石发生的概率很高，最终 CDL 的发生率也可能＜50%[27-29]。此外，在胆囊切除术中结石可能会移位或掉入胆管，术后需要再次行 ERCP 治疗。有一些数据表明，术前 ERCP 后转为开放 CCX 的可能性增加，但如果两次手术间隔较短，这种风险就会降低[30]。

表 15-4 症状性胆结石行胆囊切除术患者不同时机行 ERCP 的潜在优势和劣势

ERCP 时机	优 势	劣 势
术前	• 获得确定的胆道清理 • 显示胆道解剖结构 • 乳头括约肌切开降低胆漏风险 • 减少术中胆管造影（IOC） • 如胆囊切除术（CCX）延迟或存在禁忌能防止胆总管结石（CDL）症状进展 • 可以发现术前未发现的病变，可以在外科手术时得到治疗	• 难以预测 CDL • 临床不典型的 CDL 可能不必要 • 不必要的 ERCP 引起并发症 • 如果 CCX 术前或术中结石移位需要二次 ERCP • 转为开腹行 CCX 比例高
术中	• 单次麻醉 • 通过会师技术保证胆管插入和降低术后胰腺炎	• 增加操作时间 • 需要内镜医生的合作 • 需要额外的内镜设备 • 仰卧位行 ERCP 难度大
术后	指征和治疗目的明确	• 更加依赖 ERCP 技术水平 • 如 ERCP 失败又无法转诊需要二次手术

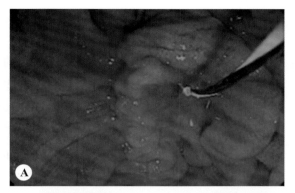

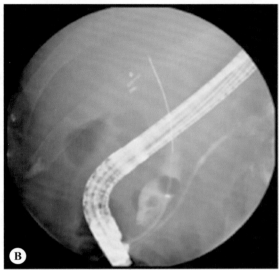

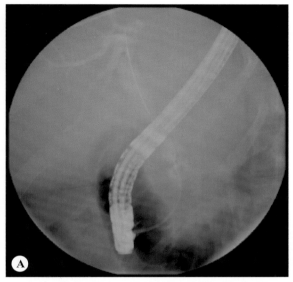

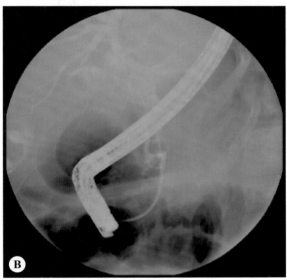

▲ 图 15-2 患者，女性，23 岁，在分娩后 4 周出现上腹痛和黄疸，腹部超声显示胆管扩张

A. ERCP 证实胆管和胆囊管结石；B. 导丝胆囊插管成功，胆管和胆囊管结石均被清除

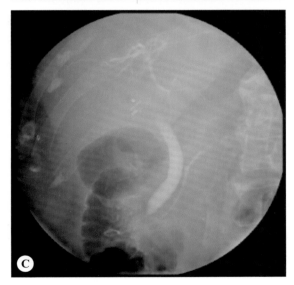

▲ 图 15-1 患者，女性，79 岁，转诊再次行 ERCP，术中胆管造影显示结石残留，但外院术后 ERCP 因插管困难未成功

A. 壶腹冗长的皱襞妨碍了胆管插管，因此在预防性胰管支架置入术后进行了括约肌切开术；B 和 C. 胆管造影证实胆总管结石并清除了结石

应该强调的是，术前 ERCP 成功清除胆管结石并不妨碍对 CCX 的需要。在一项前瞻性研究中，在通过术前 ERCP 清除胆管结石后，那些被随机分配到 ERCP 术后等待和观察组的患者中，近一半的患者出现复发性胆道症状，超过三分之一的患者需要 CCX（其中＞50% 患者需要开放性 CCX）[31]。

2.腹腔镜胆道探查术 胆管结石的腹腔镜治

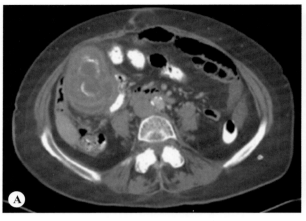
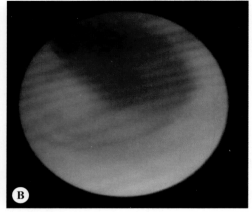

▲ 图 15-3　患者，女性，75 岁，从一家医院转诊过来，以进一步评估黄疸和胆囊癌的可能性

A. CT 显示一个巨大的复杂肿块和扩张的胆管；B. ERCP 显示胆管扩张，有胆道出血表现，胆道镜检查显示血液仅来自胆囊管，胆囊病理显示急性胆囊炎，无癌症迹象

疗在概念上很具有吸引力，在外科专长和机构资源的支持下，建议采用这种方法[32]。结石可以通过 IOC 检查出来，然后在同一次麻醉下进行治疗，从而避免了对内镜专业人员的依赖、括约肌切开和并发症的发生。在决策分析中，将腹腔镜 CCX 加 IOC 加或不加 CBDE 与术前或术后 ERCP 进行比较，认为腹腔镜 CCX 加 IOC 加或不加 ERCP 是最具成本效益的方法[33]。一项前瞻性随机对照研究的全面回顾将腹腔镜 CDL 治疗方法与术前 ERCP（五项研究）、术中 ERCP（一项研究）和术后 ERCP（两项研究）进行了比较，结果发现在死亡率、发病率和成功率方面无显著差异[8]。

只有腹腔镜手术经胆囊管途径完成 CDL 取石时，其优势才能被体现出来；当经胆囊管取石失败或不可行时，选择术后 ERCP 取石优先于腹腔镜 CBDE[30]。经胆囊管探查的腹腔镜 CBDE 在经验丰富的中心通常能成功开展[34, 35]。当有许多结石或结石与胆囊管相比相对较大时，可能需要经胆管行 CBDE。与经胆囊管探查相比，经胆管探查的患者住院时间更长，并发症发生风险增加[36]。此外，经胆管 CBDE 通常需要放置 T 形管，这增加了操作的复杂性和发生

并发症的风险[37]。腹腔镜顺行放置跨乳头胆道支架以确保引流并便于术后行 ERCP 操作，这种方式可以常规或在经胆囊管 CBDE 失败的情况下进行[29, 38, 39]。这种方法避免了开放术式行 CBDE，节约了手术时间，降低了 ERCP 术后胰腺炎（PEP）的风险，并且不需要高级的腹腔镜技术。

在具备外科专家的中心之外，腹腔镜治疗 CDL 尚未成为标准治疗方法。在一项关于 CDL 治疗的乡村外科医生调查中，虽然被调查医生中有 45% 的医生进行了腹腔镜 CBDE，但他们大多数更倾向于选择 ERCP，相比之下只有 21% 医生愿意优先选择腹腔镜手术[40]。需要额外的时间被认为是不进行腹腔镜 CBDE 的最常见原因。腹腔镜 CBDE 的成功报道往往来自有热情的专家，结果可能无法复制到其他情况。事实上，大多数外科医生希望避免腹腔镜治疗 CDL 所需的额外手术时间，而宁愿将任务交给内镜医生进行术后 ERCP。实际上，CCX 联合术前或术后 ERCP 治疗 CDL 的两阶段方法优于单阶段腹腔镜治疗[30]。单切口腹腔镜 CCX 和机器人技术的最新发展将如何影响腹腔镜胆管造影术或 CBDE 的相关结果，现在下结论还为时过早。

二、胆囊切除术中 ERCP

当 IOC 发现 CDL 呈阳性时，术中 ERCP 可作为一种选择治疗方法，并于 1993 年首次被报道[41]。外科医生可以通过胆囊管将导管、网篮或导丝插入十二指肠，以便于 ERCP 操作。术中 ERCP 是容易成功的，并且并发胰腺炎的风险也很低。与腹腔镜 CBDE 一样，其主要优点是只需一次麻醉的单阶段手术。因为避免了术后行 ERCP 的需要，可以缩短住院时间。

术中 ERCP 的缺点主要集中在后勤保障方面。它需要额外的内镜设备，以及增加了手术时间。如果外科医生缺乏内镜专业知识，则必须邀请内镜医生和助手，从而可能造成延误和延长手术时间。大部分术中 ERCP 是在仰卧位进行的，大多数内镜医生不习惯这种体位，可能具有一定挑战性。

Noel 等最近报道了对 300 多例患者术中使用会师技术进行 ERCP 的 10 年经验总结[42]。会师技术的成功率为 86%，当其不成功时，可以在手术室尝试标准 ERCP 插管。PEP 总体发生率较低，但当会师技术失败且需要进行常规逆行插管时，其发生率为 14%。他们还对 700 例会师技术 ERCP 数据进行了总结，其中 94% 的病例实现了结石清除，总 PEP 率低于 1%。一项前瞻性随机研究比较应用术中会师技术 ERCP 和术后 ERCP 来治疗被认为具有 PEP 高危因素的 CDL 患者[43]，与术后 ERCP 组 10% 的胰腺炎相比，术中会师技术 ERCP 组无 PEP。术后 ERCP 组中约三分之一的患者（包括所有胰腺炎患者）发生意外胰管显影。五项研究的 Meta 分析报道术前 ERCP 和术中 ERCP 在插管失败率（7.5% vs. 0.3%）、PEP 发生率（4.4% vs. 0.6%）和住院时间方面存在显著差异[44]。

对于术中 ERCP 的另一种选择是在 CCX 术后在同一麻醉下立即行 ERCP。首先报道这种方法是在完成 CCX 后将患者换为俯卧位，然后在手术室进行标准 ERCP[45]。为了避免在手术室进行 ERCP 的后勤保障问题，可选择将患者带气管插管从手术室转运到内镜中心（图 15-4）。

解剖结构改变的患者

外科手术改变解剖结构的患者在技术和后勤保障方面将面临额外的挑战。一种越来越常见的情况是，行 Roux-en-Y 胃分流术后的患者出现症状性胆结石和可疑的 CDL。由于无法行常规通路的乳头插管，需要通过小肠内镜技术或胃造口术等其他通路进行插管。当计划行 CCX 时，外科胃造口术可以为十二指肠镜进入提供通道，以便于行术中 ERCP。和以前一样，我们主张对需要行 CBDE 的 CDL 患者进行外科治疗。然而，腹腔镜辅助 ERCP（laparoscopic-assisted ERCP，LA-ERCP）技术的经验越来越多，报道的成功率接近 100%[46, 47]，因此，标准 ERCP 技术可用于 LA-ERCP。然而，这可能更具挑战性，因为在患者仰卧位时，内镜团队使用的十二指肠镜操作性较差。EUS 引导的经胃 ERCP（EUS-directed transgastric ERCP，EDGE）方法是 LA-ERCP 的替代方法[48]。然而，EDGE 入路更常用于选择性适应证（例如，非围术期患者）。

三、术后 ERCP

当手术胆管造影显示结石（未被清除）时，在 CCX 后进行 ERCP 通常是成功的。当胆道问题的症状和体征在手术后很快出现时，术后 ERCP 可能是必要的。这种情况对于期望良好结果的患者和担心手术并发症的外科医生来说都特别麻烦。这对于内镜医生来说可能是一个挑战，因为结石、胆漏、胆管损伤或两者的结合可能会出现类似的症状，但可能需要不同的处理方法。

术后 ERCP 的某些适应证可能更困难，如 Mirizzi 综合征（图 15-5）。MRCP 和胆道闪烁扫描对于明确这些情况具有诊断价值。

（一）胆漏

当患者 CCX 术后出现剧烈疼痛（腹膜炎表

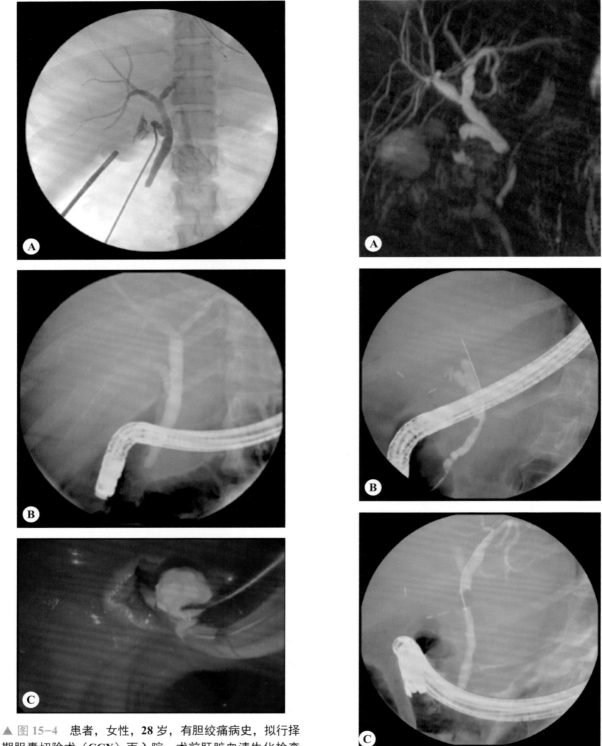

▲ 图 15-4　患者，女性，28 岁，有胆绞痛病史，拟行择期胆囊切除术（CCX）而入院。术前肝脏血清生化检查正常，但在 CCX 当天有明显的黄疸
A. 术中胆管造影显示胆管嵌顿性结石，在 CCX 后在保持麻醉和插管状态被转运到 ERCP 室；B.ERCP 造影显示扩张的胆管充满对比剂；C. 乳头呈隆起状，行乳头插管和括约肌切开术后移除结石

▲ 图 15-5　患者，女性，53 岁，在胆囊切除术后 6 周出现上腹部疼痛和血清肝脏酶学升高
A. 磁共振胰胆管成像显示结石近端胆管和残余胆囊管扩张，符合 Mirizzi 综合征；B. 术后 ERCP 结合胆道镜和胆道内激光碎石术；C. 成功清除结石

现）或手术引流管中出现胆汁时，应怀疑发生了胆漏。十二指肠损伤也可能导致引流管引流出胆汁，但这种可能性非常小。胆道闪烁扫描通常是诊断的第一步，其也可能提示胆漏的位置。如果引流管不到位，应考虑用超声或 CT 进行额外的检查以排除胆汁瘤。如果胆汁瘤有症状或较大，则应在 ERCP 前或 ERCP 后考虑进行经皮引流。

大多数术后胆漏与胆管损伤无关，只是由于乳头的引流障碍，由此产生的压力梯度促进了胆囊管残端或 Luschka 胆管的渗漏。不太常见的情况是，胆漏可能与主胆管损伤有关，这种情况多伴随明显的胆汁淤积。如果怀疑有这种情况，MRCP 检查可以明确意外横断（如肝右管异常）时的相关胆管损伤。

一项对 10 年来 200 多例胆漏的回顾性研究显示，约一半为轻度胆漏，表现为 ERCP 时在对比剂外漏显示之前出现肝内胆管显影[49]。超过 90% 的轻度胆漏没有伴随胆管结石或狭窄，仅通过括约肌切开术就能成功治疗。对于重度渗漏（如肝内胆管显影前即有对比剂注射明显的渗漏），支架置入加或不加括约肌切开术治疗能普遍取得成功。大多数胆囊管的胆漏可以在不切开括约肌的情况下，置入短的跨乳头支架，引流 4～8 周即可成功治疗[50]。当上述治疗失败时，括约肌切开和重新置入支架通常是有效的，很少需要使用鼻胆管进行引流。当扫描显示胆漏或胆汁积聚，但 ERCP 仔细寻找未发现时，应怀疑来自异常肝内胆管的胆漏。

（二）胆管损伤

CCX 术后胆管损伤的总发生率约为 0.5%[51]，但最近的报道显示发生率＜0.2%[52]。现在很明显，IOC 不会降低手术胆管损伤（operative bile duct injury，OBDI）的风险，但 IOC 会增加发现胆管损伤的机会，因为只要有合适的外科专家，就可以在术中立即处置[52, 53]。

只有不到三分之一的手术胆管损伤（OBDI）在术中或 CCX 术后住院期间被发现。急性胆囊炎或需要从腹腔镜转为开放式 CCX 与 OBDI 风险增加相关。当术后出现胆道梗阻的迹象和症状时，应考虑损伤（或结石残留）的可能性。与以前一样，MRCP 最有助于识别 ERCP 术中不易发现的问题（如意外结扎的异常肝右管）。

大多数 OBDI 采用 ERCP 或经皮引流技术进行非手术治疗。胆管损伤和胆漏有多种分类[51, 54]，但只有 Amsterdam 分型是根据严重程度的连续性和 ERCP 成功治疗的可能性对胆漏进行分类[55]。A 型损伤是胆囊管（A1）或 Luschka 管（A2）的轻微胆漏。B 型损伤是大胆管渗漏伴或不伴有胆管狭窄，内镜治疗仍然大部分能成功。C 型损伤主要是胆管狭窄，当损伤不累及左右肝管分叉时，通常可通过 ERCP 成功治疗，但并非总是如此[56-58]，如第 18 章所述[59]，术后主要胆管狭窄可用多个塑料支架或全覆膜金属支架治疗。D 型损伤包括完全的胆管阻塞，通常是夹闭所致，这几乎都需要手术处理。如果有证据表明胆管完整，没有完全离断，那么在手术时可能很难取出夹子，可以在术后通过 ERCP 治疗胆管损伤[60]。

四、总结

尽管有丰富的经验、数据和分析，但如何评价和治疗 CCX 围术期 CDL 仍没有明确的答案，这涉及多个原因。第一，患者的病情不同，包括患者基础疾病、胆总管结石数量、结石大小和胆管直径。第二，检查和预测 CDL 的方法和成功率也有所不同。第三，ERCP 评估和治疗时机选择的方法有多种。最后，在腹腔镜下确认 CDL 和各种治疗方案方面也存在差异。也许最重要的不同是当地内镜和外科医生团队的专业水平和团队协作能力。

图 15-6 为合理方法提供了指导，该方法将

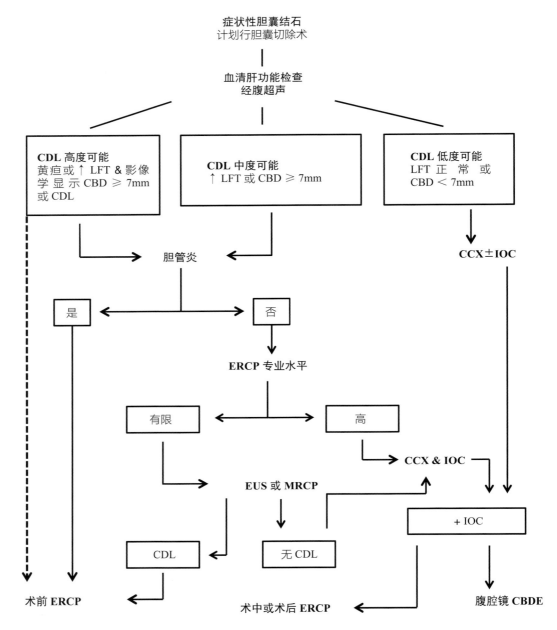

▲ 图 15-6 胆囊切除术围术期胆总管结石 ERCP 治疗的应用和时机建议流程

ALT. 谷丙转氨酶；CBD. 胆总管；CBDE. 胆总管探查术；CCX. 胆囊切除术；CDL. 胆总管结石；EUS. 超声内镜；IOC. 术中胆管造影；LFT. 肝功能检查；MRCP. 磁共振胰胆管成像；ULN. 正常上限

ERCP 经验置于决策过程的核心。当发生 CDL 的可能性较低时，术前 ERCP 不适用，但当发生胆管炎和 CDL 的可能性较高时，术前 ERCP 是合理的。当 CDL 存在中等可能性时，ERCP 的专业水平就变得最重要。如果 ERCP 专业技术有限，影像学辅助检查可能有助于在 ERCP 前确认 CDL 的诊断。如果具备良好的 ERCP 专业技术水平，则可以进行 CCX 时通过 IOC 来明确是否存在 CDL，如果存在 CDL，治疗方案将包括腹腔镜 CBDE、术中 ERCP 或术后 ERCP。

五、结论

治疗 CDL 是 CCX 围术期 ERCP 最常见的原因。术前 ERCP 可用于术前紧急适应证如胆管炎，但也可用于发生 CDL 可能性较高的情况。术中 ERCP 使用会师技术通常成功率较高且安全，但有后勤保障方面的挑战。CCX 术后不久出现胆道症状的患者可通过 ERCP 治疗结石残留、胆漏或 OBDI。ERCP 时机的决策及其结果取决于现有的专业技术以及内镜和外科医生团队之间的有效合作。这一领域的未来发展可能与外科治疗方法（如微创机器人胆管入路）和治疗技术的进步相关。

参考文献

[1] Tenner S, Dubner H, Steinberg W. Predicting gallstone pancreatitis with laboratory parameters: a meta-analysis. *Am J Gastroenterol* 1994;89(10):1863-1866.

[2] Kuo VC, Tarnasky PR. Endoscopic management of acute biliary pancreatitis. *Gastrointest Endosc Clin N Am* 2013; 23(4): 749-768.

[3] Tranter SE, Thompson MH. Spontaneous passage of bile duct stones: frequency of occurrence and relation to clinical presentation. *Ann R Coll Surg Engl* 2003;85(3):174-177.

[4] Roston AD, Jacobson IM. Evaluation of the pattern of liver tests and yield of cholangiography in symptomatic choledocholithiasis: a prospective study. *Gastrointest Endosc* 1997;45(5):394-399.

[5] Arguedas MR, Dupont AW, Wilcox CM. Where do ERCP, endoscopic ultrasound, magnetic resonance cholangiopancreatography, and intraoperative cholangiography fit in the management of acute biliary pancreatitis? A decision analysis model. *Am J Gastroenterol* 2001; 96(10): 2892-2899.

[6] Tabone LE, Conlon M, Fernando E, et al. A practical cost-effective management strategy for gallstone pancreatitis. *Am J Surg* 2013;206:472-477.

[7] Ko CW, Lee SP. Epidemiology and natural history of common bile duct stones and prediction of disease. *Gastrointest Endosc* 2002;56(6 Suppl):S165-S169.

[8] Dasari BV, Tan CJ, Gurusamy KS, et al. Surgical versus endoscopic treatment of bile duct stones. *Cochrane Database Syst Rev* 2013;9:CD003327.

[9] Collins C, Maguire D, Ireland A, et al. A prospective study of common bile duct calculi in patients undergoing laparoscopic cholecystectomy: natural history of choledocholithiasis revisited. *Ann Surg* 2004;239(1):28-33.

[10] Frossard JL, Hadengue A, Amouyal G, et al. Choledocho-lithiasis: a prospective study of spontaneous common bile duct stone migration. *Gastrointest Endosc* 2000; 51(2): 175-179.

[11] Houdart R, Perniceni T, Darne B, et al. Predicting common bile duct lithiasis: determination and prospective validation of a model predicting low risk. *Am J Surg* 1995; 170(1): 38-43.

[12] Hunt DR. Common bile duct stones in non-dilated bile ducts? An ultrasound study. *Australas Radiol* 1996; 40(3): 221-222.

[13] Andrews S. Gallstone size related to incidence of post cholecystectomy retained common bile duct stones. *Int J Surg* 2013;11(4):319-321.

[14] Maple JT, Ben-Menachem T, Anderson MA, et al. The role of endoscopy in the evaluation of suspected choledocholithiasis. *Gastrointest Endosc* 2010;71(1):1-9.

[15] Chisholm PR, Patel AH, Law RJ, et al. Preoperative predictors of choledocholithiasis in patients presenting with acute calculous cholecystitis. *Gastrointest Endosc* 2019;89(5): 977-983 e2.

[16] Sahai AV, Mauldin PD, Marsi V, et al. Bile duct stones and laparoscopic cholecystectomy: a decision analysis to assess the roles of intraoperative cholangiography, EUS, and ERCP. *Gastrointest Endosc* 1999;49(3 Pt 1):334-343.

[17] Tse F, Barkun JS, Barkun AN. The elective evaluation of patients with suspected choledocholithiasis undergoing laparoscopic cholecystectomy. *Gastrointest Endosc* 2004; 60(3): 437-448.

[18] Massarweh NN, Devlin A, Elrod JA, et al. Surgeon knowledge, behavior, and opinions regarding intraoperative cholangiography. *J Am Coll Surg* 2008;207(6):821-830.

[19] Videhult P, Sandblom G, Rasmussen IC. How reliable is intraoperative cholangiography as a method for detecting common bile duct stones? A prospective population-based study on 1171 patients. *Surg Endosc* 2009;23(2):304-312.

[20] Bergamaschi R, Tuech JJ, Braconier L, et al. Selective endoscopic retrograde cholangiography prior to laparoscopic cholecystectomy for gallstones. *Am J Surg* 1999;178(1):46-49.

[21] Horwood J, Akbar F, Davis K, et al. Prospective evaluation of a selective approach to cholangiography for suspected common bile duct stones. *Ann R Coll Surg Engl* 2010; 92(3): 206-210.

[22] Coppola R, Riccioni ME, Ciletti S, et al. Selective use of endoscopic retrograde cholangiopancreatography to facilitate laparoscopic cholecystectomy without cholangiography. A review of 1139 consecutive cases. *Surg Endosc* 2001;15(10):1213-1216.

[23] Ueno K, Ajiki T, Sawa H, et al. Role of intraoperative cholangiography in patients whose biliary tree was evaluated preoperatively by magnetic resonance cholangiopancreatography. *World J Surg* 2012;36(11):2661-2665.

[24] Pierce RA, Jonnalagadda S, Spitler JA, et al. Incidence of residual choledocholithiasis detected by intraoperative cholangiography at the time of laparoscopic cholecystectomy in patients having undergone preoperative ERCP. *Surg Endosc* 2008;22(11):2365-2372.

[25] Grubnik VV, Tkachenko AI, Ilyashenko VV, et al. Laparoscopic common bile duct exploration versus open surgery: comparative prospective randomized trial. *Surg Endosc* 2012;26(8):2165-2171.

[26] Buxbaum J. Modern management of common bile duct stones. *Gastrointest Endosc Clin N Am* 2013;23(2):251-275.

[27] Barkun AN, Barkun JS, Fried GM, et al. Useful predictors of bile duct stones in patients undergoing laparoscopic cholecystectomy. *McGill Gallstone Treatment Group. Ann Surg* 1994;220(1):32-39.

[28] Clair DG, Carr-Locke DL, Becker JM, et al. Routine cholangiography is not warranted during laparoscopic cholecystectomy. *Arch Surg* 1993;128(5):551-554; discussion 554-555.

[29] O'Neill CJ, Gillies DM, Gani JS. Choledocholithiasis: overdiagnosed endoscopically and undertreated laparoscopically. *ANZ J Surg* 2008;78(6):487-491.

[30] Boerma D, Schwartz MP. Gallstone disease. Management of common bile-duct stones and associated gallbladder stones: surgical aspects. *Best Pract Res Clin Gastroenterol* 2006;20(6): 1103-1116.

[31] Boerma D, Rauws EA, Keulemans YC, et al. Wait-and-see policy or laparoscopic cholecystectomy after endoscopic sphincterotomy for bile-duct stones: a randomised trial. *Lancet* 2002;360(9335):761-765.

[32] Helton WS, Ayloo S. Technical aspects of bile duct evaluation and exploration: *an update. Surg Clin North Am* 2019; 99(2):259-282.

[33] Brown LM, Rogers SJ, Cello JP, et al. Cost-effective treatment of patients with symptomatic cholelithiasis and possible common bile duct stones. *J Am Coll Surg* 2011; 212(6): 1049-1060 e1-7.

[34] Petelin JB. Laparoscopic common bile duct exploration. *Surg Endosc* 2003;17(11):1705-1715.

[35] Gilsdorf D, Henrichsen J, Liljestrand K, et al. Laparoscopic common bile duct exploration for choledocholithiasis: analysis of practice patterns of intermountain healthcare. *J Am Coll Surg* 2018;226(6):1160-1165.

[36] Thompson MH, Tranter SE. All-comers policy for laparoscopic exploration of the common bile duct. *Br J Surg* 2002;89(12):1608-1612.

[37] Petelin JB. Surgical management of common bile duct stones. *Gastrointest Endosc* 2002;56(6 Suppl):S183-S189.

[38] Taylor CJ, Kong J, Ghusn M, et al. Laparoscopic bile duct exploration: results of 160 consecutive cases with 2-year follow up. *ANZ J Surg* 2007;77(6):440-445.

[39] Fanelli RD, Gersin KS. Laparoscopic endobiliary stenting: a simplified approach to the management of occult common bile duct stones. *J Gastrointest Surg* 2001;5(1):74-80.

[40] Bingener J, Schwesinger WH. Management of common bile duct stones in a rural area of the United States: results of a survey. *Surg Endosc* 2006;20(4):577-579.

[41] Deslandres E, Gagner M, Pomp A, et al. Intraoperative endoscopic sphincterotomy for common bile duct stones during laparoscopic cholecystectomy. *Gastrointest Endosc* 1993; 39(1):54-58.

[42] Noel R, Enochsson L, Swahn F, et al. A 10-year study of rendezvous intraoperative endoscopic retrograde cholangiography during cholecystectomy and the risk of post-ERCP pancreatitis. *Surg Endosc* 2013;27(7):2498-2503.

[43] Lella F, Bagnolo F, Rebuffat C, et al. Use of the laparoscopic-endoscopic approach, the so-called "rendezvous" technique, in cholecystocholedocholithiasis: a valid method in cases with patient-related risk factors for post-ERCP pancreatitis. *Surg Endosc* 2006;20(3):419-423.

[44] Wang B, Guo Z, Liu Z, et al. Preoperative versus intraoperative endoscopic sphincterotomy in patients with gallbladder and suspected common bile duct stones: system review and meta-analysis. *Surg Endosc* 2013;27(7):2454-2465.

[45] Sarli L, Sabadini G, Pietra N, et al. Laparoscopic cholecystectomy and endoscopic sphincterotomy under a single anesthetic: a case report. *Surg Laparosc Endosc* 1995; 5(1): 68-71.

[46] Richardson JF, Lee JG, Smith BR, et al. Laparoscopic transgastric endoscopy after Roux-en-Y gastric bypass: case series and review of the literature. *Am Surg* 2012; 78(10): 1182-1186.

[47] Abbas AM, Strong AT, Diehl DL, et al. Multicenter evaluation of the clinical utility of laparoscopy-assisted ERCP in patients with Roux-en-Y gastric bypass. *Gastrointest Endosc* 2018;87(4):1031-1039.

[48] Kedia P, Tarnasky PR, Nieto J, et al. EUS-directed transgastric ERCP (EDGE) versus laparoscopy-assisted ERCP (LA-ERCP) for roux-en-y gastric bypass (RYGB) anatomy: a multicenter early comparative experience of clinical outcomes. *J Clin Gastroenterol* 2019;53(4):304-308.

[49] Sandha GS, Bourke MJ, Haber GB, et al. Endoscopic therapy for bile leak based on a new classification: results in 207 patients. *Gastrointest Endosc* 2004;60(4):567-574.

[50] Pioche M, Ponchon T. Management of bile duct leaks. *J Visc Surg* 2013;150(3 Suppl):S33-S38.

[51] Baillie J. Endoscopic approach to the patient with bile duct injury. *Gastrointest Endosc Clin N Am* 2013;23(2):461-472.

[52] Mangieri CW, Hendren BP, Strode MA, et al. Bile duct injuries (BDI) in the advanced laparoscopic cholecystectomy era. *Surg Endosc* 2019;33(3):724-730.

[53] Pekolj J, Alvarez FA, Palavecino M, et al. Intraoperative management and repair of bile duct injuries sustained during 10,123 laparoscopic cholecystectomies in a high-volume referral center. *J Am Coll Surg* 2013;216(5):894-901.

[54] Lau WY, Lai EC. Classification of iatrogenic bile duct injury. *Hepatobiliary Pancreat Dis Int* 2007;6(5):459-463.

[55] Bergman JJGHM, van den Brink GR, Rauws EAJ, et al. Treatment of bile duct lesions after laparoscopic cholecystectomy. *Gut* 1996;38:141-147.

[56] Csendes A, Navarrete C, Burdiles P, et al. Treatment of common bile duct injuries during laparoscopic cholecystecotmy: endoscopic and surgical management. *World J Surg* 2001;25:1346-1351.

[57] Draganov P, Hoffman B, March W, et al. Long-term outcome in patients with benign biliary strictures treated endoscopically with multiple stents. *Gastrointest Endosc* 2002; 55:680-686.

[58] Costamagna G, Tringali A, Mutignani M, et al. Endotherapy of postoperative biliary strictures with multiple stents: results after more than 10 years of follow-up. *Gastrointest Endosc* 2010;72:551-557.

[59] Garcia-Cano J. Endoscopic management of benign biliary strictures. *Curr Gastroenterol Rep* 2013;15(8):336.

[60] Tarnasky PR, Linder JD, Mejia A, et al. Bile duct obstruction after cholecystectomy caused by clips: undo what has been undone, then do what you normally do. *Gastrointest Endosc* 2009; 69(4):e19-21.

第 16 章

困难结石
Difficult Bile Duct Stones

Majid A. Almadi   Alan Barkun   著

要 点

◆ 结石的大小（直径＞ 12mm）、形状（活塞型）、部位（肝内、胆囊管或狭窄上方）或手术解剖结构的改变，可能导致取石困难。

◆ 这种情况，通常需要使用多种附件，操作时间更长或需要多次操作，并且与标准取石术相比并发症发生率更高。

◆ 应根据患者的胆道解剖结构、内窥镜医生的经验、临床设施和支持程度，综合以上情况采取个体化治疗。

◆ 可能需要结合胆管扩张和碎石以促进顺利取石。

◆ 这类患者的治疗策略，最好采用多学科协作，并使用循证方法去权衡特定患者的风险和收益。

ERCP 和括约肌切开术是胆总管（CBD）结石患者的既定治疗方法。尽管大多数结石可以使用标准技术成功取出 [1, 2]，但一些患者由于结石较大（图 16-1）、形状或位置以及手术改变解剖结构的原因，使取石更具挑战性 [3, 4]。

可能需要多种技术，包括扩大胆管开口或扩张狭窄，通过各种形式的碎石术减小结石的大小或放置临时支架（表 16-1）。

一、扩大胆管开口的技术

（一）内镜下乳头球囊扩张术（EPBD）

尽管内镜括约肌切开术（EST）是胆管结石取出的标准方法，但人们对使用简单的括约肌球囊扩张术越来越感兴趣。这种方法可能与 EST 一样有效且更安全，同时理论上保留了胆道括约肌

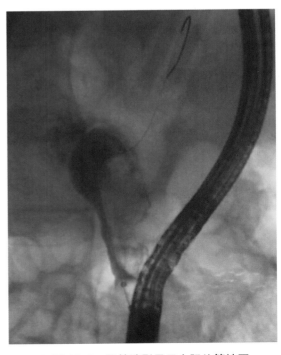

▲ 图 16-1　胆管造影显示大胆总管结石

表 16–1　治疗大结石的可能方法

扩大胆管开口的技术
- 内镜括约肌切开术（EST）
- 内镜下乳头球囊扩张术（EPBD）
- EST 和 EPBD 联合

缩小结石的技术：碎石术
- 机械碎石术
- 体外（冲击波）碎石术
- 通过胆道镜（电动液压、智能激光）进行体内（导管内）碎石术

胆道支架置入术
- 胆管（塑料或金属）支架
- 带有熊去氧胆酸的支架
- 鼻胆引流管

后备方法
- 经皮穿刺肝胆道成像（PTC）
- 手术

的功能。它在美国以外的国家广泛应用于治疗直径小于 1cm 的结石。在美国，它目前仅用于凝血功能障碍患者，因为先前的研究表明术后胰腺炎的风险很高。对 25 项随机对照试验（RCT）[5] 的 Meta 分析表明，在首次尝试取石方面，EPBD 与 EST 相比，效果及对机械碎石需求方面没有差异，而出血和短时间胆囊炎的发生率较 EST 低[5]。与 EPBD 相比，在随访期长达 7 年的研究中，EST 是结石复发和胆道括约肌功能障碍的危险因素之一[6, 7]。尽管与基线相比，术后 1 周和 1 年的随访中，CBD 压力、括约肌基础压力和峰值压力以及收缩频率在 EPBD 和 EST 患者中均有所降低，但 EPBD 患者下降较小（有更多功能的保留）[8]。

（二）内镜括约肌切开术联合球囊扩张术

该技术先通过 EST 切开到大约一半的胆道括约肌长度。之后，将扩张球囊［通常是受控径向扩张（controlled radial expansion，CRE）球囊］插在导丝上。球囊直径应通过扩张前进行的胆管造影，根据 CBD 下段的最大直径来选择。球囊的三分之二应在 CBD 的远端内部，而三分之一应在十二指肠腔的乳头外。球囊使用稀释的对比

剂逐渐膨胀，因此球囊在透视中可见。内镜医生应逐渐增加球囊内的压力，直至球囊达到最大 CBD 下段直径或直至球囊腰部消失；如果达不到扩张目标，表明存在胆管狭窄的可能。一项针对大结石（最大球囊直径为 20mm）进行 EST 后 EPBD 最佳持续时间（每次连续充气压力为 30s 与 60s）的试验发现，两者结石成功清除率相似，并发症没有差异[9]。

EST 和 EPBD 的组合已成为治疗胆总管大结石的常用方法（图 16-2 至图 16-8）。一项 RCT[10] 比较了单纯 EST、单纯 EPBD、先 EPBD 后小 EST 与先小 EST 后使用 EPBD 四种方法治疗胆总管结石。在不使用机械碎石术的情况下，完全清除结石的比率、短期或长期并发症的比率及所需的治疗次数没有差异。帕克等[11] 纳入了 25 项研究，发现与单独使用 EPBD 相比，EST 联合 EPBD 首次结石取出率更高，同时需要机械碎石术的概率更少。然而，EPBD 联合 EST 与较高的出血风险相关[11]。在最新的美国胃肠内镜学会（ASGE）指南中，一项针对 9 项 RCT 的 Meta 分析将 EST 与 EST 联合 EPBD 进行了比较；作者得出结论，EPBD 联合 EST 清除大结石的成功率更高，需要机械碎石的概率更低，两者在胆管炎、胰腺

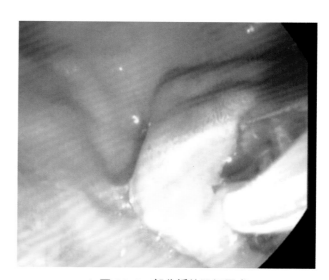

▲ 图 16-2　部分括约肌切开术

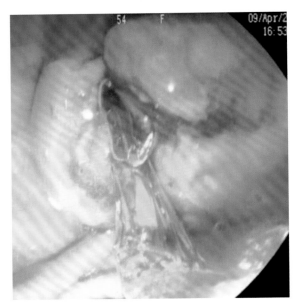

▲ 图 16-3 插入受控径向膨胀球囊

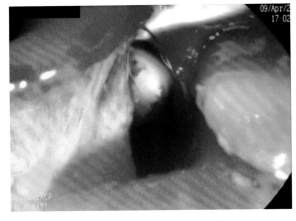

▲ 图 16-6 从胆总管取出结石

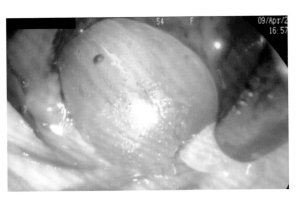

▲ 图 16-4 充盈受控径向膨胀球囊

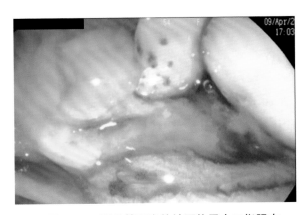

▲ 图 16-7 胆总管取出的结石位于十二指肠内

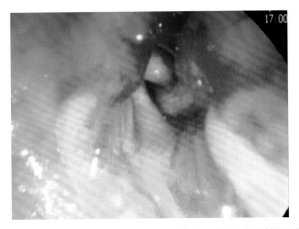

▲ 图 16-5 部分括约肌切开术和内镜下乳头球囊扩张后乳头的外观，暴露出位于胆总管下方的结石

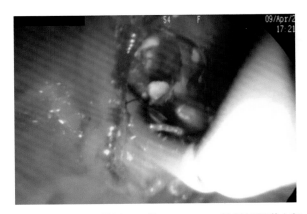

▲ 图 16-8 胆总管插入一枚 10Fr，7cm 的塑料胆道支架

炎、出血或穿孔方面没有差异，首次 ERCP 结石完全取出率也没有差异[12]。最新的欧洲胃肠内镜学会（ESGE）和 ASGE 指南推荐限制性括约肌切开术和 EPBD 作为去除难治 CBD 结石的一线方法[12, 13]。

二、缩小胆总管结石的技术

直径大于约 12mm（透视下内镜镜身的宽度）的结石通常需要进行碎石以方便取出。有几种方法可以实现此目的。

- 机械碎石。
- 体外冲击波碎石术（ESWL）。
- 体内碎石术，在胆道镜下进行：①液电碎石术（electrohydraulic lithotripsy，EHL）；②激光碎石术（laser lithotripsy，LL）（图 16-9）。

机械碎石术使用可以通过治疗性十二指肠镜的大网篮。捕获大结石可能具有挑战性，尤其是那些充满管道或"活塞形"的结石。通过缓慢打开网篮从下方捕获结石可能比使用打开的网篮进行拖网捕捞的传统方法更成功[14]。还有"应急碎石"技术，包括取出内镜，将网篮留在原

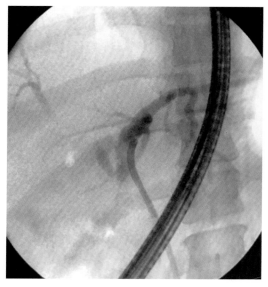

▲ 图 16-9　透视下可见单人胆道镜已插入肝内胆管以方便操作

位，然后将坚固的套管套在网篮导管上进行碎石（图 16-10）。

ESWL 使用通常用于治疗肾结石和胰腺结石的设备。能否获取设备和是否具备相关专业知识决定了当地是否偏好使用这种技术治疗困难胆管结石。除非结石钙化或被超声定位，否则可能需要在 ERCP 处放置鼻胆管以注入对比剂，从而提供结石图像以供聚焦治疗。

胆道镜也被用于处理第 10 章中详述的困难结石（图 16-11）。Korrapati 等[15]建议，与双人操作"子母"胆道镜检查或使用超细内镜的直接胆道镜检查相比，单人操作的胆道镜有更高的干预结石相关操作的成功率。在胆道镜检查中，碎石导管与 EHL 发生器或脉冲染料激光器一起使用（有或没有安全功能以最大限度地减少胆管损伤，如智能激光）。EHL 发生器体积更小，便于携带，也不需要特殊的保护设备或电源。EHL 探头的尖端在流体介质中会产生冲击波，从而导致结石碎裂（图 16-12）。探头应放置在距离胆道镜尖端 5mm 和距离结石表面 1~2mm 的位置，然后再传递冲击波以实现最佳碎裂效果。流体浸入至关重要，因为空气会引起干扰并消散冲击波能量。LL 方法的优势是在碎石时采用更准确的射击方法，智能激光可进一步降低胆管损伤的风险。在比较 CBD 结石处理中的三种技术的系统评价[16]中，与 ESWL（89.3%）和 EHL（75.5%）相比，LL（92.5%）的结石碎裂率更高，在完全胆管清除方面更优。最新的 ESGE 指南推荐使用胆道镜辅助的 EHL 或 LL 作为困难 CBD 结石的有效且安全的治疗方法[13]。

（一）胆道支架的作用

当 ERCP 取石失败时，应放置一个或多个胆道支架以提供临时胆管引流。一些专家更喜欢双猪尾支架以降低移位风险。有趣的是，在置入支架几个月后，结石似乎更容易取出。以前，支架被认为可以为不适宜手术且存在难以去除的结石

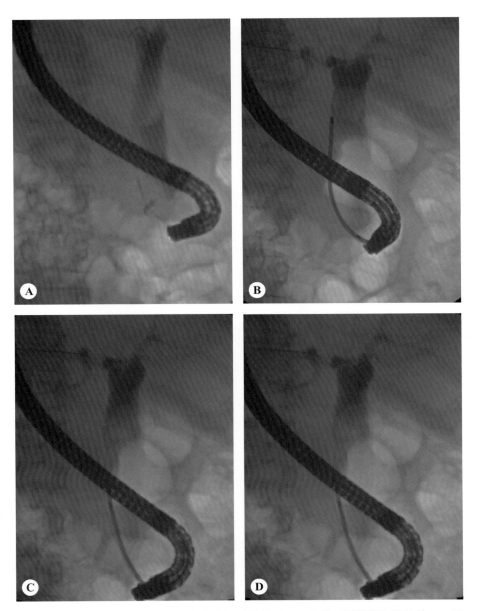

▲ 图 16-10　**A.** 胆管造影显示一个大的胆总管结石；**B.** 将碎石网篮插入胆总管；**C.** 石头被网篮抓住；**D.** 进行了大胆总管结石的体内机械碎石术

患者提供足够的长期治疗。然而，胆管炎的风险很大，应尽一切努力完成彻底取石。

（二）药物方法

口服熊去氧胆酸（ursodeoxycholic acid，UDCA）已被用于尝试在放置支架后减小胆管结石的大小，但研究尚未证实其有效性。在一项 RCT 中，41 例疑难结石患者[17] 接受了 10Fr 直型塑料支架，然后随机接受 UDCA 或安慰剂治疗 6 个月。

两组之间在结石缩小或随后的清除方面没有显著差异。在 Lee 等的另一项 RCT 中[18]，患有困难结石的老年患者被随机分配到两组，一组仅放置多枚 7Fr 猪尾支架；另一组放置支架后口服 UDCA 和萜烯制剂。在 6 个月的随访期内，两组的结石大小均显著减小，但结石清除率无显著差异。一项使用 UDCA 预防胆道取石后结石复发的随机试验未发现其显著有益，但该研究规模小且

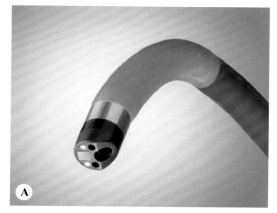

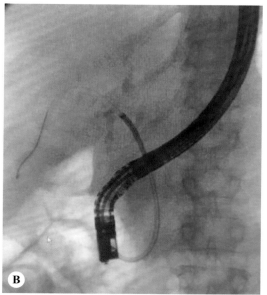

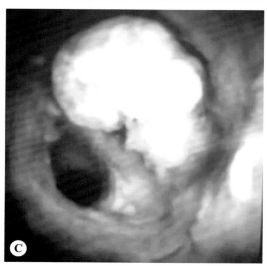

▲ 图 16−11 **A.** SpyGlass 单 人 操 作 胆 道 镜（**Boston Scientific, Natick, MA**）；**B.** 透视插入单人操作胆道镜，用于肝内导管的选择性插管；**C.** 使用单人操作胆道镜进行液电碎石术后结石碎片的内镜表现

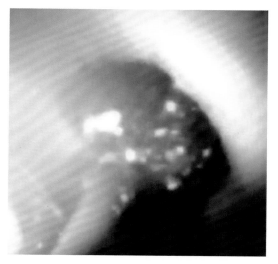

▲ 图 16−12 液电碎石探针靠近结石并激活导致结石碎裂

随访时间短[19]。

几年前曾在一些中心通过鼻胆管注入甲基叔丁基醚，用于治疗困难结石，但存在严重风险。此技术已在很大程度上被放弃。

三、困难位置的结石

（一）Mirizzi 综合征

胆囊管或胆囊颈部的结石（图 16−13）可由于结石本身或相关炎症而导致肝总管阻塞[20]。这种情况在 ERCP 过程中可能难以识别，并且通常无法给予确切治疗。支架置入可以提供引流并促进后续手术。少数患者经胆道镜引导下进入胆囊管取石可能成功。

（二）肝内胆管结石

ERCP 在肝内结石患者中的应用有限，特别是当存在多处狭窄时。在多发肝内胆管结石的情况下，手术（如肝脏节段性切除术或半肝切除术）通常是最好的根治性治疗[21]。在内镜检查中，可以尝试将肝内结石转移到肝总管或下游胆道系统较大的管腔中，这种类似活塞式的方法是在结石下方或上方用充盈的取石球囊移动造成抽吸作用，可能有助于结石排出，并使它们进入更容易取石的主管道。胆道镜检查可用于对受影响的肝

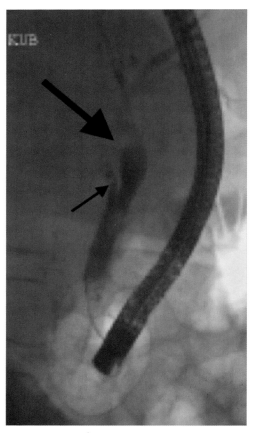

▲ 图 16-13　**Mirizzi** 综合征：细箭显示胆囊管结石，粗箭显示胆囊漏斗征和胆囊管结石阻塞胆总管

内胆管进行直接插管，观察结石并随后进行碎石术。当其他操作失败时，胆道镜检查也可用于定位导丝；这有利于随后的干预。

（三）手术解剖结构改变

两种最常见的手术解剖结构改变是 Billroth Ⅱ 和 Roux-en-Y 手术重建，前者由于在消化性溃疡病治疗中较少使用而变得不那么重要，而后者却因减重手术增加而普遍。在治疗这些患者时，到达乳头、选择性胆管插管和传递合适的干预器械都可能具有挑战。

所采取的方法取决于切除式、重建式、胰胆管长度和吻合类型。

一些手术对 ERCP 手术没有影响或影响很小，因为没有影响进入乳头和胆道系统的通路（如食

管切除术伴胃上提、袖状胃切除术、腹腔镜下可调节胃束带放置和 Billroth Ⅰ）[22]。

其他手术需要一套不同的设备，包括显示器，并且可能需要腹腔镜辅助，具体取决于手术改变后到达目标位置的长度 [如保留幽门的胰十二指肠切除术（Whipple 手术）、Roux-en-Y 肝空肠吻合术和 Roux-en-Y 胃旁路术] [22]。

在吻合口特别长的情况下，可能需要儿科结肠镜、小肠镜或双球囊小肠镜（较短的 152cm），并可考虑是否在内镜前端安装先端帽以方便插管。

在这种情况下，胆道系统的入口将在壶腹的 5 点钟方向，而不是通常的 11 点钟位置。因此，使用常规括约肌切开器进行插管会很困难，可以购买用于这些情况的特殊括约肌切开刀。

对于 Billroth Ⅱ 解剖变化，大多数专家使用标准的侧视十二指肠镜（带抬钳器）从下方接近乳头，放置临时胆道支架，然后用针刀在支架上进行括约肌切开术。

可以进行任何后续治疗，要谨记相对于长轴和胆总管方向的倒置解剖结构和视野位置。

四、额外的干预和合作

当内镜治疗失败时，必须考虑替代方法。以前对高危患者避免手术，但现在非常安全，应该优先考虑，尤其是当胆囊仍在原位时。同样，经皮经肝方法在专家手中是一个不错的选择。应采用包括经验丰富的内镜医生、介入放射科医生和外科医生在内的多学科方法来达到最佳效果。

五、现有指南和共识建议

ASGE[12, 23-25]、美国胃肠道与内镜外科医师协会[26]、美国胃肠病协会[27]、美国胃肠病学会[28]、英国胃肠病学会[29] 和欧洲胃肠内镜学会[13] 已发布了关于困难 CBD 结石主题的指南。

参考文献

[1] Classen M, Hagenmuller F. Treatment of stones in the bile duct via duodenoscopy. *Endoscopy* 1989;21 Suppl 1:375-377.

[2] Peng C, Nietert PJ, Cotton PB, et al. Predicting native papilla biliary cannulation success using a multinational endoscopic retrograde cholangiopancreatography (ERCP) Quality Network. *BMC Gastroenterol* 2013;13:147.

[3] Almadi MA, Eltayeb M, Thaniah S, et al. Predictors of failure of endoscopic retrograde cholangiography in clearing bile duct stone on the initial procedure. *Saudi J Gastroenterol* 2019; 25:132-138.

[4] Almadi MA, Barkun JS, Barkun AN. Management of suspected stones in the common bile duct. *CMAJ* 2012; 184: 884-892.

[5] Tringali A, Rota M, Rossi M, et al. A cumulative meta-analysis of endoscopic papillary balloon dilation versus endoscopic sphincterotomy for removal of common bile duct stones. *Endoscopy* 2019;51:548-559.

[6] Yasuda I, Fujita N, Maguchi H, et al. Long-term outcomes after endoscopic sphincterotomy versus endoscopic papillary balloon dilation for bile duct stones. *Gastrointest Endosc* 2010; 72:1185-1191.

[7] Tanaka S, Sawayama T, Yoshioka T. Endoscopic papillary balloon dilation and endoscopic sphincterotomy for bile duct stones: long-term outcomes in a prospective randomized controlled trial. *Gastrointest Endosc* 2004;59:614-618.

[8] Yasuda I, Tomita E, Enya M, et al. Can endoscopic papillary balloon dilation really preserve sphincter of Oddi function? *Gut* 2001;49:686-691.

[9] Paspatis GA, Konstantinidis K, Tribonias G, et al. Sixty-versus thirty-seconds papillary balloon dilation after sphincterotomy for the treatment of large bile duct stones: a randomized controlled trial. *Dig Liver Dis* 2013;45:301-304.

[10] Chu X, Zhang H, Qu R, et al. Small endoscopic sphincterotomy combined with endoscopic papillary large-balloon dilation in the treatment of patients with large bile duct stones. *Eur Surg Acta Chirurgica Austriaca* 2017;49:9-16.

[11] Park CH, Jung JH, Nam E, et al. Comparative efficacy of various endoscopic techniques for the treatment of common bile duct stones: a network meta-analysis. *Gastrointest Endosc* 2018;87:43-57.e10.

[12] Buxbaum JL, Abbas Fehmi SM, et al. ASGE guideline on the role of endoscopy in the evaluation and management of choledocholithiasis. *Gastrointest Endosc* 2019; 89:1075-1105.

[13] Manes G, Paspatis G, Aabakken L, et al. Endoscopic management of common bile duct stones: European Society of Gastrointestinal Endoscopy (ESGE) guideline. *Endoscopy* 2019;51:472-491.

[14] Shi D, Yu CG. Comparison of two capture methods for endoscopic removal of large common bile duct stones. *J Laparoendosc Adv Surg Tech* 2014;24:457-461.

[15] Korrapati P, Ciolino J, Wani S, et al. The efficacy of peroral cholangioscopy for difficult bile duct stones and indeterminate strictures: a systematic review and meta-analysis. *Endosc Int Open* 2016;4:E263-E275.

[16] Veld JV, Van Huijgevoort NCM, Boermeester MA, et al. A systematic review of advanced endoscopy-assisted lithotripsy for retained biliary tract stones: laser, electrohydraulic or extracorporeal shock wave. *Endoscopy* 2018; 50:896-909.

[17] Katsinelos P, Kountouras J, Paroutoglou G, et al. Combination of endoprostheses and oral ursodeoxycholic acid or placebo in the treatment of difficult to extract common bile duct stones. *Dig Liver Dis* 2008;40:453-459.

[18] Lee TH, Han JH, Kim HJ, et al. Is the addition of choleretic agents in multiple double-pigtail biliary stents effective for difficult common bile duct stones in elderly patients? A prospective, multicenter study. *Gastrointest Endosc* 2011; 74: 96-102.

[19] Yamamoto R, Tazuma S, Kanno K, et al. Ursodeoxycholic acid after bile duct stone removal and risk factors for recurrence: a randomized trial. *J Hepatobiliary Pancreat Sci* 2016; 23:132-136.

[20] Johnson LW, Sehon JK, Lee WC, et al. Mirizzi's syndrome: experience from a multi-institutional review. *Am Surg* 2001; 67: 11-14.

[21] Cheung MT, Kwok PC. Liver resection for intrahepatic stones. *Arch Surg* 2005;140:993-997.

[22] Committee AT, Enestvedt BK, Kothari S, et al. Devices and techniques for ERCP in the surgically altered GI tract. *Gastrointest Endosc* 2016;83:1061-1075.

[23] Committee ASoP, Maple JT, Ikenberry SO, et al. The role of endoscopy in the management of choledocholithiasis. *Gastrointest Endosc* 2011;74:731-744.

[24] Committee ASoP, Maple JT, Ben-Menachem T, et al. The role of endoscopy in the evaluation of suspected choledocholithiasis. *Gastrointest Endosc* 2010;71:1-9.

[25] Committee ASoP, Chathadi KV, Chandrasekhara V, et al. The role of ERCP in benign diseases of the biliary tract. *Gastrointest Endosc* 2015;81:795-803.

[26] Overby DW, Apelgren KN, Richardson W, et al. SAGES guidelines for the clinical application of laparoscopic biliary tract surgery. *Surg Endosc* 2010;24:2368-2386.

[27] Crockett SD, Wani S, Gardner TB, et al. American Gastroenterological Association Institute clinical guideline on initial management of acute pancreatitis. *Gastroenterology* 2018;154:1096-1101.

[28] Tenner S, Baillie J, DeWitt J, et al. American College of Gastroenterology guideline: management of acute pancreatitis. *Am J Gastroenterol* 2013;108:1400-1415; 1416.

[29] Williams E, Beckingham I, El Sayed G, et al. Updated guideline on the management of common bile duct stones (CBDS). *Gut* 2017;66:765-782.

第17章

隐匿性胆道痛患者与 Oddi 括约肌功能障碍

Patients with Obscure Biliary Pain; Sphincter of Oddi Dysfunction

Peter B. Cotton　著

要　点

◆ 对于怀疑胆道和胰腺疼痛的检查，现代成像方法［计算机断层扫描（CT）、磁共振胰胆管成像（MRCP）和超声内镜（EUS）］已经取代了诊断性 ERCP。

◆ 使用 ERCP 治疗 Oddi 括约肌功能障碍是有争议的。

◆ 在这种情况下，ERCP 术后胰腺炎的发生率很高。

◆ 括约肌测压现在很少做。

◆ 迫切需要更严格的研究。

在先进的成像技术出现之前，ERCP 经常有效地用于检查胆道和胰腺疼痛患者，以诊断和排除胆管结石、肿瘤和慢性胰腺炎等常见疾病。现在的情况完全不同。在这种情况下，仔细的临床询问和微创检查［计算机断层扫描（CT）、磁共振胰胆管成像（MRCP）和超声内镜（EUS）］已经取代了 ERCP。

影像学检查阴性的患者行 ERCP 唯一潜在的剩余指征是怀疑 Oddi 括约肌功能障碍（SOD）。对于胆囊切除术后疼痛的患者和一些患有特发性复发性胰腺炎的患者，可以考虑使用（将在第 20 章中讨论）。

简单直观的概念是，不适当的括约肌活动会通过增加胆管和胰管的压力而引起疼痛，而通过括约肌切开来缓解压力是合乎逻辑的治疗方法。然而，ERCP 治疗是有争议的。因为结果不可预测且风险很大，术后胰腺炎的发生率为15%～30%。

30 多年前，密尔沃基小组普及了 ERCP 进行括约肌测压法。他们创立了分型系统[1]。此分类系统后来又被更新[2]，内容如下。

Ⅰ型：患者有疼痛，两次肝功能检查异常，胆管扩张（＞10mm）。

Ⅱ型：肝脏检查异常或导管扩张，但不能两者兼有。

Ⅲ型：无异常发现。

这些区别似乎合乎逻辑，它们为讨论治疗策略提供了一个框架，但它们与实践的相关性受到质疑[3]。还需要注意的是，这些标准的应用并不明确。扩张胆管的定义并不科学。与流行观点相反，细致的研究表明，胆管不会因为胆囊切除术而（显著）变大。一些专家要求肝功能检查（转氨酶）在疼痛发作时达到峰值并在之后恢复正常，但这些数据通常不可得到，目前没有证据表明该标准有帮助。

一、Ⅰ型 SOD

多项研究表明，Ⅰ型患者（有明确的胆道梗阻客观证据）存在结构性问题（如括约肌狭窄或小结石），EUS 可以很好地评估这些问题。他们可通过胆道括约肌切开术得到有效治疗。

Ⅱ型 SOD 是最具争议的一组，最好在研究Ⅲ型 SOD 时获得新见解之后进行讨论。

二、Ⅲ型 SOD

这些患者有胆道疼痛，但没有胆道梗阻的客观证据（即正常大小的胆管和正常的肝酶）。数以千计这样的患者已经接受了胆道括约肌切开术，有的同时接受了括约肌测压的治疗，有的则无。一些中心报道成功率很高，但其他中心则不尽如人意。大家都认可该手术有风险，在 15%～30% 的病例中会导致胰腺炎和一些穿孔。此外，持续疼痛的患者需要多次重复 ERCP 甚至外科手术。考虑到这种情况，2014 年出现了针对 Oddi 括约肌功能障碍进行的评估预测因素和干预措施的研究（evaluating predictors and interventions in sphincter of oddi dysfunction, EPISOD）[4]。

该研究的目的是确定从括约肌切开术中受益患者的特征（以及测压的作用），以便更好地为未来的实践提供信息。其中，214 例胆囊切除术后严重疼痛的患者接受了 ERCP 和胆胰测压。然后，无论测压结果如何，他们都被随机分到括约肌切开术组或不治疗组。所有人都接受了临时小胰管支架，以降低患胰腺炎的风险。对患者进行了 1 年的随访。患者、患者的照料者和结果评估者都对干预不知情。1 年时，疼痛减轻（无须再次干预）的成功率没有差异（括约肌切开术为 23%，假手术为 37%）。5 年时，假治疗的受试者在统计上表现更好。测压结果和临床特征与结果无关。约 15% 的病例发生 ERCP 术后胰腺炎；有

两个穿孔，没有死亡病例。

这些结果令该领域的许多专家感到惊讶，他们可以声称数百名患者对治疗感激不尽，但结论很明确。ERCP 括约肌切开术不再适用于这种情况。为什么这么多假治疗的患者表现如此好，这表明安慰剂效应的威力，尽管有大量文献，但在日常实践中并未得到充分认识。我在其他地方对此进行了扩展[5]。

严格来说，Ⅲ型患者的肝酶是正常的。然而，因为在无症状的美国人群中普遍发现升高的肝功能（尤其是转氨酶），我们也确实在 EPISOD 研究中包括了一些。他们的结果没有什么不同，引发了关于在Ⅱ型患者中使用 ERCP、括约肌测压和括约肌切开术的相关问题。

三、Ⅱ型 SOD

EPISOD 研究的结果对Ⅱ型 SOD（即胆管扩张或肝酶升高）患者的 ERCP 管理提出了质疑。对这种诊断和 ERCP 治疗理由的信任是基于许多传说一样的临床经验、一些队列研究，更确切地说，是基于两项随机假对照试验[6]。这些研究中的人数很少，安慰剂反应令人印象深刻，但接受括约肌切开术治疗的胆道压力升高的患者在统计学上比其他组更好。这些报告导致测压指导的括约肌切开术（没有进一步证据的胰腺和胆道括约肌）成为许多转诊中心的标准做法，并得到了 2002 年美国国立卫生研究院（National Institutes of Health, NIH）ERCP 科学大会的推崇[7]。然而，现在在实际临床工作中很少进行测压。从技术上讲，测压不便使用，并且它会增加术后胰腺炎的风险，发生率超过单纯 ERCP 导致的术后胰腺炎。许多临床医生现在是在为这些患者提供"括约肌切开术试验"。

除了强大的安慰剂效应外，一些患者似乎确实从这种治疗中受益，但多数患者没有获益。需要更严格的研究来明确最佳适应证，从而减少治

疗失败负担和实际的内在风险。与此同时，临床医生应该非常小心地进入这个雷区，让他们的患者放心，尝试药物治疗，并且只有在严重症状持续存在且患者充分了解风险时才考虑 ERCP 和括约肌切开术。

四、SOD 的替代性治疗

有建议在 ERCP 时将肉毒梭菌注射到括约肌中作为括约肌切开术的替代方法。该技术很简单，一些传闻中的结果令人印象深刻[8]，但还没有明确的研究。

括约肌成形术也已被使用，主要用于 ERCP 括约肌切开术后症状复发的患者。已发表的结果难以得出结论判断效果。

五、再见，Ⅰ 型、Ⅱ 型和 Ⅲ 型 SOD

因为具有明确的客观胆道检查结果的患者（Ⅰ型）存在结构性问题，而那些没有检查结果（Ⅲ型）的患者没有括约肌问题（它们对乳头切开没有反应），因此，应该放弃这些术语。我们留下了"疑似 Oddi 括约肌功能障碍"，等待进一步研究[9]。

六、医学救治

我们放弃了"Ⅲ型 SOD"这个术语，但绝不能放弃经常有致残性疼痛的患者。他们可能受益于行为疗法和解痉药物。一项神经调节药（度洛西汀）的小型试验初步结果乐观[10]。迫切需要进一步的研究。

（一）有胆囊的患者出现 SOD

以前的研究建议对有疼痛但胆囊检查结果正常的患者进行胆道括约肌切开术。这种做法没有循证依据，也不被推荐[9]。

（二）胰腺 SOD

已经描述了胰腺 SOD 的分类[11]。然而，没有充分的证据表明 SOD 可引起胰腺疼痛发作，并且 ERCP、测压和胰腺括约肌切开术都不适用[10]。SOD 在特发性复发性胰腺炎中的作用也存在争议，目前尚待研究。

七、结论

在缺乏异常实验室或影像学发现的情况下，ERCP 目前在胆道和胰腺疼痛患者的治疗中几乎没有作用，几乎不能带来益处并存在重大风险。此外，严格的研究对于明确安慰剂效应之外的益处至关重要。患者和医生在接近这个雷区时应格外小心。

参考文献

[1] Hogan WJ, Geenen JE. Biliary dyskinesia. *Endoscopy* 1988;20 (Suppl 1):179-183.

[2] Sherman S, Lehman GA. Sphincter of Oddi dysfunction: diagnosis and treatment. *J Pancreas* 2001;2:382-400.

[3] Freeman ML, Gill M, Overby C, et al. Predictors of outcomes after biliary and pancreatic sphincterotomy for sphincter of Oddi dysfunction. *J Clin Gastroenterol* 2007; 41(1): 94-102.

[4] Cotton PB, Durkalski V, Romagnuolo J, et al. Effect of endoscopic sphincterotomy for suspected sphincter of Oddi dysfunction on pain-related disability following cholecystectomy: the EPISOD randomized clinical trial. *JAMA* 2014; 311(20):2101-2109.

[5] Cotton PB. Why did the sham-treated EPISOD study patients do so well? Important lessons for research and practice. *Gastrointest Endosc* 2019;89:1054-1055. doi: 10.1016/j. gie. 2018.11.006.

[6] Petersen BT. An evidence-based review of sphincter of Oddi dysfunction: part 1, presentations with "objective" biliary findings (types I and II). *Gastrointest Endosc* 2004; 59: 525-534.

[7] Cohen S, Bacon BR, Berlin JA, et al. National Institutes of Health State-of-the-Science Conference statement: ERCP for diagnosis and therapy, January 14-16, 2002. *Gastrointest Endosc* 2002;56:803-809.

[8] Murray W, Kong S. Botulinum toxin may predict the outcome of endoscopic sphincterotomy in episodic functional

post-cholecystectomy biliary pain. *Scand J Gastroenterol* 2010 May; 45(5):623-627.

[9] Cotton PB, Elta GH, Carter CR, et al. Rome IV. Gallbladder and Sphincter of Oddi Disorders. *Gastroenterology* 2016; 150: 1420-1429.

[10] Pauls Q, Durkalski-Mauldin V, Brawman-Mintzer O, et al. Duloxetine for the treatment of patients with suspected sphincter of oddi dysfunction: a pilot study. *Dig Dis Sci* 2016; 61(9):2704-2709.

[11] Petersen BT. Sphincter of Oddi dysfunction, part 2: evidence-based review of the presentations, with "objective" pancreatic findings (types I and II) and of presumptive type III. *Gastrointest Endosc* 2004;59:670-687.

第18章 良性胆管狭窄
Benign Biliary Strictures

John T. Cunningham 著

要 点

- 良性胆管狭窄的常见原因是手术（胆囊切除术后和肝移植术后）、慢性胰腺炎和原发性硬化性胆管炎（PSC）。IgG4 相关硬化性胆管炎（IgG4-SC）并不常见。

- 磁共振胰胆管成像（MRCP）现在可以在没有风险的情况下进行准确的早期诊断，并有机会考虑最佳方法。

- 可能需要直接胆道镜活检以区分 PSC 和 IgG4-SC。

- 需要多学科方法才能为患者提供最佳建议。

- ERCP 支架置入术（如多个塑料支架或全覆膜自膨式金属支架）通常对术后狭窄有效，对慢性钙化性胰腺炎患者效果较差，对 PSC 疗效尚未证实。

- PSC 患者 ERCP 管理的最常见建议是狭窄段球囊扩张术而不是短期支架置入术。

第一个胆道塑料支架是由 Soehendra 改良的泌尿外科支架，用于缓解恶性梗阻性黄疸[1]。意识到小支架往往会很快堵塞，因此研发了仪器和设备，以允许放置具有更长通畅时间的更大支架[2]。这些技术迅速流行起来，因为它们的并发症低于手术旁路吻合[3]。由于可能延长生存期，良性胆管狭窄患者的情况有所不同。面临的挑战是长期保持导管通畅以预防胆管炎和由此导致的肝硬化[4]。这可以在大多数但不是所有情况下通过内镜使用多个塑料支架或自膨式金属支架（SEMS）实现。在某些情况下手术旁路也是一种选择[5]。

一、慢性胰腺炎（CP）

放置单个 10Fr 塑料支架对急性胰腺炎急性期内胆道梗阻导致的暂时性胆汁淤积有良好的效果。高达 11% 的晚期慢性胰腺炎（chronic pancreatitis，CP）患者会继发出现持续和严重的胆管狭窄[4]，并且重复使用单个塑料支架治疗效果很差[6]。多个塑料 10Fr 支架与更高的长期成功率相关，但在钙化性胰腺炎的治疗方面则相反[7, 8]。总治疗时间至少为 12 个月[8]。有 1 次出现支架内移位，由 ERCP 进行了处理。平均 3.6 年的研究过程，总体成功率为 92%，包括 6 例胰腺钙化患者中的 5 例。其他关于多支架的病例报道声称在 CP 患者中取得的成功率不到一半[7]。有趣的是，在多支架置入术期间没有发生临床胆管炎。这个结果得到了另一个中心的支持，该中心报道了 22 例患者，支架置入时间超过 6 个月的过程中，仅发生了一次临床胆管炎[9]。

SEMS 被引入用于治疗恶性胆道梗阻，但也逐渐用于治疗 CP 引起的良性胆管狭窄[10, 11]。最初的结果来自一项研究，纳入 20 例患者，无早期并发症，且在平均随访 3.3 年里，只有 2 例出现由于内膜增生导致的支架闭塞[11]。两项随访时间较长（5 年或更长时间）的研究显示出严重的并发症，包括 63% 的患者由于结石形成和内膜增生出现有症状的闭塞[10]，1 例因胆管炎导致支架相关死亡，以及在存活 5 年的 5 例患者中的 2 例出现支架远端闭塞[12]。

未覆膜或部分覆膜的 SEMS 可能不容易移除的问题[13]导致了覆膜 SEMS 的发展，包括只有一个小的近端未覆膜边缘的支架。覆膜支架不太可能被内膜增生堵塞，并且有可能被移除。第一代部分覆膜支架，在近端和远端保留了裸金属边缘。对 14 例 CP 患者使用部分覆膜的 30Fr Wallstents（Boston Scientific, Natick, MA）进行的一项初步研究报告称，2 例患者出现自发移位，5 例患者出现内膜过度生长，这些情况在置入后 18 个月开始，没有选择性移除的计划[14]。关于比较完全或部分未覆膜 SEMS 的闭塞和移除问题，发表了多篇报道，从而导致了完全覆膜的 SEMS（fcSEMS）的发展。一个关于 19 例 CP 患者使用 10mm 全覆膜 Viabil（ConMed, Utica NY）支架的中期报道显示，65% 的患者狭窄消退，1 例患者的支架移位已解决[15]。为了了解多个塑料支架相对于金属支架的效果，5 个 10Fr 支架实现的周长为 31mm，相当于单个 10mm 直径的金属支架。一个直径为 8mm 的金属支架周径为 25.3mm，4 个 10Fr 支架为 27mm。一项在 35 例患者中将多种塑料与单一金属 fcSEMS 进行比较的前瞻性随机试验（17 例塑料 vs. 18 例 fcSEMS）表明，两组之间的狭窄消退没有统计学差异，但金属支架组的狭窄消退发生得更早[16]。

由于在这种情况下内镜治疗的失败率很高，即使使用多个支架和 SEMS，手术旁路仍然是一个可行的选择，特别是在同一手术中要对胰腺进行手术的患者（如胰空肠吻合术）。阿姆斯特丹小组报道了 42 例最初对支架置入有反应但由于需要重复置入支架或胰腺炎并发症而接受手术评估的患者。26 例患者不适合手术或拒绝手术并继续使用塑料支架或 SEMS。16 例患者接受了某种形式的胆道改道，其中 6 例（38%）出现显著术后并发症，但 15 例黄疸消退且无长期并发症[17]。仅接受支架治疗的患者中有 64% 发生了晚期并发症。然而，这不是一项前瞻性研究，目前的支架置入方案可能会产生不同的结果。

二、术后狭窄

胆囊切除术或原位肝移植（orthotopic liver transplant，OLTX）引起的良性狭窄与 CP 引起的狭窄不同。它们通常发生在胆管中较高的位置，并且在 OLTX 后或手术吻合处肝动脉闭塞的情况下可能延伸到胆管分叉处（图 18-1）。内镜支架置入术治疗分叉以下狭窄，在肝移植后和胆囊切除术后两组中结果相似，并且多个塑料支架明显优于单个塑料支架[18, 19]（图 18-2）。据报道，多个塑料支架的长期成功率为 80%～90%[19, 20]。

对支架近端未覆膜部分问题的担忧导致了 fcSEMS 的开发和使用[15-16, 21-24]。前两项研究中，包括使用 Niti-S ComVi（Taewoong Medical Seoul, Korea）的 16 例患者[22]和使用 Wallflex（Boston Scientific, Natick, MA）的 11 例患者，这些患者之前都曾行扩张术或塑料支架置入，而治疗失败。27 例中的 11 例（41%）发生了支架向外移位，但大多数情况下是狭窄已解决。其中 4 例患者最终因失败或狭窄复发而接受了手术旁路手术。一项关于良性胆管狭窄的研究涉及 62 例接受 Niti-S ComVi 支架治疗的患者，51 例患者先前接受过治疗，11 例患者作为首次干预。有 24% 的迁移率，但只有 9.6% 的失败率和 7.1% 的狭窄复发率。

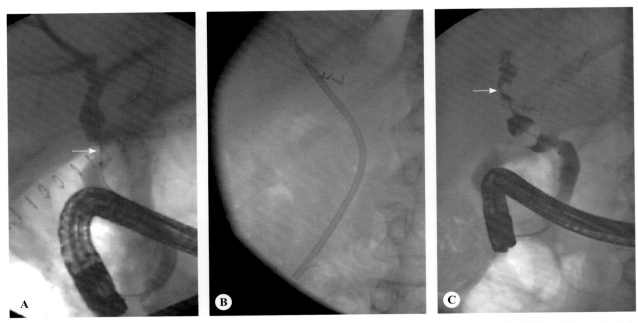

▲ 图 18-1　A. 肝移植后 1 个月的患者，胆红素高，ERCP 吻合口狭窄（箭）；B. 用 10F 扩张器扩张狭窄段并放置单个 10Fr 胆道支架；C. 支架移除后持续狭窄的第一次 ERCP 随访

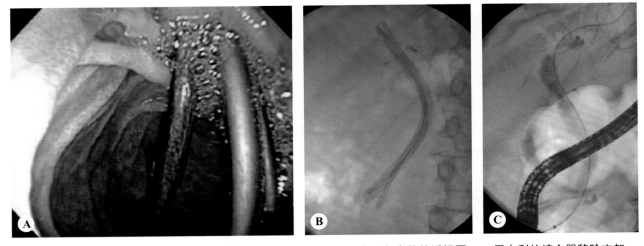

▲ 图 18-2　A. 多个支架疗程结束，内镜观察到 4 个支架；B. 4 个支架在位的透视图；C. 用专利的接合器移除支架

结果在初始和二次治疗之间没有差异[23]。

　　各种金属支架设计所施加的机械力存在相当大的设计差异，具有高轴向力的装置在展开后可能想要拉直，而不是符合胆管树的形状，并且有可能嵌入胆管壁[25]。两项研究[26, 27]阐述了支架放置期间支架移位和并发症的问题，在研究中使用带有锚定鳍的支架来降低支架移位的发生率。所有患者均患有良性胆管狭窄，22 例患者放置了带有近端锚定鳍的原型支架（M.I. Tech, Seoul, Korea），另外 22 例患者放置相同支架但支架近端呈裙式外扩[26]；前组没有发现支架外移，而后组中有 33% 的支架发生外移。所有支架均顺利移除，两组狭窄改善程度相同。在一项研究中，移除所有 37 个支架都没有困难，但 3 例良性狭窄患者出现了继发性狭窄，其中 2 例支架置入胆管内而不是跨过乳头，狭窄位于支架边缘末端[27]。

问题在于狭窄上方和下方的胆管直径，明智的做法是不要使用比自然导管宽的金属支架[27]。

尚未完全解决的技术问题是塑料支架有多种口径和长度，其中金属支架的直径只有 8mm 和 10mm，最长可达 10cm。对于一些很高的良性病变，支架上端越过狭窄上方 2cm，只能在导管内放置，并且取出的安全性和成功性是一个主要问题。一个未解决的问题是怎么才算狭窄彻底解决。"最多支架"放置的目标是没有可辨别的残余狭窄[20]，但没有数据支持这一结论。能够让充气的球囊穿过狭窄，尤其是当球囊被送入上游时，与向下游拉动相比，那里的畸形倾向可能更小。支架置入持续时间的问题还没有具体数据确定，一项研究[16]表明，与塑料支架相比，fcSEMS 在 8 个月时显著改善了 CP 和术后良性狭窄的狭窄缓解率。仅使用 fcSEMS 再次的研究得出了相同的结论，即 8 个月就足够了[28]。fcSEMS 可能较其他支架方式会造成并增加并发症风险的一个方面是，如果胆囊管被覆盖，则会导致胆囊炎[29]。这可能是胰腺炎所致狭窄要考虑的一个问题，因为几乎所有移植患者和大多数术后患者都没有胆囊。

胆囊切除术后狭窄的手术结果也很好。一项比较手术与一个或两个 10Fr 或 11.5Fr 支架置入的早期非随机研究报告了类似的长期结果，手术组的早期并发症更高，支架置入后的延迟并发症更多[6]。对于肝移植术后狭窄的患者，手术修复更成问题，在这种情况下，可能首选内镜方法[20]。一些病例，经皮经肝穿刺引流置入支架可能是有价值的。

三、炎症性狭窄：原发性硬化性胆管炎和 IgG4 相关硬化性胆管炎

近年来，ERCP 在 PSC 中的诊断作用已显著减弱，因为 MRCP 现在具有相似的敏感性和特异性，MRCP 可显示明显的肝内（图 18-3）或肝外胆管（图 18-4）狭窄。相较于 ERCP，其成本更

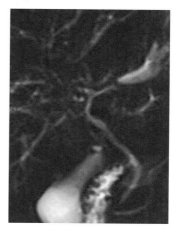

▲ 图 18-3　磁共振胆管造影显示肝左管显性狭窄，胆总管正常

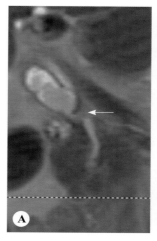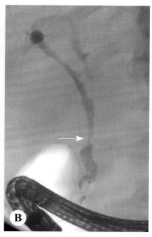

▲ 图 18-4　A. 磁共振胆管造影显示胆总管狭窄（箭）；B. ERCP 显示狭窄以及胆道假性憩室病，这是原发性硬化性胆管炎的典型表现

低且没有危险[30]。最近一项涉及 456 例受试者的 Meta 分析了四个中心 MRCP 与 ERCP 诊断 PSC 的能力对比，以及另外两个中心 MRCP 与 ERCP 或 PTC 诊断 PCS 的能力对比[31]。MRCP 诊断 PCS 的总体敏感性为 86%，特异性为 91%。问题是 IgG4-SC 可能有类似的磁共振成像（MRI）表现，诊断可能需要 ERCP 下直接胆道镜检查或活检伴随血清学 IgG4 水平升高[32]。

对于有明显胆汁淤积的患者，内镜治疗显性狭窄似乎是合乎逻辑的，但其长期价值尚未得到

证实，且支架置入术有发生胆管炎的风险[33]。阿姆斯特丹小组建议仅置入 1～2 周的支架，并报道了 83% 的症状改善，14 例患者中有 12 例在 2 个月时胆红素水平恢复正常。此外，1 年时有 80% 的病例没有进行再干预，3 年时则为 60%[34]。他们只在前瞻性随机试验中以摘要形式进行报道，与球囊扩张相比，短期支架达到了相同的效果，但球囊扩张的不良事件明显少得多（42% vs. 10%）[35]。

一项研究对 171 例接受 ERCP 治疗的 PSC 患者进行了 20 年的前瞻性评估[34]。如果碱性磷酸酶至少为正常上限的 2 倍，则进行 ERCP 操作，治疗时使用球囊扩张显性狭窄［胆总管（CBD）直径不超过 1.5mm，或者分叉处 2cm 以内肝内胆管直径为 1.0mm］。行小的括约肌切开术，然后在 CBD 中连续扩张至 24F（图 18-5），在肝内扩张至 18～24F。每 4 周重复一次扩张，直到 "成功——重复胆管造影显示狭窄开放"。共有 97 例患者接受了 500 次扩张；另有 5 例患者因严重胆汁淤积伴活动性临床胆管炎在扩张后放置支架 1～2 周。手术相关的并发症是胰腺炎（发病率 2.2%）、细菌性胆管炎（1.4%）和单个 CBD 穿孔（0.2%）[36]。该小组的后续工作是为 PSC 患者提供每年一次的 ERCP，如果出现新的或复发的狭窄，无论症状或实验室检查结果如何，都应重复扩张。那些拒绝这种方法的患者只有在出现临床指征的情况下才进行治疗[37]，并将该组作为回顾性 "对照组" 进行统计分析。他们发现，在那些明显狭窄的患者中，每年 ERCP 组的无移植生存时间间隔（17.8 年 vs. 11.1 年）比按需组更长。本研究报告既不是随机的，也不是前瞻性的。

PSC 内镜治疗的目标是缓解症状性胆汁淤积并延迟肝移植的需要，但这尚未得到证实，并且治疗存在风险。尽管球囊扩张可能比支架置入更安全，但真正的问题是何时进行干预以及这是否会改变疾病的进程。目前的建议是，内镜治疗应主要通过球囊扩张来治疗显性狭窄（手术后至少使用抗生素 5 天），并且支架置入术（尽管时间较短）仅限于扩张不能保持导管通畅的情况[38]。

自身免疫性胆管病（如 IgG4-SC）与 PSC 不

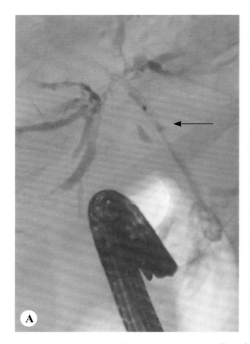
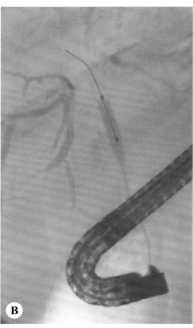
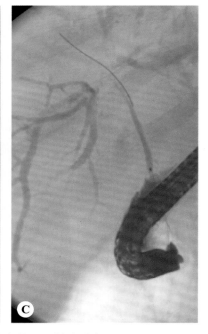

▲ 图 18-5　**A. ERCP 显示主胆管狭窄（箭）；B. 6mm 球囊扩张狭窄段；C. 扩张后表现**

同，主要是因为它对糖皮质激素治疗反应良好。诊断可能需要结合组织学、放射学和血清学[39]。它的一个重要问题是存在多种临床分型。Ⅰ型是远端 CBD 的显性狭窄，必须与胰腺癌和远端胆管癌相鉴别（图 18-6）。Ⅱ型具有与 PSC 相似的主要 CBD 狭窄，Ⅲ型和Ⅳ型具有明显的肝门部狭窄，主要区别是胆管癌[39]。这指出了组织活检对于获得 IgG4-SC 和 PSC 正确诊断的重要性，可能需要 ERCP 下进行胆道镜检查（图 18-7）。

四、结论

ERCP 治疗良性胆管狭窄现已在临床实际工作中得到肯定，从单个支架到多个支架以及逐渐过渡到各种类型的 SEMS。其在术后胆管狭窄（包括移植后）的患者中治疗效果最好，在 CP 患者（尤其是钙化）中效果较差，在 PSC 中基本较少使用。尽管有丰富的经验和多项队列研究，但还没有对治疗效果进行头对头比较，包括不同支架间以及内镜与不同手术方式间。随机试验是理想的，但难以实现，因为患者的病变和相关问题差异很大。

由于缺乏明确的试验，因此很难推荐最佳方法。使用多个塑料支架延长支撑的缺点是需要多次操作，但支架一旦放置，存在的并发症实际上

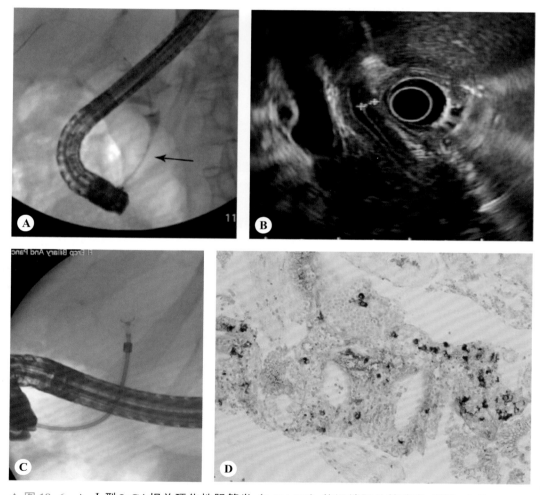

▲ 图 18-6 A. Ⅰ型 IgG4 相关硬化性胆管炎（IgG4-SC）伴远端胆总管狭窄（箭）中的 ERCP；B. 超声内镜图像显示胆总管壁显著增厚；C. ERCP 引导下活检；D. 组织学证明，有明显的 IgG4 阳性淋巴浆细胞浸润

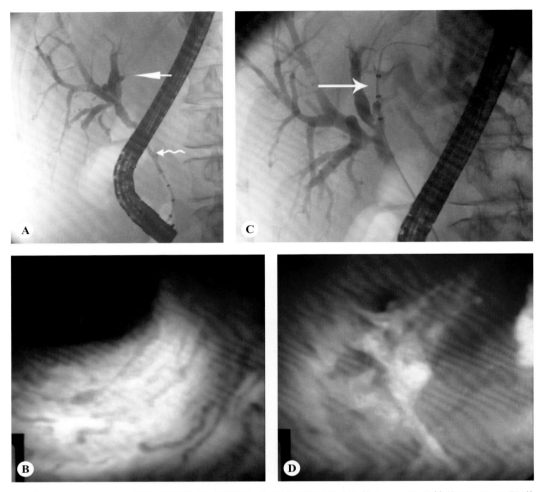

▲ 图 18-7　**A. ERCP** 伴胆总管狭窄（弯箭）和肝左管阻塞（直箭）；**B.** 胆总管的 **ERCP** 下胆道镜显示不规则扩张的血管，活检显示炎症变化呈阳性；**C. ERCP** 透视下通过狭窄的肝左管（箭）；**D. ERCP** 下胆道镜检查显示黏膜变形，活检结果提示胆管癌

非常低，并且支架很容易移除。SEMS 的优点是减少了手术次数，具有相似的功效，但支架本身可能会出现一些并发症。使用 fcSEMS 似乎是首选方法，因为程序较少、结果相同且易于移除。

目前，对于术后狭窄患者最谨慎的方法似乎是放置单个塑料支架，因为许多良性狭窄会迅速消退。问题是如果在大约 3 个月后重复 ERCP 时狭窄仍然存在该怎么办：放置多个塑料支架，或者考虑插入金属支架，应选择哪一种？迄今为止，还没有研究生产出理想的支架。对于 PSC，在获得控制数据之前，最好尽量使创伤最小；但球囊扩张优于支架置入术。

在特定情况下是否给患者提供内镜还是手术治疗，还要考虑其他因素。一些患者（尤其是 CP 患者）对长期支架治疗不依从（显著增加胆管炎的风险），而重复支架置入的成本又很高。

该领域在不断发展，但仍然存在许多问题以待解决。MRCP 的广泛应用意味着可以轻松安全地识别患者的问题所在。在启动任何侵入性（和有潜在危险）干预之前，应在多学科背景下仔细讨论以确定最佳方法。应该允许咨询其他相关专家的意见，并向患者详细解释他们的选择。在某些情况下，应该考虑转诊到三级中心，因为复杂病例中所有可能的治疗结果都取决于操作者。

参考文献

[1] Soehendra N, Reynders-Frederix V. Palliative bile duct drainage-a new endoscopic method of introducing a transpapillary drain. *Endoscopy* 1980;8:8-11.

[2] Speer AG, Cotton PD, MacRae KD. Endoscopic management of malignant biliary obstruction: stents of 10 French gauge are preferable to stents of 8 French gauge. *Gastrointest Endosc* 1988;34:412-417.

[3] Smith AC, Dowsett JF, Russell RCG, et al. Randomised trial of endoscopic stenting versus surgical bypass in malignant low bile duct obstruction. *Lancet* 1994;344:1655-1660.

[4] Warshaw AL, Schapiro RH, Ferrucci JT Jr, et al. Persistent obstructive jaundice, *cholangitis* and biliary cirrhosis due to common bile duct stenosis in chronic pancreatitis. *Gastroenterology* 1976;70:562-567.

[5] Deviere J, Devaere S, Baize M, et al. Endoscopic biliary drainage in chronic pancreatitis. *Gastrointest Endsoc* 1990; 36: 96-100.

[6] Davids PHP, Tanka AKF, Rauws EAJ, et al. benign biliary strictures: surgery or endoscopy?. *Ann Surg* 1993; 207:237-343.

[7] Draganov P, Hoffman B, Marsh W, et al. Long term outcome in patients with benign biliary strictures treated endscopically with multiple stents. *Gastrointest Endosc* 2002, 55; 680-686.

[8] Kahl S, Zimmermann S, Genz I, et al. Risk factors for failure of endoscopic stenting of chronic pancreatitis: a prospective follow-up study. *Am J Gastroent* 2003;98:2448-2453.

[9] Lawrence C, Romagnuolo J, Payne M, et al. Low symptomatic premature stent occlusion of multiple plastic stents for benign biliary strictures: comparing standard and prolonged stent change intervals. *Gastrointest Endosc* 2010; 72: 558-653.

[10] Deviere J, Cremer M, Baize M, et al. Management of common bile duct stricture caused by chronic pancreatitis with metal mesh self expandable stents. *Gut* 1994;35:122-126.

[11] Yamaguchi T, Ishihara T, Seza K, et al. Long-term outcome of endoscopic metallic stenting for benign biliary stenosis associated with chronic pancreatitis. *World J Gastroent* 2006; 12:426-430.

[12] van Berkel, Cahen DL, van Westerloo DJ, et al. Self-expanding metal stents in benign biliary strictures due to chronic pancreatitis. *Endoscopy* 2004;36:381-384.

[13] Familiari P, Bulajic M, Mutignani M, et al. Endoscopic removal of malfunctioning biliary self-expandable metallic stents. *Gastrointest Endosc* 2005;62:903-910.

[14] Cantu P, Hookey LC, Morales A, et al. The treatment of patients with symptomatic common bile duct stenosis secondary to chronic pancreatitis using partially covered metal stents: a pilot study. *Endoscopy* 2005;37:735-739.

[15] Mahajan A, Ho H, Sauer B, et al. Temporary placement of fully self-expandable metal stents in benign biliary strictures: midterm evaluation. *Gastrointest Endosc* 2009; 70: 303-309.

[16] Cote A, Slivka A, Tarnasky P, et al. Effect of covered metal stents compared to plastic stents on benign biliary stricture resolution: a randomized clinical trial. *JAMA* 2016; 315(12): 1250-1257.

[17] Smits ME, Rauws EAJ, van Gulik TM, et al. Long-term results of endoscopic stenting and surgical drainage for biliary stricture due to chronic pancreatitis. *Br J Surg* 1996; 83: 764-768.

[18] Morelli J, Mulcahy HE, Willner IR, et al. Long-term outcomes for patients with post-liver transplant anastomotic biliary strictures treated by endoscopic stent placement. *Gastrointest Endosc* 2003;58:374-379.

[19] Costamagna G, Tringali A, Mutignani M, et al. Endotherapy of postoperative biliary stricture with multiple stents: results after more than 10 years follow-up. *Gastrointest Endosc* 2010;72:551-557.

[20] Tabibian JH, Asham EH, Han S, et al. Endoscopic treatment of postorthotopic liver transplantation anastomotic biliary strictures with maximal stent therapy. *Gastrointest Endosc* 2010;71:505-512.

[21] Chaput U, Scatton O, Bichard P, et al. Temporary placement of partially covered self-expandable metal stents for anastomotic biliary strictures after liver transplantation: a prospective, multicenter study. *Gastointest Endosc* 2010; 72: 1167-1174.

[22] Triana M, Tarantino I, Barresi L, et al. Efficacy and safety of fully covered self-expanding metallic stents in biliary complications after liver transplantation: a preliminary study. *Liver Transplant* 2009;15:1493-1498.

[23] Marin-Gomez LM, Sobrino-Rodriguez S, Alamo-Martinez JM, et al. Use of fully covered self-expandable stent in biliary complications after liver transplantation: a case series. *Transplant Proceed* 2010;42:2975-2977.

[24] Tarantino I, Mangiavilliano B, Di Mitri R, et al. Fully covered self-expandable metallic stents in benign biliary strictures: a multicenter study on efficacy and safety. *Endoscopy* 2012;44:923-927.

[25] Isayama H, Nakai Y, Toyokawa Y, et al. Measurement of radial and axial forces of biliary self-expandable metallic stents. *Gastrointest Endosc* 2009;70:37-44.

[26] Park DH, Lee SS, and Lee TH, et al. Anchoring flap versus flared end, fully covered self-expandable metal stents to prevent migration in patients with benign biliary strictures: a multicenter, prospective comparative pilot study. *Gastrointest Endoscop* 2011;73:64-70.

[27] Kasher JA, Corasanti JG, Tarnasky PR, et al. A multicenter analysis of safety and outcome of removal of a fully covered self-expandable metal stent during ERCP. *Gastrointest Endosc* 2011;73:1292-97.

[28] Mangiavillo B, Kashab MA, Eusebi LH, et al. Single brand, fully covered, self-expandable metal stents for benign biliary disease: when should stents be removed? *Minerva Gastroenterol Dietol* 2019;65:63-69.

[29] Jang S, Stevens T, Parsi M, et al. Association of covered metallic stents with cholecystitis and stent migration in malignant biliary obstruction. *Gastrointest Endosc* 2018; 87: 1071-1073.

[30] Talwalkar JA, Angulo P, Johnson CD, et al. Cost-minimization analysis of MRC versus ERCP for the diagnosis of primary sclerosing cholangitis. *Hepatology* 2004; 40: 39-45.

[31] Dave M, Elmunzer BJ, Dwamena BA, et al. Primary sclerosing cholangitis: meta-analysis of diagnostic performance of MR cholangiography. *Radiology* 2010; 256: 387-396.

[32] Beuers U, Huber LM, Doorenspleet M, et al. IgG4-associated cholangitis-a mimic of PSC. *Digest Dis* 2015; 33(supplement): 176-180.

[33] van Milligen AWM, van Bracht J, Rauws EA, et al. Endoscopic stent therapy for dominant extrahepatic bile duct strictures in primary sclerosing cholangitis. *Gastrointest Endosc* 1996;44:293-239.

[34] Ponsioen CY, Lam K, van Milligen AWM, et al. Four years experience with short term stenting in primary sclerosing cholangitis. *Am J Gastroenterol* 1999;94:2403-2407.

[35] Ponsioen CY, Arnelo U, Bergquist A, et al. Multicenter randomized trial comparing short term stenting versus balloon dilation for dominant strictures in primary sclerosing cholangitis. *J Hepatol* 2017;66(supplement):S1-S2.

[36] Gotthardt DN, Rudolph G, Kloters-Plachky P, et al. Endoscopic dilation of dominant stenosis in primary sclerosing cholangitis: outcome after long-term treatment. *Gastrointest Endosc* 2010;71:527-534.

[37] Rupp C, Hippchen T, Btuckner T, et al. Effect of scheduled endoscopic dilation of dominant strictures on outcomes in patients with primary sclerosing cholangitis. *Gut* 2019; 68: 2170-2178.

[38] Isayama H, Tazuma S, Kokudo N, et al. Clinical practice guidelines for primary sclerosing cholangitis. *Curr Gastroenterol Rep* 2018;53(9):1006-1034.

[39] Kamisawa T, Nakazawa T, Tazuma S, et al. Clinical practice guideline for IgG4-related sclerosing cholangitis. *J Hepatobiliary Pancreat Sci* 2019;26(1):9-42.

ERCP 在胰胆管恶性肿瘤中的作用
The Role of ERCP in Pancreaticobiliary Malignancies

John G. Lee 著

要 点

- ◆ ERCP 和支架置入适用于大多数胰腺癌所致恶性梗阻性黄疸患者和大多数肝门部梗阻患者。
- ◆ 肝门部梗阻所需置入支架的数量和位置应基于磁共振胰胆管成像（MRCP）和计算机断层扫描（CT）结果，目标是引流至少 50% 的肝脏。
- ◆ 金属支架具有相似的功效，因此使用哪种类型的支架主要取决于支架的可获得性和个人偏好。

一、ERCP 在胰胆管恶性肿瘤诊断中的应用

ERCP 最好与超声内镜（EUS）共同用于胰胆管恶性肿瘤患者的诊断和治疗[1]。在作者的临床实践中，几乎所有疑似胰胆管恶性肿瘤的患者，均首先接受 EUS 检查及细针穿刺（FNA）进行诊断和分期，然后立即进行 ERCP 和支架置入，如果 FNA 不理想或不可行，则进行细胞刷检查或胆道镜检查及活组织检查。EUS 是患者俯卧在透视床上进行的，因此很容易在两种操作之间切换。

胰胆管恶性肿瘤的诊断

无论采用哪种成像方式，单凭视觉外观均无法诊断恶性肿瘤。ERCP 上的双管征也可见于慢性胰腺炎，EUS 上的肿块可见于自身免疫性胰腺炎，胆道镜下的溃疡性狭窄可见于结石病（图 19-1）。因此，恶性肿瘤的诊断需要细胞学或病理学证实。

胆管汇合处或汇合处以下的肿瘤最好通过 EUS/FNA 诊断，而 ERCP 和细胞刷检查仅用于肝内胆管狭窄，或者是潜在移植候选的原发性硬化性胆管炎（PSC）患者（因为在某些移植中心，先前的 FNA 是排除标准）。EUS 可能无法看到或接近肝内和近端肝门部肿瘤；这些患者需要通过 ERCP 进行诊断。

ERCP 细胞刷检查对恶性肿瘤诊断的敏感性约为 40%。灵敏度可以通过使用几种不同的设备或进行多次刷涂（作者通常会刷 3 次）来提高，但精确度仍然低得令人沮丧。据报道，刷检前对狭窄段进行扩张可提高诊断率，而且细胞刷也有不同的设计和材料。尽管假阴性率太高，阴性结果无法排除恶性肿瘤，但细胞刷检查仍经常用于筛查 PSC 患者是否患有隐匿性胆管癌。作者在任何受累的区域均使用三个细胞刷进行刷检，并且每个细胞刷需刷检总计 6~9 次；在采样不同区域时使用新的细胞刷。有任何报警迹象（如临床恶化、磁共振胰胆管成像影像表现恶化或胆汁淤积加重）的患者，如果最初结果为阴性，则需要

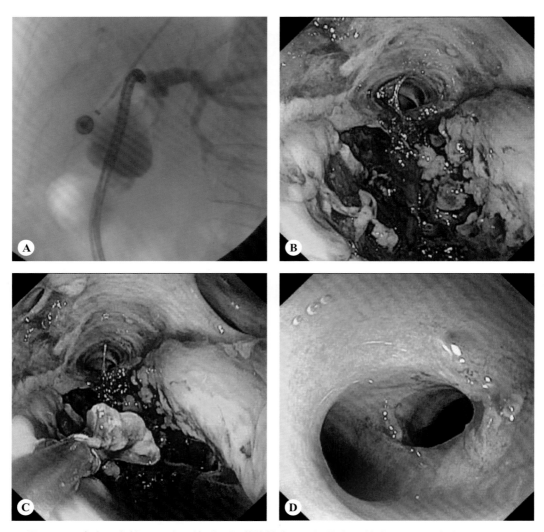

▲ 图 19-1　患者，女性，70 岁，接受了胆道镜检查，以评估在胆管结石取石过程中出现的胆道出血，她过去曾取出过多个大的棕色色素结石
A. 使用儿童胃镜进行胆道镜检查，以获得高清晰度图像；B. 肝内胆管内可见质脆的溃疡性肿块；C. 黏膜活检显示良性组织而无恶性肿瘤；D. 再次进行胆道镜检查以另取活检，显示溃疡性肿块完全消失，只留下一条淡淡的瘢痕，重复活检也未发现恶性肿瘤，长期随访患者仍情况良好

进行重复检查。

　　细胞刷检查也可以用于胰管狭窄，但最好避免使用，因为有引起胰腺炎的风险。

　　胆汁和胰液细胞学检查以及取出支架的细胞学检查已用于诊断恶性肿瘤。不幸的是，所有这些技术仍然不如 EUS FNA 准确，只有在没有其他诊断选择的情况下才应该考虑。

　　壶腹癌或息肉样胆黏液性肿瘤患者可直接进行活检。胆管狭窄远端可以在括约肌切开术后使用常规活检钳进行 X 线引导下活检，但作者建议在胆道镜直视下进行活检，并且至少活检 6～7块，因为标本体积很小。在胆道镜检查中很难看到胆管末端和近端的狭窄，并且镜身可能无法通过狭窄、成角或多处狭窄。胰管镜检查可用于评估胰腺导管内乳头状黏液性肿瘤（intraductal papillary mucinous neoplasm，IPMN）有无恶变并对受累程度进行分期，但实际切除范围将在手术时确定，因此，胰管镜检查结果很少影响治疗。

其他诊断方法也已经被报道，包括光学活检技术（如显微内镜）以及分子和遗传学分析，但它们在常规临床实践中用处不大，因为化疗、放射治疗和恶性肿瘤的手术治疗几乎总是需要细胞学或组织学诊断。在临床研究之外，作者既不使用，也不推荐这些方法。

二、胰腺癌所致梗阻性黄疸的姑息治疗

ERCP 支架置入术是胰腺癌患者解除黄疸的最佳方法，其成功率＞90%，而并发症发生率和死亡率很低。虽然只有手术才能治愈，但由于存在肿瘤转移或不可切除的肿瘤、术前新辅助治疗计划或不适合大手术的情况，内镜下姑息治疗仍然是大多数患者的治疗目标。

（一）支架置入术

ERCP 支架置入术已被证明优于、并已基本取代外科胆道搭桥术。它也被证明比经皮胆管引流更具优势，后者目前主要用于 ERCP 不可用或失败的情况。

1. 胆道支架技术　作者的方法是在初次 ERCP 中使用一个 10Fr 的塑料支架，除非手术治疗已经被明确排除，因为根据我们外科医生的意见，塑料支架在胆道引起的炎症反应最小。作者用括约肌切开刀和一根短的亲水导丝插管。作者只在导丝成功进入近端胆管后进行胆管造影。在支架置入前不做括约肌切开术或扩张术。如果最初的插管进入胰管，作者才对胆道括约肌进行预切术，并放置 5Fr 的胰管支架，然后再次进行胆管插管，以降低术后胰腺炎的风险。在确诊为肿瘤转移性疾病或有严重合并症不适合外科手术的患者，作者会置入一个未覆膜的金属支架。

作者每 3 个月更换一次塑料支架，直到患者接受手术或确定无法切除，此时将更换为未覆膜的金属支架。在未覆膜的金属支架置入术后出现复发性黄疸的患者，可以选择通过初始支架置入

一个塑料支架或另一个金属支架。没有数据表明哪种方法更好。如果初始金属支架具有长期有效性（＞9～12 个月），作者则会使用另一个金属支架，特别是由于肿瘤长入造成阻塞的情况。如果初始金属支架放置后不久就被堵住了，或者如果是胆泥或结石造成的阻塞，那么作者会清理胆管并放置一个塑料支架。还有一种选择是使用全覆膜金属支架。如果是这样的话，作者会使用具有较大凸缘的支架（Gore Viabil, ConMed, Utica, NY）来防止支架移位。

2. 胰管狭窄　据报道，胰管狭窄支架置入术可以缓解胰腺癌的疼痛，但鉴于其未经证实的疗效、胰腺炎的风险及其他可用的有效治疗措施，包括腹腔神经节神经松解术和麻醉镇痛药，作者不建议使用胰管支架。

经皮放置胆道内外引流管的患者，如果需要，用内镜支架更换外引流管很容易；在引流管旁边插管，切断固定引流管的缝合线，切断引流管并将其拔除，然后按照通常的方式放置胆管支架。只有外引流（即导管不在十二指肠内）的患者需要进行传统的 ERCP 或将导丝通过胆管引流管置入十二指肠，再进行 ERCP 对接。这往往比听起来更困难，而且有使引流管脱出的风险。因此，这种方法只能由精通导丝操作和处理胆道引流的团队使用。

如果 ERCP 支架置入术不成功，作者的方法是立即切换回 EUS 进行会师操作。在 EUS 引导下用细针穿刺胆总管或肝内胆管，并回抽胆汁以确认正确的位置，随后进行胆管造影并将导丝顺行插入十二指肠。然后在 EUS 置入的导丝旁进行逆行插管。如果失败，可以将导丝经十二指肠镜拔出并进行逆行支架置入术。

如果导丝顺行操作失败，则可以通过沿导丝扩张穿刺道并通过十二指肠壁或胃壁放置支架来进行 EUS 引导下的胆总管十二指肠造口术或肝管胃造口术（图 19-2）。EUS 引导下支架置入术

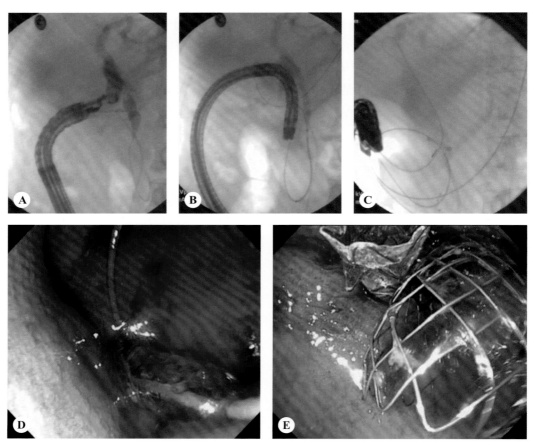

▲ 图 19-2　患者，女性，50 岁，转移性乳腺癌，为了治疗黄疸和十二指肠梗阻而被转诊，先前的 ERCP 尝试失败，因为无法找到位于狭窄段的壶腹

A. 由于无法找到壶腹，因此进行了超声内镜（EUS）引导下会师术，胆管造影后导丝顺行通过壶腹；B. 沿导丝置入一个未覆膜的金属支架，并推进到胆管内，部分展开后显示支架无法覆盖整个狭窄段，因此使用钳子取出支架；C. 行胆总管十二指肠吻合术，EUS 放置的导丝留在原位，将第二根导丝顺行穿过十二指肠球部的针道进入肝内导管；D. 对细针穿刺（FNA）针道进行球囊扩张；E. 内镜检查显示用于胆总管十二指肠吻合术的全覆膜金属支架和未覆膜的十二指肠金属支架，黄疸和恶心在一周内缓解

用于治疗恶性梗阻性黄疸已被证实安全有效，是对传统 ERCP 的重要补充。

3. 支架类型　塑料支架、未覆膜和覆膜金属支架之间的对比研究往往显示出相互矛盾的结果；无论哪种支架都没有明显的优势。例如，虽然金属支架的通畅时间通常被认为比塑料支架长，但最近的一项研究表明，10Fr 塑料支架和未覆膜金属支架的通畅时间没有差异[2]。与未覆膜的金属支架相比，覆膜的金属支架通常被认为应具有更长的通畅时间，但另一项研究显示了相反的结果[3]。许多比较金属支架的研究已经过时，

因为支架已经被撤回、重新设计或改进。只有少数研究比较了不同制造商的支架。最后，美国许多机构根据设备合同而不是客观评估来储备支架。在作者的经验中，未覆膜的金属支架通畅时间通常比 10Fr 塑料支架更长。作者个人对塑料支架的偏好是使用可折叠支架（Sof-Flex、Cook 内镜、Bloomington，IN），以避免支架移位导致穿孔的风险。作者只在胰腺癌中使用 10Fr 支架，在肝门部肿瘤中使用一种未覆膜的 6.5Fr 金属支架（Zilver 635，Cook 内镜，Bloomington，IN），因为它可以通过十二指肠镜并排放置。

总之，与其他姑息性治疗胰胆管恶性肿瘤的方法相比，内镜下姑息治疗成功率高，并发症发生率和死亡率更低，花费也更少。

（二）可切除胰腺癌患者的术前支架置入术

胰腺癌伴黄疸的患者在开始新辅助化疗之前，通常需要进行胆道减压引流（例如，吉西他滨的给药通常要求胆红素＜2～2.5mg/dl）。新辅助化疗越来越多地被使用，因为它可以使肿瘤降级，筛选出治疗期间仍有进展从而导致手术无法根治的预后不好的肿瘤，并且可以避免许多患者因手术后太虚弱而无法化疗，从而使更多患者能接受化疗。因此，大多数胰腺癌伴黄疸的患者需要内镜下支架置入术。

然而，对于可以在诊断后一周左右接受手术的患者，一项随机对照研究显示，与没有支架置入的早期手术相比，ERCP 和支架置入术在术前胆红素水平在 2.3～14.6mg/dl 的患者中，与总体并发症发生率较高显著相关（74% vs. 39%）[4]。作者把较差的患者预后归因于 ERCP 操作相关的并发症，但同一研究团队在一篇随访论文中报告了相互矛盾的结果，结果显示支架置入术与手术后死亡率显著降低相关（风险比 = 0.90，95%CI 0.83～0.97）[5]。总之，尽管许多人急于判定术前支架置入术是有害的，但深入分析显示相反的结论，支架置入术实际上与患者死亡率降低有关。

实际上，胰腺癌患者很少在诊断后不久就接受手术。首先，我们在操作过程中没有明确的胰腺癌诊断，因为诊断只是初步的，最终诊断需要几天时间。其次，外科医生最终需要根据 EUS 和计算机断层扫描（CT）结果以及患者和家属的状况和意愿来综合决定肿瘤的可切除性。这可能需要重复 CT 检查、医疗审核批准、其他专家（如肿瘤学家和放射治疗师）的会诊以及家庭会议。因此，每位疑诊胰腺癌伴黄疸的患者都应考虑支架置入术。

三、内镜支架置入术用于治疗肝门部狭窄

潜在可切除胆管癌患者的术前胆管引流

许多外科医生认为，术前胆管引流可通过促进未来残留肝的早期减压引流、改善肝功能、治疗或预防胆管炎来改善肝门部肿瘤患者的预后。目前，术前门静脉栓塞和胆管癌扩大肝切除的趋势意味着许多患者不能立即手术，因为栓塞后 4 周需要重新评估肝的增生肥大；这些患者在此期间需要减压引流未来的残留肝。

1. ERCP 还是 PTC ERCP 和经皮穿刺肝胆道成像（PTC）引流的相对优点从未在严格的对比试验中进行过检验。ERCP 在技术上通常很困难，但对于那些不喜欢引流管的不舒适并时刻提醒他们诊断的患者来说更受欢迎。在经皮引流的引流道中肿瘤种植的风险较低，但真实存在。目前关于这一问题唯一可用的亚太共识建议，根据Ⅱ-3 级证据对部分患者进行胆管引流[6]。作者常规在这些患者中进行术前支架置入术。直到患者的胆红素降至正常或接近正常，外科医生再进行手术。

2. 单侧还是双侧引流 文献中关于肝门部狭窄患者单侧引流是否充分，存在相当大的争议。与其讨论支架的数量，评估如何才能引流至少50% 肝脏体积更有意义。Bismuth Ⅰ 型狭窄用单个支架应该可以充分引流，而复杂的 Bismuth Ⅳ 型狭窄则需要多个支架分别引流不同的肝段。肝脏右叶占据肝脏体积的一半以上，因此，仅引流肝脏右叶似乎就能达到临床目的，但左叶在肝门附近的侧支较少，因此单个左侧支架可能会引流更大的肝脏体积。目前没有随机研究表明哪种方法更优越。

指导肝门部胆道支架置入术的最精确方法是使用 CT 和 MRCP 来估算各肝段的体积，以评估需要引流的肝段。如果有疑问，合理的方法是引流两个或多个肝段，如果胆红素未降至所需水

平，则重复该操作。

无论采用何种方法，作者强烈建议不要在狭窄段以上进行完整的胆管造影，甚至任何对比剂注射，除非导丝已通过该狭窄段（图 19-3）。如果从 MRCP 或 EUS 知道狭窄的位置和长度，则不需要注射对比剂。可以基于 CT 或超声上的肿瘤大小来估计长度。对比剂填充不能或不需要引流的胆管会导致胆管炎和肝脓肿，而这些风险完全可以通过适当的技术来避免。

大多数研究将成功引流定义为胆红素降低至初始值的 30%～50%；因此，"成功"引流的患者仍然可能出现黄疸，对于置入一个或多个支架后没有改善的患者，应始终考虑额外的支架置入（图 19-4）。

3. 塑料还是金属支架　胆管癌是否可切除并不像胰腺癌那样可以通过放射学标准来准确定义。由于可切除性可能直到手术探查时才能确定，因此，应使用塑料支架进行初始术前支架置入术。一旦确定无法切除，支架可以更换为未覆膜的金属支架。移除金属支架通常是不可能的，因此在没有明确诊断或确定不可切除疾病的情况下不应使用金属支架（图 19-5）。

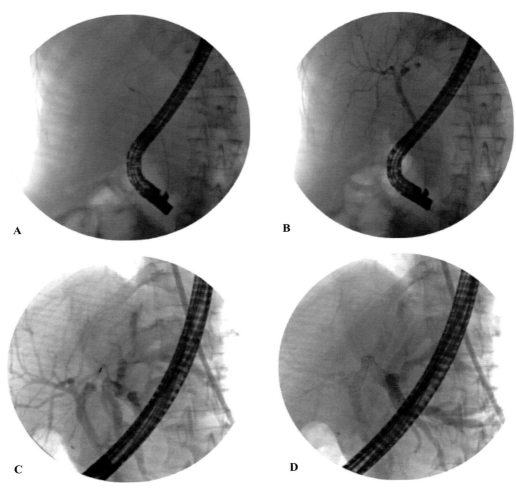

▲ 图 19-3　患者，女性，73 岁，诊断为转移性胆管癌伴左侧肝内胆管扩张

A. 在没有对比剂注射的情况下，将导丝置入左侧胆管；B. 胆管造影可见右侧胆管显示正常，左侧胆管高度狭窄；C. 进一步选择性插管至次级左肝内胆管，显示胆管狭窄伴近端明显扩张；D. 放置金属支架，选择性引流左侧胆管癌

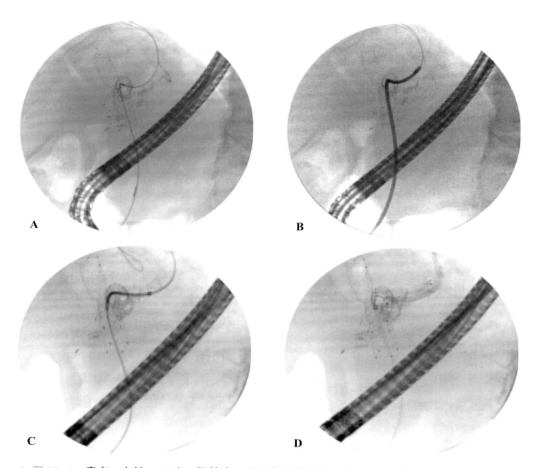

▲ 图 19-4 患者，女性，64 岁，胆管癌，出现黄疸进行性加重，为了治疗 Bismuth Ⅳ 型狭窄，她最初分别在右肝内胆管和左肝内胆管置入金属支架，黄疸消退；4 个月后，她因黄疸返回，并在右侧肝内胆管另置入一枚金属支架以解决黄疸问题；3 个月后，她再次因黄疸恶化而返回

A. 通过左侧肝内胆道支架置入导丝，不使用对比剂，以降低胆管炎的风险；B. 使用 10Fr Soehendra 支架回收器（Cook 内镜，Bloomington，IN）扩张支架侧孔和狭窄段；C. 通过左侧肝内支架的侧孔放置第四个金属支架；D. 胆管造影显示新置入的左侧胆道支架引流，随后黄疸消退

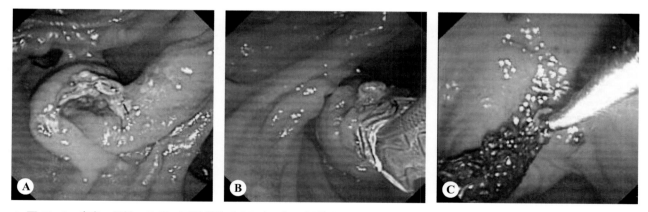

▲ 图 19-5 患者，男性，79 岁，因疑似胰腺癌而出现梗阻性黄疸，置入一枚 10mm×60mm 的未覆膜金属支架以缓解远端胆管狭窄；他被转诊接受超声内镜检查（EUS），评估结果显示患者患有 IgG4 相关性疾病，而非恶性肿瘤；因此，他要求取出支架

A. 未覆膜的金属支架部分被壶腹部增生的组织埋入；B. 支架无法取出，将一枚 10mm×80mm 的全覆膜金属支架置入其中；C. 患者在 2 个月后返回，先取出全覆膜金属支架，然后再取出原来的未覆膜支架

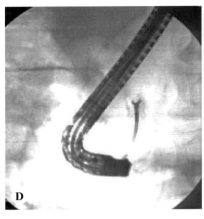 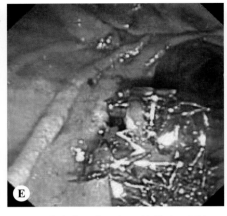 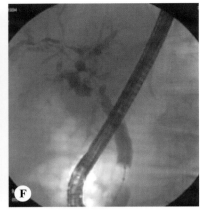

▲ 图 19-5（续） 患者，男性，79 岁，因疑似胰腺癌而出现梗阻性黄疸，置入一枚 10mm×60mm 的未覆膜金属支架以缓解远端胆管狭窄；他被转诊接受超声内镜检查（EUS），评估结果显示患者患有 IgG4 相关性疾病，而非恶性肿瘤；因此，他要求取出支架

D. 在近端边缘抓住支架，将其外翻并取出；E. 支架被整体取出；F. 1 个月后重复胆管造影显示远端胆总管正常，肝内胆管狭窄与 IgG4 相关性疾病的表现一致

4. 塑料支架置入术 胆道括约肌切开术和狭窄扩张术有助于放置两个或多个 10Fr 塑料支架。在放置支架之前，最好先将两根导丝置入不同的胆管中，因为第二根导丝通常会跟随已有的支架而不会进入对侧胆管。使用成角度的导丝是有帮助的，而使用较小直径的导丝则没有帮助。在严重狭窄或远端胆管不扩张的患者中可能只能放置 7Fr 的支架，但几周后通常可以增大至 10Fr 支架。

5. 金属支架置入术 在复杂肝门部狭窄的患者中，放置两个或多个金属支架通常比放置塑料支架更容易。金属支架还能为严重的仅能容纳 7Fr 塑料支架的近端狭窄提供更好的引流。金属支架通常具有较长的通畅期，但比塑料支架更难以重新介入。

作者先放置两根导丝，然后同时并排释放两个 6.5Fr 未覆膜的金属支架，目的是使支架远端处于同一水平。支架远端不必暴露于十二指肠中。如果这种方法失败，仍然可以通过将第二个支架穿过第一个支架的侧孔来放置双侧支架。可以通过侧孔放置两个或三个或更多支架以引流多个阻塞的肝段。目前已有专门设计用于肝门部引流的带有侧孔的支架。肝门部不应使用覆膜支架，以免堵塞侧支胆管。

6. 在堵塞的肝门部金属支架中再次置入支架 并排放置两个金属支架的患者可以在原始支架内放置新的塑料或金属支架。单个支架的插入也可能非常困难。即使导丝看起来处于良好位置，它也可能已从侧孔中穿出；重新定位导丝或拉回并以略微不同的方向重新放置支架可能会有所帮助。如果失败，作者会尝试将新支架穿过原始支架的侧孔放入不同的肝内胆管。使用 10cm 或 12cm 长的金属支架可以使远端末端突出到十二指肠腔中。

如果所有这些尝试都失败了，可以在 EUS 引导下将导丝从阻塞的胆管顺行置入到十二指肠进行会师操作，或者可以进行 EUS 引导的肝胃造口术。

四、内镜姑息治疗的其他技术

胆管内光动力疗法（PDT）

据称胆管内 PDT 可延长不可切除胆管癌患者的生存期。光动力疗法有相当大的缺点，包括成本高、光过敏（在阳光充足的南加州是个严重问题）、需要多次 ERCP 操作，以及技术难度，特别是广泛或肝内病变患者。此外，胆管造影或胆道镜检查常常难以看到常见的胆管周围浸润型胆管癌，这进一步加重了 PDT 的难度。美国食品药品管理局仅批准 PDT 用于治疗食管癌和支气管内癌。食管癌在技术上易于使用 PDT 治疗；即便如此，尚未证明生存期（不是缓解吞咽困难）明显有意义的改善。最后，PDT 对延长生存期作用的合理解释尚未确定。近距离放射治疗、射频消融和高强度胆管内超声已经在小样本患者中进行了尝试，结果甚至还不如 PDT。如果目标是延长不可切除的胰腺癌或胆道系统癌症患者的生存期，作者不建议在临床实践中使用任何这些方法。

五、壶腹癌

第 19 章描述了用于切除壶腹腺瘤的 ERCP 技术。当存在不可切除的壶腹癌导致胆管阻塞时，可以使用支架置入术。如果满足以下所有条件，不适合或不愿接受手术的患者可以进行有可能治愈的内镜切除术[7]：①突出型肿瘤；②组织学上呈乳头状或高分化；③ EUS 下无十二指肠受侵；④无胰管浸润；⑤胰管直径＜3mm。作者在壶腹切除术前不进行 ERCP 或黏膜下注射。使用新月形圈套器和 ERCP 括约肌切开术的电切设置来切除壶腹。切除后暴露了胰管和胆管开口，因此之后的支架置入并不困难。壶腹必须完整取回，确定方向并固定以获得组织学切缘评估。

六、恶性肿瘤手术后的 ERCP

对于恶性肿瘤术后发生黄疸或胆漏的患者，ERCP 可能是必需的，并且更为困难。在 Whipple 手术和 Roux-en-Y 分流术后的患者，作者使用小儿结肠镜来进行插管，而在胆总管十二指肠吻合术后患者中，使用十二指肠镜或胃镜。操作时患者处于常规的俯卧位。胆管或胰管吻合口插管的困难通常是由于形成锐角和成襻，而不是纯粹的

距离造成的；因此，使用双球囊小肠镜没有帮助。调硬镜身、浸水法、反向压迫和位置改变可能有助于达到胆总管空肠吻合口。

先前做过 Whipple 手术的患者会进行胃空肠吻合术或十二指肠空肠吻合术，形成输入和输出襻。输出襻通常更容易进入，而进入先前做过 Whipple 切除的患者的输入襻可能需要反转镜身。Roux-en-Y 胆总管空肠吻合术患者的胃、十二指肠和空肠近端正常。空肠空肠吻合口通常在距十二指肠 30～60cm 处发现。吻合处有两个肠襻，较短的盲襻是输入襻，另一个是输出襻。输入襻的开口位于该吻合口的近侧和偏侧，类似于结肠镜检查时回盲瓣的外观。因此，将镜身推进到输入襻通常需要使用在结肠镜检查中插入回肠的操作方法。

ERCP 可能需要用来治疗胆管或胰管漏、对吻合口狭窄的扩张和支架置入术或拔除手术时放置的支架。ERCP 通常在术后几周后是安全的，但外科医生和患者需要意识到高强度的内镜的操作和镜身成襻可能会破坏手术吻合口或导致小肠穿孔。胆管或胰管漏和狭窄仍以常规方式来处理，尽管儿童结肠镜的 7Fr 通道大小使操作受限。覆膜的金属支架可以使用治疗性胃镜来放置，或者通过 EUS 置入的导丝上在 X 线引导下顺行放置。作者建议不要使用成人结肠镜，因为它会增加穿孔的风险。

肿瘤生长、吻合口狭窄或解剖结构改变可使手术后出现黄疸的患者插管极其困难，特别是因为许多标准 ERCP 附件对于结肠镜而言太短。胆道吻合没有常规的位置。胆囊管夹的存在、空气胆管造影或空气肠造影可能有助于定位隐匿的胆道吻合口。如果可以到达输入襻的末端，那么可以仔细检查远端 5～10cm，因为胆管吻合口应该在这个范围内。如果没有找到，作者会使用 EUS FNA 以获得胆道系统造影并顺行置入导丝以便于插管。

使用结肠镜下支架置入术仅限于 7Fr 塑料支架，或者优选未覆膜的金属支架。缺少抬钳器，而且往往是处于扭曲的位置，使 ERCP 的操作和附件交换是极具挑战性的。Whipple 和胆总管十二指肠吻合术后患者通常只有一个胆道吻合口，但胆总管空肠吻合术后可能有两个或更多胆道吻合口。后者可能需要将左右胆管分别置入支架，不这样做可能会导致引流不成功。

手术后，黄疸可能是由输入襻阻塞而不是胆道系统本身引起的。"输入襻综合征"的治疗包括梗阻处的支架置入术，从而减轻黄疸以及输入襻扩张导致的疼痛和恶心。由于难以将大通道内镜推进到该位置，因此这一操作可能是极具挑战性的。此外，可用的肠内支架通常太硬而不容易通过这些患者常见的极端角度，穿孔也是一个持续的风险。或者，如果可以在 EUS 上识别输入襻，则可以将覆膜的双蘑菇头金属支架（Axios，Boston Scientific，Natick，MA）经胃放置到输入襻（图 19-6）。

七、ERCP 用于治疗胆囊炎

胆囊炎可能由于肿瘤或支架阻塞到胆囊管或

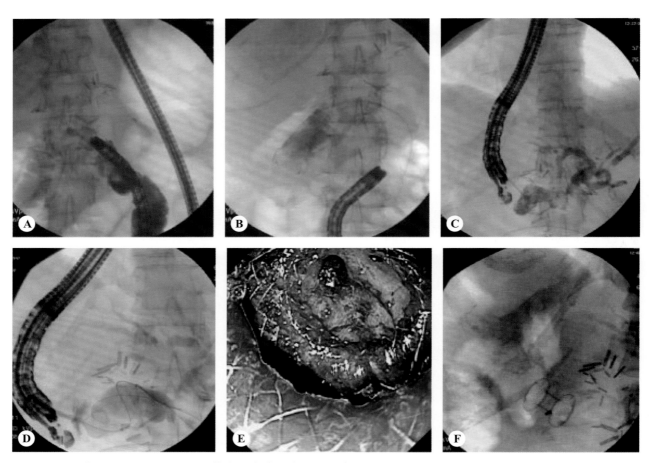

▲ 图 19-6　患者，女性，63 岁，因黄疸、腹痛、腹胀和厌食而被转诊以进一步评估，她既往曾因恶性肿瘤而行 Whipple 切除术，超声内镜（EUS）显示胰颈附近肠襻扩张，疑诊为输入襻综合征
A. 内镜检查和对比剂注射显示输入襻远端狭窄；B. 置入一枚未覆膜的金属支架，随后可见支架紧绷的腰部，但没有胆汁流出，而且狭窄的远端位置存在第二个可疑的狭窄，但即使在扩张后，内镜也没有通过；C. 患者 2 周后返回，计划对近端输入襻进行评估；然而，内镜不能通过金属支架近端的狭窄，与输入襻梗阻未解除一致，试图通过导丝的尝试失败；对比剂通过 EUS 引导下注入扩张的输入襻，显示扩张的空肠和胆管，无狭窄；D. 一枚双蘑菇头金属支架经胃置入到输入襻；E. 内镜进入输入襻，清除胆管内的胆泥和棕色色素结石；F. 最终 X 线显示对比剂经支架完全引流通畅，患者的黄疸和腹部症状消失

非阻塞性炎症（即非结石性胆囊炎）而发生。胰腺癌或胆管癌患者发生胆囊炎后通常不是胆囊切除术的理想人选。经皮胆囊穿刺引流术是常用的治疗方法，但 ERCP 下胆囊支架置入术或 EUS 引导下经十二指肠或胃壁将覆膜的双蘑菇头金属支架置入胆囊，也是可接受的替代方案（图 19-7）。

八、ERCP 用于十二指肠梗阻

传统的 ERCP 在恶性肿瘤伴有十二指肠梗阻的患者中可能是困难的或不可行的。如果能用标准的胃镜通过狭窄处，作者通常可以扩张十二指肠狭窄使其可以通过十二指肠镜，特别是在外在压迫的情况下。首先放置一个未覆膜的胆道金属支架，然后在胆道支架的近端或远端，放置一个未覆膜的肠内支架，如果可能的话，以便于将来干预。即使与胆道支架重叠也不会影响其引流，可以根据需要进行。很少见的情况下，胃镜或 EUS 可用于支架置入术，尽管由于缺乏适当的抬钳器而存在很大困难。如果操作失败，或者如果壶腹无法进入，作者会在 EUS 引导下进行会师术或胆总管十二指肠造口术。

九、结论

胰胆管恶性肿瘤的治疗涉及多学科的方法，

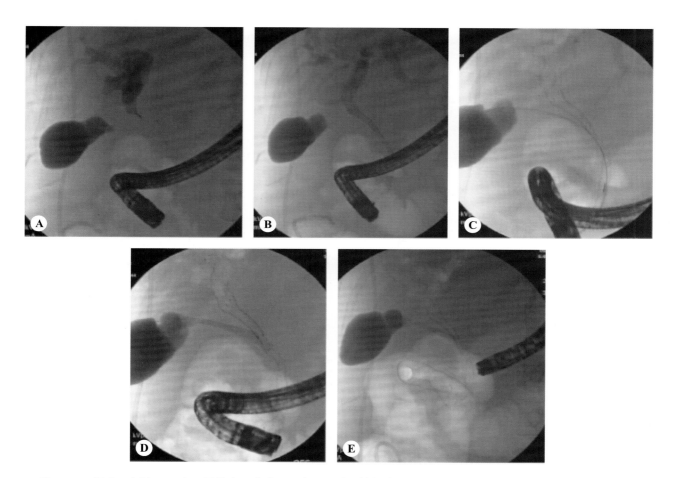

▲ 图 19-7　患者，女性，70 岁，因黄疸、疼痛、恶心和呕吐而被转诊以进一步评估；先前的检查显示一个 7cm 的十二指肠肿块导致胆管、十二指肠和胆囊梗阻

A. 胆管造影显示长段狭窄导致胆管和胆囊梗阻；B. 在胆道梗阻处放置未覆膜的金属支架；C. 一根导丝从胆道支架管腔穿过胆囊管并进入胆囊，空气胆管造影证实肝内对比剂迅速引流；D. 在胆囊管狭窄处放置一枚未覆膜的金属支架；E. 放置十二指肠支架以缓解恶性胃出口梗阻，最后的 X 线片显示胆管、胆囊管和十二指肠内的支架

结合胃肠病学医生、放射科医生、肿瘤学医生和外科医生的专业知识。ERCP 是一种重要的诊断和治疗方式，通常与 EUS 和 FNA 联合使用，在这些患者的管理中起着至关重要的作用。

虽然内镜下支架置入术是缓解恶性梗阻性黄疸的既定方法，但其主要并发症，包括细菌生物膜和胆泥淤积阻塞塑料支架，仍然限制了其临床益处。金属支架持续时间更长，但它们也受制于组织和肿瘤向内生长的限制。创新一直在继续，仔细的研究和教学也将确保患者获得最佳治疗。

参考文献

[1] ASGE Standards of Practice Committee, Eloubeidi MA, Decker GA, et al. The role of endoscopy in the evaluation and management of patients with solid pancreatic neoplasia. *Gastrointest Endosc* 2016;83(1):17-28.

[2] Gardner TB, Spangler CC, Byanova KL, et al. Cost-effectiveness and clinical efficacy of biliary stents in patients undergoing neoadjuvant therapy for pancreatic adenocarcinoma in a randomized controlled trial. *Gastrointest Endosc* 2016;84(3):460-466.

[3] Conio M, Mangiavillano B, Caruso A, et al. Covered versus uncovered self-expandable metal stent for palliation of primary malignant extrahepatic biliary strictures: a randomized multicenter study. *Gastrointest Endosc* 2018; 88(2): 283-291.

[4] van der Gaag NA, Rauws EA, van Eijck CH, et al. Preoperative biliary drainage for cancer of the head of the pancreas. *N Engl J Med* 2010;362:129-137.

[5] Eshuis WJ, van der Gaag NA, Rauws EA, et al. Therapeutic delay and survival after surgery for cancer of the pancreatic head with or without preoperative biliary drainage. *Ann Surg* 2010; 252:840-848.

[6] Rerknimitr R, Angsuwatcharakon P, Ratanachu-ek T, et al. Asia-Pacific consensus recommendations for endoscopic and interventional management of hilar cholangiocarcinoma. *J Gastroenterol Hepatol* 2013;28(4):593-607.

[7] American Society for Gastrointestinal Endoscopy (ASGE) Standards of Practice Committee, Anderson MA, Appalaneni V, et al. The role of endoscopy in the evaluation and treatment of patients with biliary neoplasia. *Gastrointest Endosc* 2013;77(2):167-174.

ERCP 在急性胰腺炎和复发性急性胰腺炎中的应用

ERCP in Acute and Recurrent Acute Pancreatitis

Robert A. Moran　Gregory A. Coté　著

第 20 章

要　点

- 急性胆源性胰腺炎（即 "胆石性胰腺炎"）是美国最常见的急性胰腺炎类型。
- 只有 20% 的急性胆源性胰腺炎患者有胆总管结石嵌顿。
- 在急性胆源性胰腺炎患者中只有两种适应证需要行早期 ERCP。急性胆源性胰腺炎合并胆管炎时需要紧急 ERCP（＜24h）。急性胆源性胰腺炎伴持续性胆道梗阻需要早期 ERCP（＜72h）。
- 在没有胆管炎或胆道梗阻的情况下，早期 ERCP 对预测会发生重症急性胰腺炎的患者没有作用。
- 所有轻度急性胆源性胰腺炎患者如无手术禁忌证，均应在当次住院期间行胆囊切除术。
- 对于不适合外科手术的急性胆源性胰腺炎患者或胆囊切除术后发生急性胆源性胰腺炎风险高的患者，经验性胆道括约肌切开术是合理的。
- 鉴于 ERCP 的风险特征，复发性急性胰腺炎患者在进行 ERCP 之前，均应使用二级诊断成像（磁共振成像 / 磁共振胰胆管成像或超声内镜）来评估不太常见的病因。
- 在一级和二级诊断影像学检查以及针对特定人群的自身免疫性胰腺炎或遗传异常的评估后，均阴性的复发性急性胰腺炎患者，可以归类为特发性。
- 经验性胆道括约肌切开术通常用于治疗特发性复发性急性胰腺炎，期望减少急性胰腺炎的复发。然而无论支持或反对此治疗策略的高质量数据均有限。理想情况下，在该人群中进行 ERCP 胆道括约肌切开术应作为临床研究的一部分。
- 胰管括约肌切开术不会降低特发性复发性急性胰腺炎患者未来发生急性胰腺炎的概率，即使可能病因是 Oddi 括约肌功能障碍。
- 在胰腺分裂和特发性复发性急性胰腺炎患者中，副乳头切开术的益处尚未得到证实。该患者群体中的副乳头切开术仍然是实验性的，只应在临床研究中进行。

急性胰腺炎（acute pancreatitis, AP）是美国胃肠道疾病入院的第三大常见原因，其中胆结石和酒精占病因的 80%。在过去的二十年中，与 AP 相关的死亡率一直在下降，估计为 1%～3%。

虽然 AP 的预后有所改善，但发病率正在增加。这一趋势与全球肥胖流行引起的急性胆源性胰腺炎（ABP）发病率上升有关。ABP 现已取代酒精成为 AP 的主要病因。ERCP 对 ABP 患者和 AP

局部并发症患者具有明确的治疗作用；后者将在第 22 章讨论。ERCP 在特发性复发性急性胰腺炎（idiopathic recurrent acute pancreatitis，IRAP）患者中的定义和作用仍在继续发展；然而，ERCP 在这些复杂患者群体中的治疗益处在很大程度上仍未得到证实，文献越来越倾向于对 ERCP 和括约肌切开术设定更高的门槛。在对 AP 患者进行 ERCP 之前，必须仔细考虑手术适应证，因为大多数 AP 患者并不需要做 ERCP。

一、急性胆源性胰腺炎

ABP 的病理生理学机制仍存在争议，但很可能是由于胰液流出的短暂阻塞导致导管内高压或胆汁酸回流到胰管中所致。图 20-1 总结了在 ABP 患者中 ERCP 的适应证和时机。

（一）ABP 的诊断

在初次发病就诊时，对于保留有完整的胆囊或肝功能检查（liver function test, LFT）异常的患者，应怀疑 ABP。谷丙转氨酶（ALT）>3× 正常上限是 ABP 最敏感的血清学标志物，阳性预测值为 95%；然而，其阴性预测值仅为 50%。天冬氨谷草转氨酶（aspartate aminotransferase, AST）、碱性磷酸酶（alkaline phosphatase, ALP）和胆红素的敏感性略低，阴性预测值相对较差。因此，就诊时 LFT 正常或只有轻度升高并不能排除 ABP；鉴于其患病率，在没有其他危险因素的情况下，胆道病因仍应作为主要的临床怀疑对象。相反，任何病因的 AP 炎症过程和水肿都可能外在压迫肝外胆管树，导致肝脏生化检测升高甚至胆总管（CBD）扩张；因此，肝脏生化检测的升高不是 ABP 的特征性标志物。ABP 的其他支持证据包括经腹超声、计算机断层扫描（CT）、磁共振胰胆管成像（MRCP）或超声内镜（EUS）上发现扩张的 CBD 或胆结石。

（二）ABP 自然史

大多数导致 ABP 的 CBD 结石都很小（≤5mm），可自发排入十二指肠而无须干预。这与阻塞胆管、导致胆汁淤积和胆管炎的胆总管结石形成对比。这些结石通常较大，不太可能自发通过 Oddi 括约肌（SOD）。据估计，80% 的 ABP 患者会发

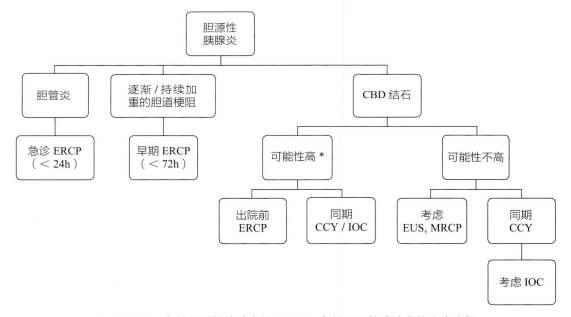

▲ 图 20-1 急性胆源性胰腺炎的 ERCP。急性胆源性胰腺炎的治疗流程
*. CCY 术中 IOC 和 ERCP 中的应用取决于当地在胆道手术探查和 ERCP 方面的专业技能
AP. 急性胰腺炎；CBD. 胆总管；CCY. 胆囊切除术；EUS. 超声内镜；IOC. 术中胆管造影；MRCP. 磁共振胰胆管成像

生 CBD 结石自发排石。

AP 患者应选择性进行早期 ERCP，因为在这种情况下操作难度可能更大，特别是在壶腹周围严重水肿的情况下（图 20-2）。此外，ABP 患者进行 ERCP 操作也与 AP 相关的全身炎症反应综合征（systemic inflammatory response syndrome，SIRS）恶化的潜在风险相关。由于大多数 CBD 结石可自发排石，我们建议降低在 ERCP 之前进行 EUS 或 MRCP 检查的门槛，以进一步评估是否存在残留的 CBD 结石。对于小型 CBD 结石（<5mm），EUS 比 MRCP 的敏感度更高，而且如果需要，可以在 ERCP 的同一次操作时进行。在这种情况下使用诊断性 EUS 可能会减少对 ERCP 的需求[1]。

（三）ABP 患者中的早期 ERCP

ABP 患者行早期 ERCP 有两种适应证，得到了许多学会指南的认可：急性胆管炎和持续或逐渐加重的胆道梗阻[2, 3]。嵌顿 CBD 结石的患者发生胆管炎的风险较大。20% 的 AP 患者会发生 SIRS，可能难以与感染性病因相鉴别。胆道梗阻伴 SIRS 的患者必须怀疑存在急性胆管炎的可能，特别是在临床状况恶化的情况下。临床研究表明，急性胆道梗阻伴胆管炎的患者可以受益于紧急 ERCP（<24h）。在这个人群中延迟 ERCP>24h 与死亡率升高相关。Meta 分析发现，在 ABP 伴有急性胆管炎患者中，延迟 ERCP 会导致死亡率增加 5 倍[4]。在有持续或逐渐加重的胆道梗阻而无急性胆管炎的患者中，建议在 72h 内行 ERCP，因为这些患者随后发生胆管炎的风险很高。观察性研究的数据显示，持续性胆道梗阻而无急性胆管炎的 ABP 患者行紧急 ERCP（<24h）和早期 ERCP（<72h）的死亡率无显著差异[5]。

（四）在无急性胆管炎或胆道梗阻的 ABP 患者中的 ERCP

如果确认存在 CBD 结石，行 ERCP 胆道括约肌切开和取石术优于外科或经皮入路的胆总管探查术。ERCP 应在当次住院期间进行，因为它降低了出院后因 ABP 再入院的可能性[6]。在大多数情况下，ERCP 可以推迟到患者的临床状态得到改善（如 SIRS 和器官衰竭好转）。为了尽量缩

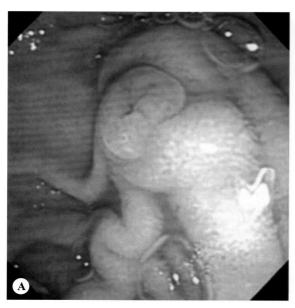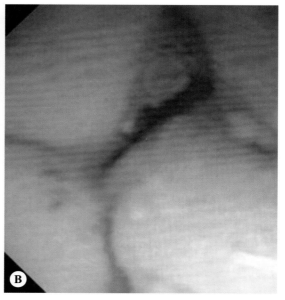

▲ 图 20-2　急性胰腺炎患者的主乳头。正常情况下，在一定距离内使用十二指肠镜可以很容易地看到主乳头（**A**）。然而，急性胰腺炎患者可能有明显的壶腹周围水肿，导致十二指肠受压和主乳头明显变形（**B**）。因此，早期 **ERCP** 应仅用于急性胰腺炎中的特定人群

短住院时间，应避免 ERCP 与胆囊切除术之间不必要的延误；在同一天或第二天进行手术与两种手术的并发症发生率升高无关[7]。

重症 AP 的预测可以由许多临床预测工具确定，如 SIRS, Ranson 标准和 APACHE-Ⅱ 评分等。早期临床试验表明，对预测的重症 ABP 患者早期进行 ERCP（<72h）时死亡率降低[8]。随后的一项对比有无持续性胆道梗阻的随机对照试验并未发现该人群的急诊 ERCP 会降低死亡率或并发症发生率[9]。除非有证据表明胆道梗阻或胆管炎持续或进行性加重，否则学会指南建议不要对预测的重症 ABP 病例进行紧急 ERCP[2, 3]。

如果可以在胆囊切除术前清除 CBD 结石，则不需要常规行胆道支架置入术。在急性化脓性胆管炎的情况下，由于患者的潜在临床状态需要尽量减少对比剂注射和缩短手术时间，放置 CBD 支架以确保充分引流可能是适当的。

（五）胆囊切除术：时机和程序考虑

对于轻度 ABP 患者，建议同期行胆囊切除术[2, 10]。轻度胆源性胰腺炎的同一次入院与间隔胆囊切除术的随机对照试验证实，同一次入院胆囊切除术与以下主要复合终点降低 3 倍以上相关：①因复发性胆石并发症再次入院；② 6 个月死亡率。这一发现得到了其他观察性研究的支持，这些观察性研究支持因轻度 ABP 而在同一次入院时接受胆囊切除术的患者的再入院率和并发症发生率降低[11]。有局部并发症或严重疾病的患者可能需要更复杂的胆囊切除术，不适合在同一次入院时行胆囊切除术。由于所有 ABP 患者发生 CBD 结石的风险均不低于中等水平，因此之前未接受 MRCP、EUS 或 ERCP 检查的患者应行术中胆管造影。术中发现的胆总管结石的治疗方式取决于当地在胆总管探查和 ERCP 方面的专业能力[12-15]。与两阶段手术方法相比，联合胆囊切除术、CBD 探查和取石的一阶段手术方法可能费用稍低，并缩短住院时间；ERCP 可以在胆囊切除术的同时进行，尽管这在操作上很有挑战性，因为每种手术通常都有各自的专家[7]。术中胆管造影和腹腔镜胆总管探查很少进行，主要是因为舒适度和专业知识的差异。因此，如有必要，ERCP 通常在胆囊切除术前或术后进行，以清除残留的胆总管结石。

（六）经验性胆道括约肌切开术

对于胆囊完整且发生 ABP 而无残留 CBD 结石的患者，ERCP 结合经验性胆总管括约肌切开术是被视为较差手术候选者的胆囊切除术的合理替代选择。在一项回顾性队列研究中，纳入了 1000 多例无胆囊切除史的 ABP 患者，ERCP 联合胆道括约肌切开术在 1 年（5.2% vs. 11.3%）、3 年（7.4% vs. 16.1%）和 5 年（11.1% vs. 22.7%）时将 AP 复发的可能性降低了近 50%[16]。然而，对于适合外科手术的患者，ERCP 联合胆总管括约肌切开术不应被视为等同于胆囊切除术。单纯行 ERCP 和胆道括约肌切开术的患者仍有发生其他胆道并发症的风险，如急性胆囊炎、急性胆管炎、黄疸和胆绞痛[17, 18]。

（七）胆囊切除术后怀疑 ABP

胆囊切除术后 CBD 结石有多种可能的病因，包括：①在手术中未发现的残留 CBD 结石；②胆囊切除术中从胆囊管或胆囊进入 CBD 的结石；③从头形成的 CBD 结石。对于以前接受过胆囊切除术的患者，在进行 ERCP 之前，应彻底检查 AP 的非胆道病因。肝脏生化检测的升高并不总是等同于 ABP。非胆源性 AP 中 LFT 升高的鉴别诊断包括：由于肝外胆管受压引起的继发性胆道梗阻、酒精、药物、脂肪肝和病毒性肝炎。除非标准成像，如经腹超声或 CT 确认存在 CBD 结石，否则在 ERCP 之前应行二级成像检查，如 MRCP 或 EUS。保守应用 ERCP 的理由有两个方面：第一，在没有胆道梗阻和 AP 病史的患者中，ERCP 术后胰腺炎的风险特别高；第二，在非胆道病因 AP 患者中，ERCP 和经验性胆道括约肌切开术的诊断价值和治疗获益尚未得到证实[19]。

二、复发性急性胰腺炎

复发性急性胰腺炎（recurrent acute pancreatitis，RAP）定义为两次或两次以上不同的 AP 发作，通常发作间隔至少 30 天。从单次 AP 发作（如胰漏或假性囊肿）中出现复发或持续症状与局部并发症相关的患者，更好地描述为具有局部并发症的迁延不愈的 AP，其治疗将在第 22 章中讨论。通常需要进行许多二线影像学和高级诊断检查，以识别 RAP 中的潜在病因（图 20-3）。在彻底检查后病因仍然无法确定时称为 IRAP，可能占 RAP 患者的 10%～15%。

在先前的检查中遗漏而在 ERCP 时发现的异常，包括隐匿性胆总管结石、胰管结石和狭窄（即慢性胰腺炎）、先天性异常、自身免疫性胰腺炎和壶腹周围肿瘤。结构异常，如隐匿性胰腺导管腺癌，在年龄较大（＞50 岁）的人群中更可能发生。自身免疫性胰腺炎通常表现为恶性伪装，最常见于年龄较大（＞50 岁）的男性，并可能伴有梗阻性黄疸和胰腺假性囊肿。理想情况下，自身免疫性胰腺炎不应通过 ERCP 进行诊断，但由于它经常表现为恶性疾病的伪装，因此可以在诊断检查期间进行 ERCP。提示自身免疫性胰腺炎的特征包括存在无上游胰管扩张的长狭窄、无胰腺钙化以及靠近 CBD 胰腺内部分的胆管狭窄或其他胰腺外表现（图 20-4）。

胆囊完整的患者发生隐匿性胆总管结石或微小结石（胆管结晶）的可能性最高[20, 21]。胆汁结晶的分析很少进行，因为当经腹超声没有明显的胆囊结石证据或肝脏生化检测没有异常时，胆囊切除术对减少 RAP 发作无效[22]。与有这两种异

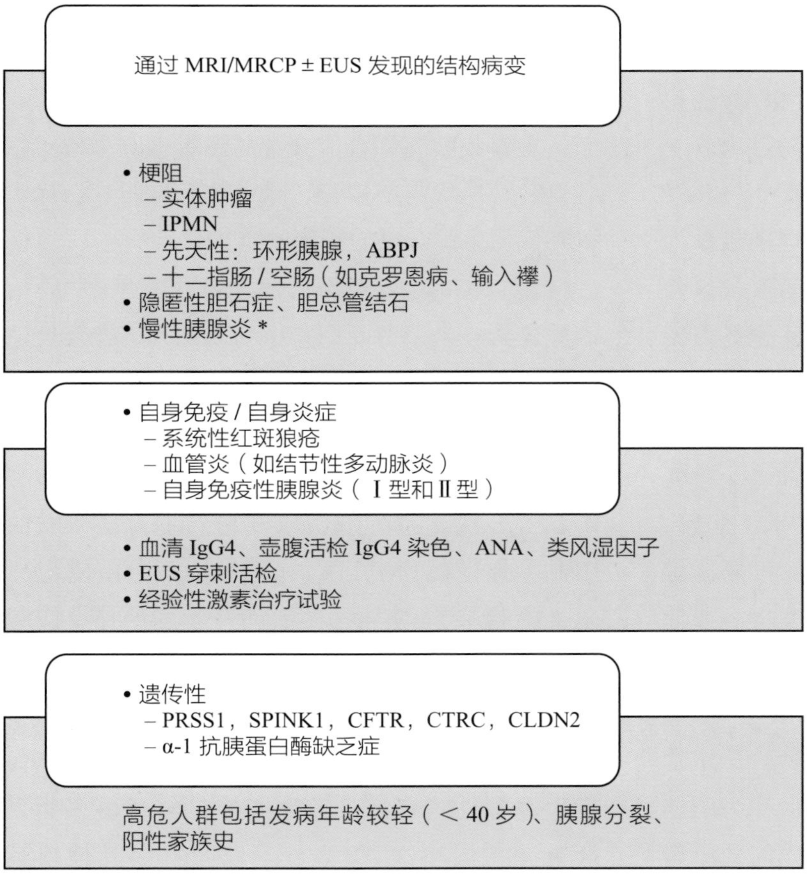

通过 MRI/MRCP ± EUS 发现的结构病变

- 梗阻
  - 实体肿瘤
  - IPMN
  - 先天性：环形胰腺，ABPJ
  - 十二指肠 / 空肠（如克罗恩病、输入襻）
- 隐匿性胆石症、胆总管结石
- 慢性胰腺炎 *

- 自身免疫 / 自身炎症
  - 系统性红斑狼疮
  - 血管炎（如结节性多动脉炎）
  - 自身免疫性胰腺炎（Ⅰ型和Ⅱ型）

- 血清 IgG4、壶腹活检 IgG4 染色、ANA、类风湿因子
- EUS 穿刺活检
- 经验性激素治疗试验

- 遗传性
  - PRSS1，SPINK1，CFTR，CTRC，CLDN2
  - α-1 抗胰蛋白酶缺乏症

高危人群包括发病年龄较轻（＜ 40 岁）、胰腺分裂、阳性家族史

◀ 图 20-3　ERCP 前不明原因急性和复发性急性胰腺炎患者的二级诊断试验建议。建议对不明原因急性胰腺炎（AP）或复发性急性胰腺炎（RAP）患者进行二级诊断试验。在适当的人群中，所有这些诊断措施都应在进行 ERCP 前进行
*. 发现与慢性胰腺炎一致的变化并不一定意味着复发性急性胰腺炎的原因；然而，ERCP 在慢性胰腺炎治疗中的作用是不同的（例如，取出主胰管结石或扩张主胰管狭窄）
ABPJ. 急性胆胰空肠吻合术；ANA. 抗核抗体；CFTR. 囊性纤维化跨膜电导调节因子；CTRC. 胰糜蛋白酶 C；CLDN2. Claudin-2；EUS. 超声内镜；IPMN. 胰腺导管内乳头状黏液性肿瘤；MRI/MRCP. 磁共振成像 / 磁共振胰胆成像；PRSS1. 丝氨酸蛋白酶 1；SPINK1. 丝氨酸蛋白酶抑制药，Kazal 1 型

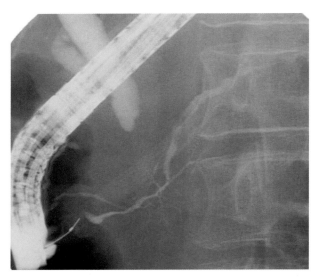

▲ 图 20-4　患者，男性，58 岁，自身免疫性胰腺炎。出现无痛性黄疸。ERCP 显示胆总管远端狭窄和胰管长节段狭窄而无上游胰管扩张。他被发现血清 IgG4 水平升高，两种狭窄在 3 个月的全身类固醇激素疗程后都得到缓解。他被诊断为 Ⅰ 型自身免疫性胰腺炎，也称为淋巴浆细胞硬化性胰腺炎

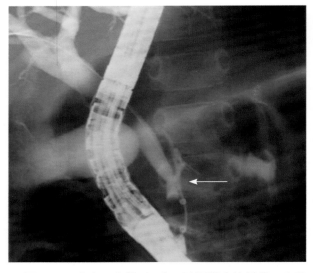

▲ 图 20-5　患者，女性，3 岁，胰胆管合流异常。出现急性胰腺炎和肝脏生化检测一过性升高。磁共振胰胆管成像（MRCP）显示远端胆总管充盈缺损后，ERCP 证实存在胰胆管合流异常，胰管从 1cm 的共同通道汇入主乳头

常的患者相比，两者均无异常的患者胆囊切除术后 RAP 的可能性显著升高（9% vs. 61%）。

应用 ERCP 及括约肌切开术治疗 IRAP 的热情已经减退。尽管技术改进，使用预防性胰管支架和围术期直肠非甾体抗炎药（NSAID），ERCP 术后胰腺炎的风险仍然很高。此外，以前被认为是特发性的患者越来越多地被发现具有其他风险因素，如吸烟和直到成年才表现出来的基因突变；后者可能是由于遗传与环境之间复杂的相互作用所致，因为与胰腺炎相关的大多数遗传突变总体上具有较低的外显率。

支持经验性 ERCP 及括约肌切开术（胆管、胰管或两者）用于 IRAP 的临床益处的证据很弱。侵入性更低的成像方式的技术进步，如使用促胰液素增强的 MRI 及 MRCP 和 EUS，已将 ERCP 的诊断率降低到 <10%。IRAP 可能会出现罕见的病理结构，如胰胆管合流异常（图 20-5）和 Ⅲ 型胆总管囊肿（更合适称为胆总管囊状扩张）；这些通常是可以通过先前的影像

学检查得到诊断或至少疑诊。在这些罕见的病理结构中，胆道括约肌切开术可能会减少 AP 的进一步发作，特别是在胆总管囊肿的情况下；然而，大多数胰胆管合流异常的患者患有 Ⅰ 型胆总管囊肿，通常需要胆囊切除术和肝外胆管切除术以降低发生胆管癌的长期风险。

在 ERCP 时发现新的病理结构并不常见[23]，因此最后一个遗留问题是括约肌切开术在降低急性胰腺炎进一步发作或间隔进展为慢性胰腺炎的风险中的治疗作用。括约肌切开术的前提是假设 SOD 导致 IRAP；较早的研究受到 IRAP 定义不一致，缺乏系统随访以及自然史对比研究的限制。最近的研究已经确定地表明，由测压法定义的胰腺 SOD 与括约肌切开术的治疗反应无关；此外，胰管括约肌切开术与经验性胆道括约肌切开术相比没有额外的益处[19, 24]。此外，胰管括约肌切开术可能会导致胰管开口再狭窄而发生医源性综合征；因为将近 50% 或更多的人会有一次或多次 AP 发作（以及许多其他单纯

的胰源性疼痛），先前的胰管括约肌切开术常常迫使内镜医生再次进行 ERCP 以检查胰管开口。这导致反复的干预和难以打断的恶性循环。最后，当 ABP 不太可能时，经验性胆道括约肌切开术的作用仍然没有得到证实。考虑到其对自然病史的争议性影响，以及对 IRAP 患者进行 ERCP（做或不做 SOD 测压）时 ERCP 术后胰腺炎的发生率最高，因此是否行 ERCP 的决策应格外小心。

三、胰腺分裂

胰腺分裂的定义是胰液主要通过十二指肠的次级开口，即副乳头，经由背侧胰管流出（图 20-6）。这是胰腺最常见的先天性变异，患病率为 5%～10%[25-27]。胰腺分裂可能是完全的（腹侧和背侧胰管之间没有沟通）或不完全的（仍然残留部分沟通），但大多数人认为这两种情况是相当的。从理论上讲，胰腺分裂易于发生 AP 和慢性胰腺炎，因为它会造成胰液流出障碍。因此，胰腺分裂作为 AP"阻塞性"危险因素的概念类似于标准胰管解剖患者发生 SOD 的假说。

与 SOD 类似，胰腺分裂作为 AP 发生机制的重要性也存在争议[28]。最近的研究证实，易感性突变患者中胰腺分裂的比例过高，因此，背侧胰管主导引流的致病意义受到质疑[26]。

随着 MRCP 的广泛应用，不应通过 ERCP 来诊断胰腺分裂；然而，当无意中插管和腹侧胰管造影时，可以偶然发现胰腺分裂。在完全胰腺分裂的情况下，腹侧胰管造影显示出末端呈树枝状（图 20-7），与假性分裂相反，后者发生于腹侧胰管被隐匿性肿瘤或慢性胰腺炎完全阻塞时。仅决定在慢性胰腺炎的情况下进行胰管治疗或在 IRAP 患者中进行副乳头切开术时才推荐进行背侧胰管插管。在胰腺分裂患者中，如果避免背侧胰管插管，则 ERCP 的风险较低；然而，一旦尝试进行副乳头插管，风险就可以与具有标准解剖结构的高风险 ERCP 相当[29]。

副乳头切开术用于治疗胰腺分裂患者的 RAP

对于非阻塞性慢性胰腺炎或不明原因腹痛的患者，不建议进行副乳头切开术。目前仍然只有一项前瞻性试验发表于 1992 年，胰腺分裂

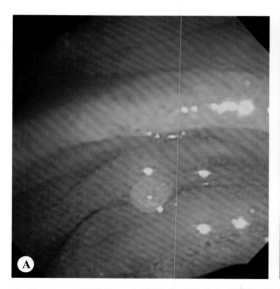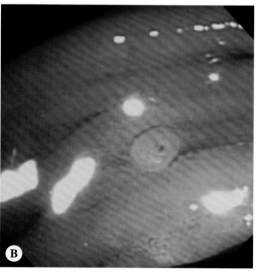

▲ 图 20-6　副乳头。内镜检查副乳头可以测试医生的耐心。胰管开口很少显而易见（**A**），当存在胰腺分裂时，经过仔细和持续的检查，有时耗时几分钟，开口才会变得明显（**B**）；促胰液素或胆囊收缩素类似物的使用可以增加胰液流出，从而有利于副乳头的鉴定和插管

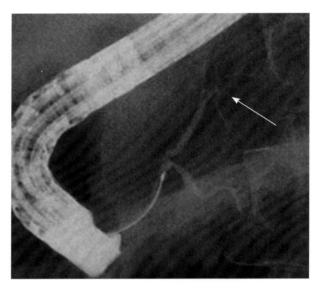

▲ 图 20-7　胰腺分裂：腹侧胰管末端树枝化。意外插管的腹侧胰管显示末端截断及树枝状改变（箭），末端树枝化的存在高度提示胰腺完全分裂，腹侧胰管无法与背侧沟通

伴 IRAP 患者被随机分配到连续背侧胰管支架置入术 1 年（n=10）或仅诊断性 ERCP（n=9）两组[30]。接受支架置入的患者 AP 的发生率和发作频率显著降低。副乳头切开术已经在很大程度上取代了连续支架置入术，因为不需要再次介入治疗，而且长期放置胰管支架可能会在上游胰管中引发医源性狭窄。一些回顾性队列研究报道了不同的结果，尽管通常支持副乳头切开术的作用；这些研究受限于 AP 的定义不同、缺乏系统的随访以及没有自然史比较（类似于所讨论的 SOD 文献）。急性复发性胰腺炎患者的括约肌切开术试验是一项正在进行的假对照随机试验，评估了

胰腺分裂伴 IRAP 患者进行 ERCP 及副乳头切开术的作用（NCT03609944）。主要终点是中位随访长达 4 年后 AP 的发生率降低，预计将在 21 世纪 20 年代中期得出结果。

四、总结

ERCP 仍然是 ABP 患者的重要治疗干预措施。

- 早期 ERCP 对伴有急性胆管炎或持续性、逐渐加重的胆道梗阻的患者明显有益。
- 对于大多数胆总管结石嵌顿的患者，ERCP 仍然是首选治疗方法。
- 对于那些手术条件较差的患者，ERCP 加胆道括约肌切开术是一种合理的替代方法。

为了尽量降低复发性 ABP 的风险，除非有禁忌，否则应在当次住院期间进行胆囊切除术或 ERCP。同样，应尽量减少这些干预措施之间的延迟。除了在 ABP 中的作用外，ERCP 的诊断和治疗价值仍然存在争议。MRI 和 EUS 等侵入性较小的影像学检查应始终先于 ERCP。最近在胰腺炎遗传学方面的临床研究和发现减弱了先前对 SOD 测压和经验性括约肌切开术（胆管、胰管或两者兼有）的热情。在有效性对比研究进一步阐明哪些 IRAP 患者可以从 ERCP 中获益之前，最好将这些患者转诊至卓越中心，在那里他们应该得到系统的随访[31]。尽管在 ERCP 的安全性方面有所改善，但谨慎的做法是要记住，预防 ERCP 术后胰腺炎的最佳方法是避免不必要的 ERCP。

参考文献

[1] Zaheer A, Anwar MM, Donohoe C, et al. The diagnostic accuracy of endoscopic ultrasound in suspected biliary obstruction and its impact on endoscopic retrograde cholangiopancreatography burden in real clinical practice: a consecutive analysis. *Eur J Gastroenterol Hepatol* 2013; 25(7): 850-857.

[2] Crockett SD, Wani S, Gardner TB, et al. American Gastroenterological Association Institute Guideline on Initial Management of Acute Pancreatitis. *Gastroenterology* 2018; 154(4): 1096-1101.

[3] Working Group IAP/APA Acute Pancreatitis Guidelines. IAP/APA evidence-based guidelines for the management of acute

pancreatitis. *Pancreatology* 2013;13(4 Suppl 2):e1-15.

[4] Tse F, Yuan Y. Early routine endoscopic retrograde cholangiopancreatography strategy versus early conservative management strategy in acute gallstone pancreatitis. *Cochrane Database Syst Rev* 2012;(5):Cd009779.

[5] Lee HS, Chung MJ, Park JY, et al. Urgent endoscopic retrograde cholangiopancreatography is not superior to early ERCP in acute biliary pancreatitis with biliary obstruction without cholangitis. *PLoS One* 2018;13(2):e0190835.

[6] van Baal MC, Besselink MG, Bakker OJ, et al. Timing of cholecystectomy after mild biliary pancreatitis: a systematic review. *Ann Surg* 2012;255(5):860-866.

[7] Mallick R, Rank K, Ronstrom C, et al. Single-session laparoscopic cholecystectomy and ERCP: a valid option for the management of choledocholithiasis. *Gastrointest Endosc* 2016; 84(4): 639-645.

[8] Fan ST, Lai EC, Mok FP, et al. Early treatment of acute biliary pancreatitis by endoscopic papillotomy. *N Engl J Med* 1993; 328(4):228-232.

[9] Folsch UR, Nitsche R, Lüdtke R, et al. Early ERCP and papillotomy compared with conservative treatment for acute biliary pancreatitis. The German Study Group on Acute Biliary Pancreatitis. *N Engl J Med* 1997;336(4):237-242.

[10] da Costa DW, Bouwense SA, Schepers NJ, et al. Same-admission versus interval cholecystectomy for mild gallstone pancreatitis (PONCHO): a multicentre randomised controlled trial. *Lancet* 2015;386(10000):1261-1268.

[11] Kamal A, Akhuemonkhan E, Akshintala VS, et al. Effectiveness of guideline-recommended cholecystectomy to prevent recurrent pancreatitis. *Am J Gastroenterol* 2017; 112(3): 503-510.

[12] Dasari BV, Tan CJ, Gurusamy KS, et al. Surgical versus endoscopic treatment of bile duct stones. *Cochrane Database Syst Rev* 2013; 9:CD003327.

[13] Lu J, Cheng Y, Xiong XZ, et al. Two-stage vs single-stage management for concomitant gallstones and common bile duct stones. *World J Gastroenterol* 2012;18(24):3156-3166.

[14] Brown LM, Rogers SJ, Cello JP, et al. Cost-effective treatment of patients with symptomatic cholelithiasis and possible common bile duct stones. *J Am Coll Surg* 2011; 212(6): 1049-1060.e1-7.

[15] Rogers SJ, Cello JP, Horn JK, et al. Prospective randomized trial of LC+LCBDE vs ERCP/S+LC for common bile duct stone disease. *Arch Surg* 2010;145(1):28-33.

[16] Hwang SS, Li BH, Haigh PI. Gallstone pancreatitis without cholecystectomy. *JAMA Surg* 2013;148(9):867-872.

[17] Lau JY, Leow CK, Fung TM, et al. Cholecystectomy or gallbladder in situ after endoscopic sphincterotomy and bile duct stone removal in Chinese patients. *Gastroenterology* 2006; 130(1):96-103.

[18] Boerma D, Rauws EA, Keulemans YC, et al. Wait-and-see policy or laparoscopic cholecystectomy after endoscopic sphincterotomy for bile-duct stones: a randomised trial.

Lancet 2002;360(9335):761-765.

[19] Coté GA, Imperiale TF, Schmidt SE, et al. Similar efficacies of biliary, with or without pancreatic, sphincterotomy in treatment of idiopathic recurrent acute pancreatitis. *Gastroenterology* 2012;143(6):1502-1509.e1.

[20] Venu RP, Geenen JE, Hogan W, et al. Idiopathic recurrent pancreatitis. an approach to diagnosis and treatment. *Dig Dis Sci* 1989;34(1):56-60.

[21] Wilcox CM, Varadarajulu S, Eloubeidi M. Role of endoscopic evaluation in idiopathic pancreatitis: a systematic review. *Gastrointest Endosc* 2006;63(7):1037-1045.

[22] Trna J, Vege SS, Pribramska V, et al. Lack of significant liver enzyme elevation and gallstones and/or sludge on ultrasound on day 1 of acute pancreatitis is associated with recurrence after cholecystectomy: a population-based study. *Surgery* 2012;151(2):199-205.

[23] Mariani A, Arcidiacono PG, Curioni S, et al. Diagnostic yield of ERCP and secretin-enhanced MRCP and EUS in patients with acute recurrent pancreatitis of unknown aetiology. *Dig Liver Dis* 2009;41(10):753-758.

[24] Cotton PB, Durkalski V, Romagnuolo J, et al. Effect of endoscopic sphincterotomy for suspected sphincter of Oddi dysfunction on pain-related disability following cholecystectomy: the EPISOD randomized clinical trial. *JAMA* 2014;311(20):2101-2109.

[25] Burtin P, Person B, Charneau J, et al. Pancreas divisum and pancreatitis: a coincidental association? *Endoscopy* 1991; 23(2):55-58.

[26] Bertin C, Pelletier AL, Vullierme MP, et al. Pancreas divisum is not a cause of pancreatitis by itself but acts as a partner of genetic mutations. *Am J Gastroenterol* 2012; 107(2): 311-317.

[27] Gonoi W, Akai H, Hagiwara K, et al. Pancreas divisum as a predisposing factor for chronic and recurrent idiopathic pancreatitis: initial in vivo survey. *Gut* 2011;60(8):1103-1108.

[28] Fogel EL, Toth TG, Lehman GA, et al. Does endoscopic therapy favorably affect the outcome of patients who have recurrent acute pancreatitis and pancreas divisum? *Pancreas* 2007; 34(1):21-45.

[29] Moffatt DC, Coté GA, Avula H, et al. Risk factors for ERCP-related complications in patients with pancreas divisum: a retrospective study. *Gastrointest Endosc* 2011; 73(5): 963-970.

[30] Lans JI, Geenen JE, Johanson JF, et al. Endoscopic therapy in patients with pancreas divisum and acute pancreatitis: a prospective, randomized, controlled clinical trial. *Gastrointest Endosc* 1992;38(4):430-434.

[31] Guda NM, Muddana V, Whitcomb DC, et al. Recurrent acute pancreatitis: International State-of-the-Science Conference with recommendations. *Pancreas* 2018; 47(6): 653-666.

第21章

慢性胰腺炎
Chronic Pancreatitis

Benjamin L. Bick   Evan L. Fogel   Stuart Sherman   著

要 点

- 慢性胰腺炎（CP）是导致胰腺实质、胰管纤维化的一种逐渐进展的胰腺炎症性疾病。

- ERCP 不用于诊断 CP，但可以用来治疗慢性胰腺炎由于胰管梗阻造成的腹痛。

- 尽管证据表明更倾向于外科手术治疗慢性胰腺炎，但大多数专家建议内镜治疗应作为有腹痛症状患者的一线治疗方式。

- 一旦发现胰管梗阻，必须排除引起胰管梗阻的恶性疾病。

- 胰腺头部主胰管的单发狭窄伴有梗阻部位上游胰管扩张的腹痛患者是内镜下胰管支架置入的最佳人群。

- 单支胰管支架置入可以在短期内有效缓解腹痛，而多支塑料支架同时置入可能获得腹痛长期缓解的结果。

- 非覆膜自膨式金属支架不应用于治疗良性的胰管狭窄。目前一些关于支持全覆膜自膨式金属支架（SEMS）置入的数据正在逐渐完善中。

- 对于有钙化的慢性胰腺炎患者，当结石位于胰头或胰体的胰管内，结石较小，而且数量小于 3 枚，没有嵌顿，同时结石下方的胰管并没有狭窄，这时内镜治疗应该是最为有效的。

- 如果条件允许，当胰管结石较大，或者结石嵌顿，结石上方胰管狭窄，应考虑将体外冲击波碎石术（ESWL）作为此类患者的一线治疗方式。接下来可以在碎石的同时，或者是不同的时间来进行胰管结石的清理，获得更好的结局。

- 单人操作胰管镜可以在直视下进行激光或液电碎石（EHL），是不断发展中的治疗胰管结石的技术。

- 内镜下胰腺囊肿引流术已经与开放式的外科手术具有相同的效能，但花费更少，入院时间更短。

- 胰腺囊肿引流（经乳头或经消化道管壁的透壁引流）的路径取决于囊肿与胰管的交通情况，囊肿与胃壁或是十二指肠壁的距离，以及囊肿的大小与囊肿内积液的量。

- 如果选择经消化管壁引流，超声内镜（EUS）引导下的引流要优于经十二指肠镜的传统引流技术。

慢性胰腺炎是一种以胰腺的实质纤维化、胰管狭窄进而造成胰腺功能不可逆毁损为特征的胰腺的慢性炎性进展性疾病。慢性胰腺炎主要的症状是慢性上腹痛。慢性胰腺炎引起的腹痛是源于多因素的，可能来源于逐渐增加的主胰管的压力，进而引起胰腺实质及胰腺间质高压，也可能来源于胰腺周围及腹腔的神经炎性改变。胰管内压力增高主要是由于胰管狭窄、胰管结石导致的胰液引流受阻，主胰管的顺应性下降，以及主乳头、副乳头的硬化[1, 2]。慢性胰腺炎的并发症，如：胰腺假性囊肿、胰漏及胰性腹水，而并发症胆道梗阻及十二指肠梗阻与腹痛亦相关。临床目标是通过内镜及外科的治疗缓解症状，减慢疾病进展过程，治疗并发症。内镜，如 ERCP 和 EUS 能够为慢性胰腺炎患者提供诊断与治疗的帮助。本章将描述 ERCP 对胰管狭窄、胰管结石及胰腺假性囊肿的诊治，这些问题是慢性胰腺炎局部并发症的主要方面。

一、慢性胰腺炎患者什么时候做 ERCP

（一）慢性胰腺炎的诊断

ERCP 可以评估胰管的形态异常，包括扩张、狭窄、结石、胰漏、胰腺囊肿的交通情况、分支胰管的改变，通过胰管内促胰液素激发试验（intraductal secretin stimulation test，IDST）来评估胰腺功能。胰管内促胰液素激发试验对慢性胰腺炎诊断的敏感性是 50%～95%，特异性为 89%～100%[3, 4]。根据剑桥分级系统，ERCP 可以根据胰管的形态来确定慢性胰腺炎的严重程度[5]。但是 ERCP 不能获取胰腺实质的信息。尽管 ERCP 对慢性胰腺炎的进展比较敏感，但对于轻度慢性胰腺炎的敏感性只有 50%～ 65%[4]。由于发生 ERCP 术后胰腺炎 PEP 并发症的高风险（对于轻度 CP 来说，风险高，而对于进展型胰腺炎的风险较低），而 EUS 还能够获得更高的敏感性，所以 ERCP 很少用做 CP 的诊断[6]。ERCP 可以作为那些怀疑胰腺疾病的，而通过非侵入的或侵入性较小的检查不能确诊的患者[3, 7]。对于已经确诊慢性胰腺炎的，计划内镜治疗或外科治疗的这部分有症状的患者，ERCP 应该被限制应用[8]。

（二）慢性胰腺炎的治疗

有腹痛症状、胰管狭窄的 CP 患者，内镜和外科治疗都能够提供胰液的充分引流，减轻胰管内高压。目前为止，有两个临床随机对照试验（RCT）对比了内镜和外科干预因胰管梗阻导致腹痛的 CP 患者[9, 10]。Dite 等报道了在经过 1 年的随访，内镜与外科有相似的控制疼痛的效果（92%）[9]。然而 5 年的随访提示，与内镜治疗相比，外科治疗有更好的缓解腹痛的效果（86% vs. 65%，P = 0.009）。Cahen 等发现与内镜治疗相比，外科手术在治疗后 2 年有显著的控制腹部疼痛的效能（75% vs. 32%，P = 0.007）[8]。接下来的 5 年随访中，对比内镜治疗的患者，外科治疗更可能获得部分或完全的腹痛缓解，尤其是手术操作步骤更少的外科手术[11]。两组之间的发病率和死亡率没有差别[9, 10]。然而，样本量小，内镜治疗的非侵入性，不同的外科手术方式，以及不明确的疾病特点，如胰管结石的数量、胰管狭窄的位置可能导致偏倚。尽管证据表明外科手术更好，但由于具有更小的侵入性，内镜治疗仍被推荐作为对临床治疗效果差，或者不适合外科手术的患者的第一线治疗方式[12-15]。而且，内镜治疗还可预测外科治疗的反应，也可以作为过渡到外科手术的桥梁[3, 14, 16]。

二、胰管狭窄

（一）胰管狭窄的患者什么时候做 ERCP

由胰管周围反复发作的炎症或纤维化导致的主胰管良性狭窄是 CP 最主要的并发症[17, 18]。在一项有 335 例患者入组的回顾性研究中，恶性病变在有孤立的胰管狭窄患者的风险为 12%[17]。胰管狭窄位于胰腺的头颈部与胰腺恶性病变正相关（OR=42）。胰管的侧支显影与既往的胰腺炎病史与胰腺癌负相关[17]。一旦发现胰管狭窄，应该用增强 CT 或 EUS 排除胰腺恶性疾病。依据狭窄的位置及其他的胰管表现特征，如果排除胰腺占位，ERCP 可能适用于治疗胰管狭窄。如果可能，患者有报警症状，也没有其他的 CP 的证据，应在 ERCP 的过程中获取病理组织，进行更深入的病理学研究分析[19]。胰管良性狭窄的治疗方法包括胰管支架置入，行胰管括约肌扩张或不扩张，胰管括约肌切开[19-21]（图 21-1）。最适合 ERCP 置入胰管支架的患者是有腹痛症状，并且胰头部的主胰管单处狭窄伴有上游的胰管扩张[18-21]。

（二）胰管狭窄 ERCP 治疗后结局

几个研究已经显示了内镜治疗慢性胰腺炎和胰管狭窄的效能[18, 22-32]（表 21-1）。早些时候的塑料支架（plastic stent，PS）联合或不联合狭窄段扩张的研究报道了患者获得了良好的短期疼痛缓解（70%～94%）。然而，患者需要多次的 ERCP 操作来更换支架，或者是因为临床症

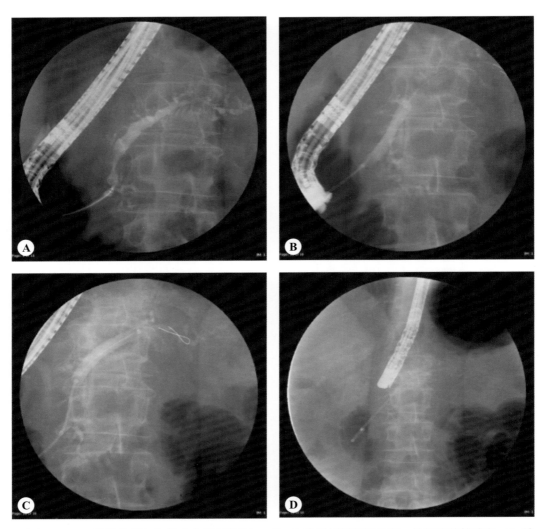

▲ 图 21-1　**A.** 胰腺头部与体部的主胰管狭窄；**B** 和 **C.** 球囊扩张胰腺头部、体部的胰管狭窄；**D.** 胰管支架置入

表 21-1 内镜治疗慢性胰腺炎胰管狭窄的研究

研究（年）	数量	支架型号	短期疼痛缓解（%）	长期疼痛缓解（%）	中位随访时间（月）	并发症（%）
Cremer 等（1991）	75	单支 PS（10Fr）	94	NA	37	16
Binmoeller 等（1995）	93	单支 PS（5Fr，7Fr，10Fr）	74	65	58	6.5
Rosch 等（2002）	478	单支 PS	NA	63	58.8	NA
Vitale 等（2004）	89	单支 PS（5Fr，7Fr，10Fr）	83	68	43	19
Eleftherladis 等（2005）	100	单支 PS（8.5Fr，10Fr）	70	62	69	23
Weber 等（2007）	17	单支 PS（7～11.5Fr）	89	NA	24	19
Weber 等（2013）	14	单支 PS（7～11.5Fr）	NA	57	60	NA
Costamagna 等（2006）	19	多支 PS（8.5～11.5Fr）	100	84	38	0
Park 等（2008）	13	fcSEMS（6～8mm）	100	NA	2	38
Sauer 等（2008）	6	fcSEMS（8～10mm）	67	NA	1～8	0
Moon 等（2010）	32	改良 fcSEMS（6～10mm）	90.6	NA	5	0
Giacino 等（2012）	10	fcSEMS（8～10mm）	90	NA	19.8	20
Ogura 等（2016）	13	fcSEMS（6mm）	92	85	9（中位数）	15
Matsubara 等（2016）	10	fcSEMS（8～10mm）	100	37	35（中位数）	40
Tringali 等（2018）	15	fcSEMS（6～8mm）	100	89	39	33
Oh 等（2018）	18	fcSEMS（6mm）	83	72	47.3（中位数）	17

fcSEMS. 全覆膜自膨式金属支架；PS. 塑料支架

状需要更换，或者是需要按规律的间期进行更换。接下来的一个纳入 19 例难治性胰管狭窄的慢性胰腺炎患者的研究显示，多支 8.5～11.5Fr PS 置入的可行性和安全性仅限于胰管狭窄顽固而坚实的患者[28]。支架的中位数目是 3 支（2～4 支），置入时间是 6～12 个月。在中位随访期间的 38 个月中，支架拔出后，84% 患者疼痛消失。有报道自膨式金属支架（SEMS）也被尝试用于胰管良性狭窄患者的治疗，以期其保持较长的通畅期，减少干预的次数[29-37]（图 21-2）。在 Brussels 胰管良性狭窄自膨式金属支架置入的研究中，20 例患者应用了非覆膜自膨式金属支架（uncovered SEMS, USEMS），腹痛即刻缓解[33]。然而，6 个月后，由于内皮细胞的增殖，出现了很高的支架阻塞率。总体来说，因为 USEMS 不能拔出，不倡导这种方法作为长期治疗的手段。另外一个研究中，16 例患者置入部分覆膜自膨式金属支架（partially SEMS, PSEMS）或全覆膜自膨式金属支架（fcSEMS），疼痛即刻缓解[33]。然而支架移位（n=8）是这些患者的主要并发症。近期研究报道，暂时的 fcSEMS 置入，当支架在位时，可使 83%～100% 的患者获得疼痛缓解，解除胰管狭窄的患者可达 67%～ 90%[29-32, 34-37]。fcSEMS 置入之后的长期（35～47 个月）腹痛缓解率和狭窄解除率在 37%～89%[32, 34, 36]。fcSEMS 置入的并

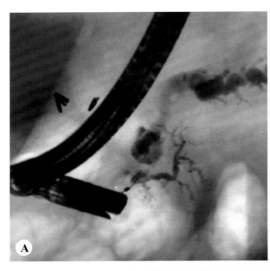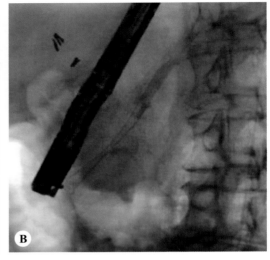

▲ 图 21-2　**A.** 主胰管狭窄位于胰腺头部和体部；**B.** 胰管内置入全覆膜自膨式金属支架

发症包括支架移位、再次狭窄形成、严重腹痛导致支架拔出和胆汁淤积。

根据现有可获得的信息，对于恰当的胰管支架置入时间，更换胰管支架时机及胰管支架的数目与型号还没有肯定的推荐。既往的研究显示，与更小的支架直径（8.5Fr 或口径更小的支架）相比，置入 10Fr 的胰管支架的腹痛患者的住院时间更短[38]。众多的研究中，从置入胰管支架到最后拔出的可供选择的胰管支架置入时间周期是 12～23 个月[18, 22, 25, 26]。支架阻塞率近似于相同直径的胆道支架的阻塞率。最新的欧洲胃肠内镜学会（ESGE）指南建议，使用 10Fr 的单支塑料胰管支架治疗以腹痛症状为主的主胰管狭窄，并按需更换胰管支架（根据症状和每 1～6 个月胰腺影像学检查证实胰管支架是否失效），为期 1 年。对于主胰管狭窄，腹痛症状超过一年的患者，则考虑多支胰管支架并排置入或外科手术。

三、胰管结石

（一）胰管结石患者什么时候做 ERCP

对于慢性钙化性胰腺炎的患者（chronic calcific pancreatitis，CCP）及主胰管结石并发胰管梗阻

的患者，内镜治疗被广泛接受为除了外科手术的另一可选择的治疗方法。内镜治疗胰管内大的结石需要碎石，可以是体外冲击波碎石术（ESWL）或单人胰管镜（single-operator pancreatoscopy，SOP）的体内碎石，通过碎石击碎结石，并且取出结石[39-41]。一些简单的小的结石仅通过取石球囊或网篮就能够在内镜下将结石取出（图 21-3）。适合内镜下取石的因素包括在胰腺头、体部的结石，结石下游没有胰管狭窄，结石的大小为 10mm 或更小，少于 3 个的结石，没有嵌顿的结石[42]。相对于胆管结石，胰管结石往往需要碎石才能取出。总的来说，胰管结石 >10mm，往往需要碎石。胰管结石大小为 5～10mm，如果胰管与结石的形态合适，可以仅通过 ERCP 成功取出结石。尽管可以选择胰管内机械碎石，但是能够抓取到嵌顿的结石，并运用这项技术是很难取得成功的。目前，ESWL 被认为是治疗胰管大结石、嵌顿结石、结石下方胰管狭窄患者的一线方案[12, 43]（图 21-4）。胰腺头部的单发结石，没有下游的主胰管狭窄是 ESWL 后取石成功的重要因素[44-46]。除此之外，在 ESWL 过程中静脉注射促胰液素可通过冲刷结石碎片，辅助清理结石。随着单人

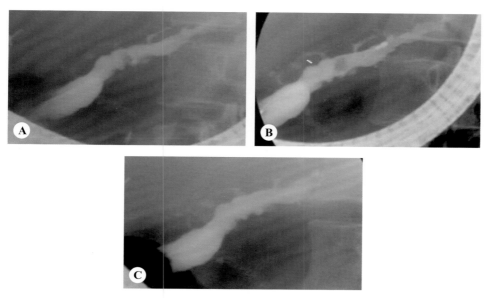

▲ 图 21-3　**A.** 初始胰管造影显示胰管内的充盈缺损；**B.** 应用网篮取出胰管结石；**C.** 最后胰管造影显示胰管内无结石存留

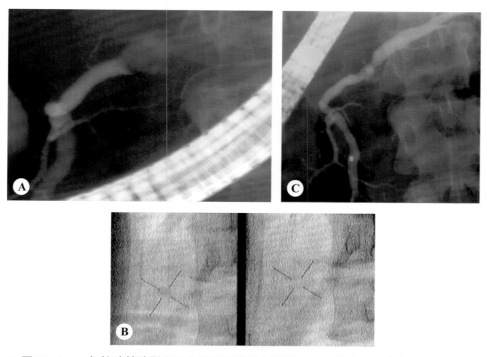

▲ 图 21-4　**A.** 初始胰管造影显示大的结石嵌顿在胰管；**B.** 在体外冲击波碎石术之前的荧光成像发现了结石（左），成功体外冲击波碎石术后未见结石（右）；**C.** 随访胰腺影像未发现胰管内结石

操作胰管镜（SOP）的出现，单人操作胰管镜与体内（液电或激光）碎石术已得到更广泛的应用 [4, 19, 48-52]（图 21-5）。相对于 ESWL，SOP 有几个理论上的优势，包括更精确地对准 PD 结石，直视下发现非钙化或微钙化结石，同时减少对周围组织的损伤。此外，SOP 可以和 ERCP 合为

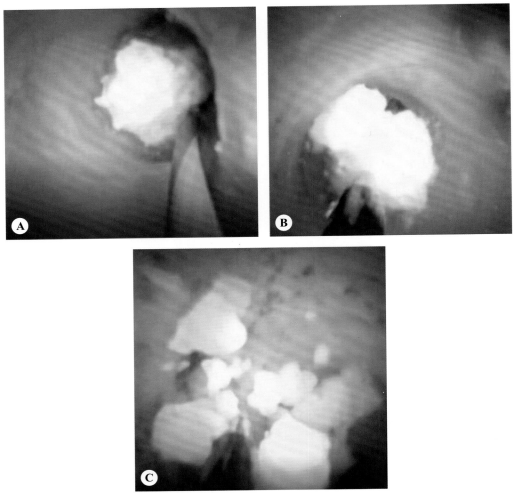

▲ 图 21-5　**A.** 单人操作胰管镜直视下所见胰管结石；**B** 和 **C.** 应用液电碎石击碎结石

一体，二者可以在一次操作过程中完成。然而，ESWL 和 SOP 并没有直接对比，SOP 的作用应该更好地被定义。

（二）ERCP 在 PD 结石治疗的结局

内镜治疗对单纯的 PD 结石和 PD 结石合并狭窄患者的疼痛缓解效果相似[23, 42]。表 21-2 总结了内镜下取石或联合 ESWL 取石的结果[42, 44, 45, 53-60]。在进行 ERCP 取石手术的患者中，完全取石率和临床改善率（衡量的指标是疼痛、胰腺炎或镇痛药物需求）分别为 60% 和 68%[42]。经过 6～52 个月的随访，患者接受 ESWL 后再进行 ERCP，结石完全取出率可达 44%～76%，疼痛缓解率为 45%～91%[44, 45, 53-59]。一项随机对照研究比较了单独 ESWL（n=26）和 ESWL 联合 ERCP（n=29），结果显示两组患者疼痛改善情况相似，随访时间为 2 年。然而，ERCP 和 ESWL 联合治疗的费用是单一操作花费的 3 倍[60]。最近，报道了一项纳入 636 例有较大胰管结石的 CP 患者行 ESWL 后内镜治疗长期随访研究[39]。在 364 例随访 24～60 个月的患者中，77.5% 的患者结石完全取出，其中 69% 疼痛完全缓解。在 272 例随访超过 5 年的患者中，76% 的患者胰管结石完全清理，其中 60% 腹痛完全缓解。此项研究的主要人群是在热带地区，而慢性胰腺炎的病因不含酒精性的，这些因素可能对 ESWL 与后续的内镜下治疗有更好的反应[43]。目前一项对 3189 例患者、27

项研究的最新 Meta 分析显示了 71% 的 PD 结石清除率和 53% 的疼痛完全缓解率[61]。在 13～21 个月的随访期间，内镜下使用 SOP 取石，体内碎石的结果如表 21-3 所示[51, 62-68]，显示 PD 结石清除率为 43%～100%，疼痛率为 74%～89%。ESGE 指南建议，对于有腹痛症状的胰腺头部和

表 21-2　慢性胰腺炎的患者联合或不联合内镜下治疗胰管结石的研究

研究（年份）	例　数	操　作	随访时间（月）	完全取石率（%）	疼痛缓解率（%）
Sherman 等（1991）	32	ERCP	25.2	59.4	67.7
Delhaye 等（1992）	123	ESWL+ERCP	14.4	59	45
Schneider 等（1994）	50	ESWL+ERCP	20	60	62
Dumonceau 等（1996）	41	ESWL+ERCP	24	50	54
Adamek 等（1999）	83	ESWL+ERCP	40	NA	76
Brand 等（2000）	48	ESWL+ERCP	7	44	82
Farnbacher 等（2002）	125	ESWL+ERCP	29	64	48
Tandan 等（2010）	1006	ESWL+ERCP	6	76	84
Inui 等（2005）	555	ESWL（318 例）/ESWL+ERCP（237 例）	44.3	70/73	91
Dumonceau 等（2007）	55	ESWL（26 例）/ESWL+ERCP（29 例）	52	NA	58/55
Seven 等（2012）	120	ESWL+ERCP	51.6	NA	50
Tandan 等（2013）	636	ESWL+ERCP	24～60（364 例）	77.5	68.7
			＞ 60（272 例）	76	60.3

ESWL. 体外冲击波碎石术

表 21-3　经口胰管镜联合体内碎石后治疗慢性胰腺炎患者胰管结石的研究

研究（年份）	例　数	碎石技术	随访时间（月）	完全取石率（%）	痛疼缓解率（%）
Fishman 等（2009）	6	EHL	NA	50	NA
Maydeo 等（2011）	4	LL	1	100	NA
Alatawi 等（2013）	5	LL	21	80	80
Ito 等（2014）	7	EHL	NA	43	NA
Attwell 等（2014）	14	EHL 和 LL	18	100	74
Attwell 等（2015）	28	LL	13	79	89
Navaneethan 等（2016）	5	LL	NA	80	NA
Bekkali 等（2017）	6	EHL	NA	83	NA

EHL. 液电碎石术；LL. 激光碎石

体部＞5mm 的 PD 结石的患者，可以首选内镜治疗或 ESWL[12]。

四、胰腺假性囊肿

胰腺假性囊肿的患者什么时候做 ERCP

胰腺假性囊肿可作为慢性胰腺炎的并发症出现，20%～40% 患者发生在慢性胰腺炎的病程中[3, 69, 70]。美国胃肠病协会（ASGE）指南建议胰腺假性囊肿的引流应在有症状（腹痛或早饱），并发症（如胃流出道、十二指肠，或者胆管的梗阻或感染），或者是囊肿进行性增大的患者中进行[71]。内镜治疗提供了比外科手术引流侵入性更小的方法。最近一项纳入 40 例患者的随机对照研究显示，与外科开腹的囊肿切除相比，内镜治疗具有相同的有效性。24 个月的随访后，内镜下引流的患者没有囊肿复发，外科治疗组中 1 例患者囊肿复发。然而，内镜治疗入院时间短，患者生理上和精神上的恢复更好，花费更少。

囊肿引流的路径包括：经乳头，经消化道管壁囊肿的透壁引流或是经乳头与透壁相结合的方法。方法取决于囊肿与胰管的交通，囊肿与胃壁、十二指肠壁的距离以及囊肿的大小[19, 71]。经乳头的方法更适合于相对较小的囊肿（＜5cm），并且与主胰管相通（图 21-6）。目前，穿透消化道管壁的引流可以通过传统的十二指肠镜技术，或者经超声内镜引导，但是超声内镜引导下引流因具有更高的引流成功率[73]以及新近的经腔道放置金属支架的可能性而更有优势，更受欢迎[12]。有关胰腺周围液体引流，包括胰腺假性囊肿及囊壁的坏死等更深入的讨论参见第 22 章。

五、结论

理想中，有症状的慢性胰腺炎的诊治需要多学科的方法，包括临床、内镜、外科与放射科。到目前为止，证据表明，通过长期的随访，对于有梗阻症状的慢性胰腺炎患者获得持续的腹痛改善应用的外科治疗和内镜方法具有同样的发病率与死亡率。由于内镜的侵入性较小，内镜治疗应该以个体化的评估决定最合适的治疗方法。慢性胰腺炎的患者应进行更深入地比较随机对照研究来对比外科治疗与内镜治疗，再决定内镜治疗的角色。

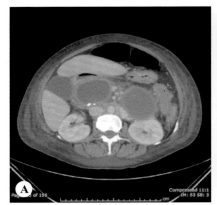 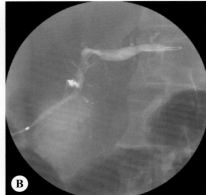 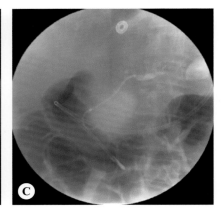

▲ 图 21-6　**A. CT** 提示位于胰腺头部和胰腺尾部的假性囊肿；**B.** 胰腺头部的胰漏伴随胰腺体部的胰管梗阻；**C.** 胰管支架置入跨越胰头胰漏部位，注意已经放置经鼻的十二指肠营养管

参考文献

[1] Bradley EL, 3rd. Pancreatic duct pressure in chronic pancreatitis. *Am J Surg* 1982;144(3):313-316.

[2] Karanjia ND, Widdison AL, Reber HA. Pancreatic tissue and ductal pressures in chronic pancreatitis. *Br J Surg* 1992; 79(5): 469.

[3] Adler DG, Lichtenstein D, Baron TH, et al. The role of endoscopy in patients with chronic pancreatitis. *Gastrointest Endosc* 2006;63(7):933-937.

[4] Lehman GA. Role of ERCP and other endoscopic modalities in chronic pancreatitis. *Gastrointest Endosc* 2002;56(6 Suppl): S237-S240.

[5] Sarner M, Cotton PB. Classification of pancreatitis. *Gut* 1984; 25(7):756-759.

[6] Testoni PA. Preventing post-ERCP pancreatitis: where are we? *JOP* 2003;4(1):22-32.

[7] Schofl R. Diagnostic endoscopic retrograde cholangiopancreatography. *Endoscopy* 2001;33(2):147-157.

[8] Cohen SA, Siegel JH. Endoscopic retrograde cholangiopancreatography and the pancreas: *when and why? Surg Clin North Am* 2001;81(2):321-328, x.

[9] Dite P, Ruzicka M, Zboril V, et al. A prospective, randomized trial comparing endoscopic and surgical therapy for chronic pancreatitis. *Endoscopy* 2003;35(7):553-558.

[10] Cahen DL, Gouma DJ, Nio Y, et al. Endoscopic versus surgical drainage of the pancreatic duct in chronic pancreatitis. *N Engl J Med* 2007;356(7):676-684.

[11] Cahen DL, Gouma DJ, Laramee P, et al. Long-term outcomes of endoscopic vs surgical drainage of the pancreatic duct in patients with chronic pancreatitis. *Gastroenterology* 2011;141(5):1690-1695.

[12] Dumonceau JM, Delhaye M, Tringali A, et al. Endoscopic treatment of chronic pancreatitis: European Society of Gastrointestinal Endoscopy (ESGE) Guideline - Updated August 2018. *Endoscopy.* 2019;51(2):179-193.

[13] Reddy DN, Ramchandani MJ, Talukdar R. Individualizing therapy for chronic pancreatitis. *Clin Gastroenterol Hepatol* 2012;10(7):803-804.

[14] Clarke B, Slivka A, Tomizawa Y, et al. Endoscopic therapy is effective for patients with chronic pancreatitis. *Clin Gastroenterol Hepatol* 2012;10(7):795-802.

[15] Forsmark CE. Management of chronic pancreatitis. *Gastroenterology* 2013;144(6): 1282-1291.e3.

[16] Delhaye M, Arvanitakis M, Bali M, et al. Endoscopic therapy for chronic pancreatitis. *Scand J Surg* 2005; 94(2): 143-153.

[17] Kalady MF, Peterson B, Baillie J, et al. Pancreatic duct strictures: identifying risk of malignancy. *Ann Surg Oncol* 2004;11(6):581-588.

[18] Cremer M, Deviere J, Delhaye M, et al. Stenting in severe chronic pancreatitis: results of medium-term follow-up in seventy-six patients. *Endoscopy* 1991;23(3):171-176.

[19] Avula H, Sherman S. What is the role of endotherapy in chronic pancreatitis? *Therap Adv Gastroenterol* 2010; 3(6): 367-382.

[20] Oza VM, Kahaleh M. Endoscopic management of chronic pancreatitis. *World J Gastrointest Endosc* 2013; 5(1): 19-28.

[21] Attasaranya S, Abdel Aziz AM, Lehman GA. Endoscopic management of acute and chronic pancreatitis. *Surg Clin North Am* 2007;87(6):1379-1402, viii.

[22] Binmoeller KF, Jue P, Seifert H, et al. Endoscopic pancreatic stent drainage in chronic pancreatitis and a dominant stricture: long-term results. *Endoscopy* 1995; 27(9): 638-644.

[23] Rosch T, Daniel S, Scholz M, et al. Endoscopic treatment of chronic pancreatitis: a multicenter study of 1000 patients with long-term follow-up. *Endoscopy* 2002;34(10):765-771.

[24] Vitale GC, Cothron K, Vitale EA, et al. Role of pancreatic duct stenting in the treatment of chronic pancreatitis. *Surg Endosc* 2004;18(10):1431-1434.

[25] Eleftherladis N, Dinu F, Delhaye M, et al. Long-term outcome after pancreatic stenting in severe chronic pancreatitis. *Endoscopy* 2005;37(3):223-230.

[26] Weber A, Schneider J, Neu B, et al. Endoscopic stent therapy for patients with chronic pancreatitis: results from a prospective follow-up study. *Pancreas* 2007;34(3):287-294.

[27] Weber A, Schneider J, Neu B, et al. Endoscopic stent therapy in patients with chronic pancreatitis: a 5-year follow-up study. *World J Gastroenterol* 2013;19(5):715-720.

[28] Costamagna G, Bulajic M, Tringali A, et al. Multiple stenting of refractory pancreatic duct strictures in severe chronic pancreatitis: long-term results. *Endoscopy* 2006; 38(3): 254-259.

[29] Sauer B, Talreja J, Ellen K, et al. Temporary placement of a fully covered self-expandable metal stent in the pancreatic duct for management of symptomatic refractory chronic pancreatitis: preliminary data (with videos). *Gastrointest Endosc* 2008;68(6):1173-1178.

[30] Moon SH, Kim MH, Park do H, et al. Modified fully covered self-expandable metal stents with antimigration features for benign pancreatic-duct strictures in advanced chronic pancreatitis, with a focus on the safety profile and reducing migration. *Gastrointest Endosc* 2010;72(1):86-91.

[31] Giacino C, Grandval P, Laugier R. Fully covered self-expanding metal stents for refractory pancreatic duct strictures in chronic pancreatitis. *Endoscopy* 2012; 44(9): 874-877.

[32] Oh D, Lee JH, Song TJ, et al. Long-term outcomes of 6-mm diameter fully covered self-expandable metal stents in benign refractory pancreatic ductal stricture. *Dig Endosc* 2018; 30(4): 508-515.

[33] Eisendrath P, Deviere J. Expandable metal stents for benign pancreatic duct obstruction. *Gastrointest Endosc Clin N Am* 1999; 9(3):547-554.

[34] Matsubara S, Sasahira N, Isayama H, et al. Prospective pilot study of fully covered self-expandable metal stents for refractory benign pancreatic duct strictures: long-term

outcomes. *Endosc Int Open* 2016;4(11):E1215-E22.

[35] Ogura T, Onda S, Takagi W, et al. Placement of a 6 mm, fully covered metal stent for main pancreatic head duct stricture due to chronic pancreatitis: a pilot study (with video). *Therap Adv Gastroenterol* 2016;9(5):722-728.

[36] Tringali A, Vadala di Prampero SF, Landi R, et al. Fully covered self-expandable metal stents to dilate persistent pancreatic strictures in chronic pancreatitis: long-term follow-up from a prospective study. *Gastrointest Endosc* 2018; 88(6):939-946.

[37] Park DH, Kim MH, Moon SH, et al. Feasibility and safety of placement of a newly designed, fully covered self-expandable metal stent for refractory benign pancreatic ductal strictures: a pilot study (with video). *Gastrointest Endosc* 2008; 68(6):1182-1189.

[38] Sauer BG, Gurka MJ, Ellen K, et al. Effect of pancreatic duct stent diameter on hospitalization in chronic pancreatitis: does size matter? *Pancreas* 2009;38(7):728-731.

[39] Costamagna G, Boskoski I. Stonebreakers: the era of pancreatic stones treatment. *Expert Rev Gastroenterol Hepatol* 2012;6(5):521-523.

[40] Beyna T, Neuhaus H, Gerges C. Endoscopic treatment of pancreatic duct stones under direct vision: Revolution or resignation? Systematic review. *Dig Endosc* 2018;30(1):29-37.

[41] Tandan M, Talukdar R, Reddy DN. Management of pancreatic calculi: an update. *Gut Liver* 2016;10(6):873-880.

[42] Sherman S, Lehman GA, Hawes RH, et al. Pancreatic ductal stones: frequency of successful endoscopic removal and improvement in symptoms. *Gastrointest Endosc* 1991; 37(5): 511-517.

[43] Tandan M, Reddy DN, Talukdar R, et al. Long-term clinical outcomes of extracorporeal shockwave lithotripsy in painful chronic calcific pancreatitis. *Gastrointest Endosc* 2013; 78(5):726-733.

[44] Dumonceau JM, Deviere J, Le Moine O, et al. Endoscopic pancreatic drainage in chronic pancreatitis associated with ductal stones: long-term results. *Gastrointest Endosc* 1996; 43(6): 547-555.

[45] Adamek HE, Jakobs R, Buttmann A, et al. Long term follow up of patients with chronic pancreatitis and pancreatic stones treated with extracorporeal shock wave lithotripsy. *Gut* 1999;45(3):402-405.

[46] Tadenuma H, Ishihara T, Yamaguchi T, et al. Long-term results of extracorporeal shockwave lithotripsy and endoscopic therapy for pancreatic stones. *Clin Gastroenterol Hepatol* 2005; 3(11):1128-1135.

[47] Choi EK, McHenry L, Watkins JL, et al. Use of intravenous secretin during extracorporeal shock wave lithotripsy to facilitate endoscopic clearance of pancreatic duct stones. *Pancreatology* 2012;12(3):272-275.

[48] Howell DA, Dy RM, Hanson BL, et al. Endoscopic treatment of pancreatic duct stones using a 10F pancreatoscope and electrohydraulic lithotripsy. *Gastrointest Endosc* 1999;50(6):829-833.

[49] Hirai T, Goto H, Hirooka Y, et al. Pilot study of pancreatoscopic lithotripsy using a 5-fr instrument: selected patients may benefit. *Endoscopy* 2004;36(3):212-216.

[50] Kozarek RA, Brandabur JJ, Ball TJ, et al. Clinical outcomes in patients who undergo extracorporeal shock wave lithotripsy for chronic calcific pancreatitis. *Gastrointest Endosc* 2002;56(4):496-500.

[51] Maydeo A, Kwek BE, Bhandari S, et al. Single-operator cholangioscopy-guided laser lithotripsy in patients with difficult biliary and pancreatic ductal stones (with videos). *Gastrointest Endosc* 2011;74(6):1308-1314.

[52] Choi EK, Lehman GA. Update on endoscopic management of main pancreatic duct stones in chronic calcific pancreatitis. *Korean J Intern Med* 2012;27(1):20-29.

[53] Delhaye M, Vandermeeren A, Baize M, et al. Extracorporeal shock-wave lithotripsy of pancreatic calculi. *Gastroenterology* 1992;102(2):610-620.

[54] Schneider HT, May A, Benninger J, et al. Piezoelectric shock wave lithotripsy of pancreatic duct stones. *Am J Gastroenterol* 1994;89(11):2042-2048.

[55] Brand B, Kahl M, Sidhu S, et al. Prospective evaluation of morphology, function, and quality of life after extracorporeal shockwave lithotripsy and endoscopic treatment of chronic calcific pancreatitis. *Am J Gastroenterol* 2000; 95(12):3428-3438.

[56] Farnbacher MJ, Schoen C, Rabenstein T, et al. Pancreatic duct stones in chronic pancreatitis: criteria for treatment intensity and success. *Gastrointest Endosc* 2002;56(4):501-506.

[57] Tandan M, Reddy DN, Santosh D, et al. Extracorporeal shock wave lithotripsy and endotherapy for pancreatic calculi-a large single center experience. *Indian J Gastroenterol* 2010;29(4):143-148.

[58] Seven G, Schreiner MA, Ross AS, et al. Long-term outcomes associated with pancreatic extracorporeal shock wave lithotripsy for chronic calcific pancreatitis. *Gastrointest Endosc* 2012;75(5):997-1004.e1.

[59] Inui K, Tazuma S, Yamaguchi T, et al. Treatment of pancreatic stones with extracorporeal shock wave lithotripsy: results of a multicenter survey. *Pancreas* 2005; 30(1): 26-30.

[60] Dumonceau JM, Costamagna G, Tringali A, et al. Treatment for painful calcified chronic pancreatitis: extracorporeal shock wave lithotripsy versus endoscopic treatment: a randomised controlled trial. *Gut* 2007; 56(4): 545-552.

[61] Moole H, Jaeger A, Bechtold ML, et al. Success of extracorporeal shock wave lithotripsy in chronic calcific pancreatitis management: a meta-analysis and systematic review. *Pancreas* 2016;45(5):651-658.

[62] Alatawi A, Leblanc S, Vienne A, et al. Pancreatoscopy-guided intracorporeal laser lithotripsy for difficult pancreatic duct stones: a case series with prospective follow-up (with video). *Gastrointest Endosc* 2013;78(1):179-183.

[63] Attwell AR, Brauer BC, Chen YK, et al. Endoscopic retrograde cholangiopancreatography with per oral pancreatoscopy for calcific chronic pancreatitis using

endoscope and catheter-based pancreatoscopes: a 10-year single-center experience. *Pancreas* 2014;43(2):268-274.

[64] Attwell AR, Patel S, Kahaleh M, et al. ERCP with per-oral pancreatoscopy-guided laser lithotripsy for calcific chronic pancreatitis: a multicenter U.S. experience. *Gastrointest Endosc* 2015;82(2):311-318.

[65] Bekkali NL, Murray S, Johnson GJ, et al. Pancreatoscopy-directed electrohydraulic lithotripsy for pancreatic ductal stones in painful chronic pancreatitis using SpyGlass. *Pancreas* 2017;46(4):528-530.

[66] Fishman DS, Tarnasky PR, Patel SN, et al. Management of pancreaticobiliary disease using a new intra-ductal endoscope: the Texas experience. *World J Gastroenterol* 2009; 15(11):1353-1358.

[67] Ito K, Igarashi Y, Okano N, et al. Efficacy of combined endoscopic lithotomy and extracorporeal shock wave lithotripsy, and additional electrohydraulic lithotripsy using the SpyGlass direct visualization system or X-ray guided EHL as needed, for pancreatic lithiasis. *Biomed Res Int* 2014; 2014:732-781.

[68] Navaneethan U, Hasan MK, Kommaraju K, et al. Digital, single-operator cholangiopancreatoscopy in the diagnosis and management of pancreatobiliary disorders: a multicenter clinical experience (with video). *Gastrointest Endosc* 2016; 84(4): 649-655.

[69] Grace PA, Williamson RC. Modern management of pancreatic pseudocysts. *Br J Surg* 1993;80(5):573-581.

[70] Andren-Sandberg A, Dervenis C. Pancreatic pseudocysts in the 21st century. Part I: classification, pathophysiology, anatomic considerations and treatment. *JOP* 2004;5(1):8-24.

[71] Jacobson BC, Baron TH, Adler DG, et al. ASGE guideline: The role of endoscopy in the diagnosis and the management of cystic lesions and inflammatory fluid collections of the pancreas. *Gastrointest Endosc* 2005; 61(3): 363-370.

[72] Varadarajulu S, Bang JY, Sutton BS, et al. Equal efficacy of endoscopic and surgical cystogastrostomy for pancreatic pseudocyst drainage in a randomized trial. *Gastroenterology* 2013; 145(3):583-590.e1.

[73] Panamonta N, Ngamruengphong S, Kijsirichareanchai K, et al. Endoscopic ultrasound-guided versus conventional transmural techniques have comparable treatment outcomes in draining pancreatic pseudocysts. *Eur J Gastroenterol Hepatol* 2012;24(12):1355-1362.

第 22 章

ERCP 在复杂性胰腺炎中的作用
Role of ERCP in Complicated Pancreatitis

Todd H. Baron　著

要　点

◆ 重症急性胆源性胰腺炎的患者可能受益于早期 ERCP 和结石取出术。

◆ 由于十二指肠管壁水肿，ERCP 在早期急性胰腺炎治疗中的技术上具有挑战性。

◆ 急性胰腺炎迟发的局部并发症包括胰腺假性囊肿、胰腺脓肿、包裹性胰腺坏死。

◆ 内镜对复杂急性胰腺炎的干预最好在三级医院进行。

急性胰腺炎包括两种类型：间质性与坏死性。两种类型可由一种病因引起，但是却导致完全不同的临床结局。急性重症胰腺炎（severe acute pancreatitis，SAP）是胰腺实质的坏死和胰腺周围脂肪组织坏死后的结果[1]。急性重症胰腺炎的早期依靠重症监护支持。急性胆源性胰腺炎的患者可能通过早期的 ERCP 获益。大多数患者在全身炎症反应综合征（SIRS）和多脏器功能衰竭的早期存活。多数患者遭受较长时间的无菌性坏死期，一部分则发展为迟发性感染。急性胰腺炎后期可能形成积液，包括急性胰腺周围积液、胰腺假性囊肿、急性坏死性积液和胰腺包裹性坏死。内镜可以被用来干预急性胰腺炎的每一个不同阶段[2,3]。

一、急性间质性胰腺炎

急性间质性胰腺炎的患者发病率和死亡率很低，以支持治疗为主，未出现 SIRS 并且胰腺实质完好。其主要的目标是确定胰腺炎的病因。怀疑胆源性胰腺炎主要依据胆总管结石的存在、转氨酶的升高，没有其他胰腺炎的危险因素（如严重的酗酒、高甘油三酯血症及药物）。ERCP 和胆道括约肌切开术应用于高度怀疑胆管结石的患者中，这些患者的肝功能检测持续增高（尤其是血浆胆红素水平）以及胆道系统扩张。绝大多数患者在症状出现时已经排出了结石，而此时主要治疗是腹腔镜胆囊切除术。腹腔镜胆囊切除术应该在同一住院期间实施，因为如果延后则会造成急性胰腺炎复发，可能导致急性坏死性胰腺炎以及与之相关的胆管炎。术中的胆管造影用于确定是否有残留的胆管内结石，如果有结石，可以通过腹腔镜、术中 ERCP，或者术后 ERCP 进行处理。ERCP 和胆道括约肌切开术应该作为既往有胆囊切除史的急性胆源性胰腺炎患者的二级预防策略，也可作为由于年龄及并发症等原因不适合外科手术的患者，也可作为部分特定的患者在胆囊切除术之前的桥接手段。对怀疑胆总管结石的患者，胆囊切除术前应完善磁共振胰胆管成像

（MRCP）和超声内镜（EUS）来明确，以避免不必要的 ERCP。

二、急性重症胰腺炎

急性重症胰腺炎（SAP）几乎是坏死性胰腺炎的结局，至少有 30% 的胰腺实质的毁损或胰腺周围的脂肪坏死。急性重症胰腺炎可通过判断疾病的严重程度和是否存在 SIRS 来识别、诊断。这些患者应该在重症监护室（ICU）通过强化的液体复苏疗法治疗。早期的 ERCP 通常被认为是一种通过解除壶腹部的流出道梗阻、减少胰腺实质毁损来治疗急性胆源性胰腺炎的方法。尽管 20 世纪 80 年代在这一领域的研究表明，早期 ERCP 可以为患者带来受益，但随后的证据却没有相同的结论。除此之外，早期 ERCP 要面临镇静麻醉、穿孔的风险，如果不小心，胰管造影还会有将感染引入胰腺坏死的风险，尤其在胰管破裂毁损的情况下。研究显示，当急性重症胰腺炎患者只有潜在的急性胆管炎（持续性进行性升高的黄疸为证据）的时候才能从早期 ERCP 中获益[4]。由于发热、白细胞升高、肝功能检查（LFT）异常也可能是炎症过程的结果，急性重症胰腺炎时很难辨识出急性胆管炎。事实上，任何原因的 SAP 都可以导致胰腺头部的水肿而造成胆管的压迫梗阻，此时也可导致黄疸，但这种类型的胆道梗阻往往在胰腺炎之后的几天或一周，是由于胆管受压后出现，而不是在胰腺炎初始的时候就出现。

从技术角度来说，急性重症胰腺炎由于胰腺组织的弥漫性肿大导致的十二指肠降段及周围黏膜充血水肿使 ERCP 操作变得更困难。乳头难以辨认，并且十二指肠乳头插管困难。ERCP 和 EUS 可以确定胆总管结石的诊断，避免不必要的 ERCP。如果有明确的胆总管结石，但 ERCP 失败了，可选择经皮穿刺肝胆道成像（PTC），通过导丝置入或不置入引流管，接下来可以通过会师

或不通过会师来做 ERCP。如果有 EUS 操作经验，也可以考虑经 EUS 引导下会师技术。

三、急性胰腺炎的局部并发症

2013 年修订了急性胰腺炎（AP）的命名[2]。ERCP 对新增的几个局部并发症的治疗，有所帮助。这些并发症包括急性胰腺周围液体积聚、胰腺假性囊肿、急性坏死性积液和胰腺包裹性坏死（walled-off pancreatic necrosis，WOPN）（表 22-1）。

（一）急性胰腺周围液体积聚

胰腺周围液体的积聚出现在急性胰腺炎的早期阶段（胰腺炎发生的 4 周以内），没有形成确定的囊壁，这些积液可以是单一性质的，也可能是多种不同性质的。大多数急性液体渗出是无菌的，通常会自行吸收，很少需要干预。当积液量快速地进行性增多或并发感染时，因其本身的液体属性，可以通过透壁的方式引流（包括经胃壁或经十二指肠壁）。EUS 的穿刺引流是通常采用的方式。尽管通过乳头的囊肿引流在理论上是可行的，但不作为这种积液的治疗方法。

表 22-1　复杂性急性胰腺炎胰液积聚的类型

分　类	定　义
急性胰腺周围液体积聚	发生在急性胰腺炎病程早期，胰腺周围富含胰酶的液体积聚，缺乏肉芽组织和纤维组织形成的囊壁
胰腺假性囊肿	至少需要 4 周形成的非上皮的肉芽组织包裹的胰液积聚，其内缺乏明显的固体碎片成分
急性坏死性积液	胰腺内包含不同数量的液体和固体成分的液体积聚，与胰周脂肪坏死密切相关，出现在急性胰腺炎发生后 4 周内
胰腺包裹性坏死	早期的坏死物质逐渐被部分包裹，内衬炎性的囊壁，由胰液和坏死物质形成，形成时间需要 4 周以上

（二）胰腺假性囊肿

胰腺假性囊肿是由囊壁包裹了胰腺周围积聚的液体，其内没有固体成分。假性囊肿的形成必须要在急性胰腺炎发生以后出现积液至少 4 周以上的时间才能定义为胰腺假性囊肿。急性胰腺周围的囊肿是胰管或分支胰管的断裂所导致，并没有胰腺实质的坏死。因此，积液的发生是急性间质性胰腺炎或是局限性的局灶的胰腺坏死的结果。这些积液可以通过 ERCP 经乳头引流或经透壁的方式来引流。由于积液成分是液体构成，所以不需要应用透壁的大口径金属支架就能成功引流。

（三）急性坏死性积液

急性坏死性积液指的是急性坏死性胰腺炎发生 4 周以内形成的急性液体积聚。积液是由不同量的液体以及固体（坏死物质）成分构成。积液可位于胰腺内也可位于胰腺周围。能否对这些部位的积液进行内镜下引流取决于积液是否毗邻于要进行引流的器官。是否需要引流很大程度上由是否继发严重的感染而决定。如果要进行内镜下治疗，至少要有一部分积液被包裹。初始的坏死物质的透壁引流可以改善急性脓毒血症。然而要清除坏死物质，通常需要大口径的透壁支架。

（四）胰腺包裹性坏死

胰腺包裹性坏死（WOPN）是指胰腺或胰腺周围组织的坏死包裹性积液，有明确的囊壁，（图 22-1）。坏死物质形成包裹一定是在急性坏死性胰腺炎 4 周以后才能形成。

四、内镜下处理坏死物质的时机及适应证

目前认为，对于无菌性坏死性的积液必须延迟处理，至少在胰腺炎发生 4 周后进行。大多数伴有胰腺坏死的患者可以通过临床内科治疗逐渐吸收。内镜治疗一定是在坏死物质形成包裹后，一般在胰腺炎发生后的 2～3 周，通常需要 4 周

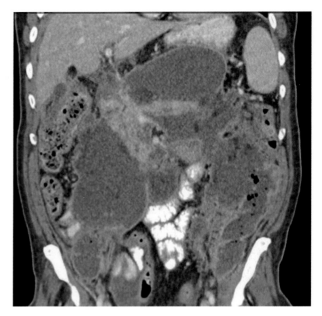

▲ 图 22-1　CT 发现患者因胆总管结石行 ERCP 出现了 ERCP 术后急性重症胰腺炎，8 周后出现了胰腺包裹性坏死。坏死渗出大面积地蔓延至结肠旁沟，并且气体出现在结肠旁沟内

甚至更长时间。我们应该对有长期无菌性坏死的包裹性积液形成的患者，难治性腹痛，胃流出道梗阻，无法进食，积液短期内迅速增大的胰腺炎后 4 周或更长时间的患者进行内镜干预。尽管没有明确的证据，我们依然认为内镜治疗（即将展示）后可以使患者尽快地恢复到正常状态，而不是仅仅观察病情变化（支持治疗）。相对适应证包括因不断增加的腹腔内压力，出现大量的高淀粉酶的胸膜腔积液，或者腹水而不能拔出气管插管，需要机械通气的患者。

对于可疑或是明确的感染性坏死的患者，脓毒血症的患者，以及有包裹性坏死物质形成的患者（WOPN）（需要腹部 CT 确诊），在胰腺炎发生后的 3 周就应决定进行干预。

五、坏死物质清理方法

（一）术前方案与镇静

断层影像（CT 或 MRI）在计划手术的前几

天一定要完成，这是极其重要的。影像学检查的重要性在于确定坏死腔的范围（病变的界限）和拟定的穿刺径路点，评估大的血管是在腔内还是在病变与胃壁或与十二指肠壁之间。除此之外，必须注意结肠周围的渗漏程度与多腔病变之间的交通情况。这种情况需要做结肠 CT 成像检查。结肠肠腔与囊腔之间同时有气体出现要怀疑是否有瘘管形成。如果 CT 发现有瘘管可以作为引流的通路。

术前必须明确国际标准化比值（international normalized ratio，INR）与血小板计数，而且要纠正到正常范围。

如果患者还没有应用抗生素，术前要应用。建议静脉注射青霉素类抗生素（哌拉西林钠舒巴坦钠）、喹诺酮类药物（左氧氟沙星）、碳青霉烯类（美罗培南）。

由于患者处于患病期间，手术时间长，误吸的风险高，以及术中可能发生的不良事件（出血、穿孔造成的气腹），建议在麻醉支持监护下对患者进行镇静。为避免致命性的气体栓塞的风险，术中应使用二氧化碳。

（二）穿刺与径路

如果决定内镜下经消化道管壁透壁穿刺，依据影像学检查的结果（CT）确定一个或多个穿刺点（表 22-2）。对于位于胰腺体部中部和胰腺尾部的透壁的胰腺坏死物包裹往往采用经胃壁径路。经胃腔的方法往往更直接。可以直接使胃镜进入病变腔内和进入结肠周围的病变区域。局限在胰腺头部的囊腔往往采用经十二指肠径路。

EUS 引导下确认初始的穿刺径路与穿刺点被认为是避免出血与穿孔最安全的方法。

EUS 也同时评估坏死的程度[5]。

随着大口径（15～20mm）的自膨式双蘑菇头金属支架（LAMS）和热穿刺的应用，已经改变了坏死物包裹引流的方法[5]（图 22-2）。充分扩张的支架口径可以使内镜很容易进入囊腔进行

坏死物质的清理。这种方法避免了扩张胃壁或十二指肠壁。扩张可以造成血管撕裂引发术中出血，还可以在分离包裹坏死物的囊壁时造成术中并发症穿孔等危险。囊液的固体成分<30% 时

表 22-2　胰腺包裹性坏死的内镜治疗方法

内镜治疗方法	优　势	劣　势
单支或多支经鼻腔透壁囊肿引流冲洗管置入	技术操作简单	经鼻导管的不适感
内镜下经消化道管壁的坏死组织清理术	避免外引流	• 技术操作困难 • 耗时 • 耗力
经皮 - 经内镜透壁引流冲洗杂交术	内镜操作步骤少	• 需要内镜医生与放射介入科医生联合操作 • 体外置管
应用体外、体内大口径支架经皮 - 经内镜直接坏死物质清理术	内镜可以进入那些无法通过消化道管腔进入的区域	• 需要内镜医生与放射介入科医生联合操作 • 外引流支架 • 腹壁疼痛 • 支架费用

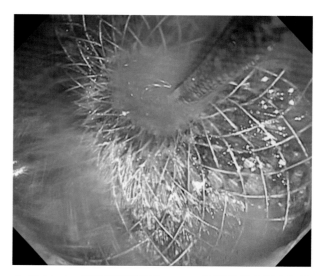

▲ 图 22-2　患者经胃壁置入 20mm 双蘑菇头金属支架的内镜下图像（与图 22-1 为同一患者）

仅仅通过 EUS 置入 LAMS 就可以解决。我们建议如果坏死囊腔中的固体成分＞60% 就应该进行囊肿清理术，尽管没有可获得的数据支持这种方法。究竟是在支架置入的当时就进行坏死物质清理术的方式好，还是等待 24～48h 之后，目前还不明确。支架置入的当时进行清理需要支架扩张，同时也有支架移位的风险。一旦囊腔的入口成功地形成，前视的内镜就可以经过这个通路进入囊腔中（图 22-3）。与传统的塑料支架相比，研究已证实经 LAMS 支架对胰腺包裹性坏死物清理（WOPN）的优越性[6]。

还有一种大孔径的支架可以选择，其中心的孔径达到 16～23mm 的全覆膜自膨式金属支架（食管支架）（SEMS），跨越胃壁或十二指肠壁，保证内镜下直接进行坏死物质清理术的通路。在美国，最短的支架为 6～7cm。但是对于消化道管腔与坏死囊腔之间的长度依旧过大，导致位于消化管腔与囊腔之间的支架过长。

（三）坏死物质清理术

一旦通路建立，内镜就可以进入到坏死囊腔中直接进行内镜下坏死物质清理术（direct endoscopic necrosectomy，DEN）（图 22-3 和图 22-4）。诊断用内镜的优势是内镜的灵活性更好，但是其工作钳道小，吸引稠厚的分泌物坏死物困难，钳道内很快充满了坏死物的碎片，难以通过清理术需要使用的配件。治疗用的内镜有注水功能，可以稀释钳道内黏的坏死物。还可以应用一种超大孔径的内镜，其有 6mm 的钳道和双吸引通道，原本是设计用来清理消化道出血患者的血凝块。这个内镜的弯曲度欠佳，但大的坏死物一旦被松解为小碎片，就能从孔道中吸引出来。

内镜进入坏死囊腔中，就可以应用机械的方法来清理坏死物。所应用的配件包括标准的息肉切除所用的圈套器，息肉取出的网篮，异物钳和最近批准的装置。最有效的异物钳应该有大的长的头端，头端鳄鱼嘴样的异物钳，而不是传统的鼠齿样的异物钳。鳄鱼嘴样的异物钳能撕碎大的坏死物使其成为小碎片，而不是直接将大片的坏死物取出。作者喜欢应用螺旋状网篮（Olympus Corporation，Center Valley，PA）抓取清除组织。但是这个网篮容易变形，在清理过程中用不了几次。一旦坏死组织从囊腔中取出，可以将其放置在胃腔内，也可以将其切割成碎片取出。

DEN 既耗时又耗力，多次的内镜进出坏死囊

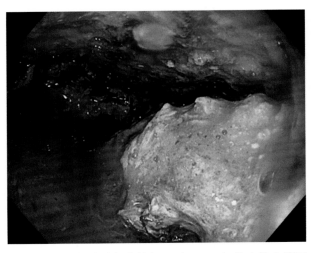

▲ 图 22-3　在胰腺包裹性坏死（WOPN）腔内的内镜下所见（与图 22-1 为同一患者）

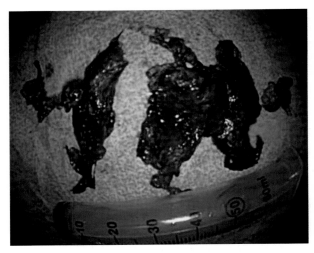

▲ 图 22-4　通过双蘑菇头金属支架内镜下直接清理出的坏死组织

腔是不必要的。不可能一次性完全清理，尤其是大的坏死物囊腔。

有时在两次清理术之间放置经鼻囊腔引流冲洗管，由于已有大孔径的自膨式双蘑菇头金属支架在位，所以这种方式的必要性还不明确。

（四）后期直接坏死组织清理术

后期直接坏死组织清理术的时机没有标准。一种方式是实施按照预定的，重复的操作[7]。两次手术之间间隔的时间可以短至24h，或者长至数周。

（五）术后护理

需要行内镜下坏死物质清理术的门诊患者应留院观察，直到手术顺利完成，并满足了出院的指标。在大多数情况下，抗生素应持续口服至少几个星期，直到坏死完全吸收。患者可在手术当天恢复或开始进食，前提是未发生任何不良事件，且无恶心、呕吐或疼痛。如果不存在严重反流性食管炎，应停止使用抑酸药，因为胃酸可通过其抑菌特性减少感染，酸还可以进入坏死腔分解坏死碎片。是否需要重复的断层影像要取决于具体情况。根据出血和血栓形成的风险，抗血栓药物可在24～48h后重新启动。

（六）结肠旁沟渗漏的处理

结肠旁沟渗漏可能很难治疗，尤其是当延伸到骨盆时。坏死的中心部位位于胰腺，是可以进入的，其与结肠周围的沟渠相交通，可以经皮肤穿刺进入。

（七）不良事件

不良事件可以（adverse event，AE）发生在术中和术后。术中并发症包括镇静、出血和穿孔。

出血最常发生在穿刺部位。幸运的是通常情况下其有自限性，在手术结束时就停止。不受控制的或持续性的出血可通过稀释的肾上腺素注射、球囊压迫、夹子和电灼术来止血。腔内出血通常也是自限性的。严重的腔内出血可威胁患者生命，是最令医生焦虑的并发症。止血措施与其他的止血方法类似，包括电烧灼及止血夹子夹闭。如果出血是动脉性的，可以进行紧急栓塞。静脉出血不能用常规的介入栓塞技术治疗，可能需要外科手术。

穿孔也可能发生在穿刺的部位或在坏死腔内，尽管在EUS引导的置入LAMS过程中不太常见。术中穿孔可导致气腹征，这是一种危及生命的紧急情况，需要立即将针头刺入腹膜腔进行减压[8]。大的腔内穿孔往往需要外科手术或尝试经皮穿刺的方法。

空气栓塞可能是无症状的，但却能导致与手术相关的死亡[9]。这种并发症被认为是可以通过使用二氧化碳而不是空气来预防的。

内镜治疗过程中会不可避免地引入生物体（细菌和真菌），并可能导致感染并发症。因此，必须清除液体的和固体的组织碎片，并且一定要用抗生素。

六、胰管断裂

大多数胰腺广泛坏死的患者会有主胰管破裂。尽管凭直觉认为ERCP行胰管支架置入术似乎可以获得短期的和长期的结果，但这一点尚未在实践中得到证实。首先，大的胰管中断几乎不可能桥接，因为导丝很难穿越断裂的胰管，在穿过中断的胰管时导丝会在坏死腔中盘圈。其次，当胰管中断后机体会以纤维组织修复来桥接断裂的胰管，这并非是真正的胰管。因此，不能获取长时间的通畅期。最后，这种断裂的愈合（无论是内镜干预的，还是没有干预的）是胰管的连续性完全丧失，从而出现一系列的症状，因断裂胰管上游的胰液不能充分引流而出现新发的胰腺假性囊肿，复发性急性胰腺炎等，被称为"胰管断裂综合征"。这些问题不能通过ERCP来解决，需要外科手术切除无法引流的部分胰腺组织。但是内镜在引流假性囊肿的时候是可以对断裂胰管的胰液进行引流的。置入的塑料支架而不是金属支架无限期地保留，尤其是经胃壁置入的，而胃壁的入口却永久闭合。一般认为随着时间的推移，受累胰腺的尾部最终会萎缩。

七、结局

目前有一系列证据说明了内镜治疗胰腺包裹性坏死（WOPN）的有效性[5, 10]。然而，必须谨慎地看待这些文献。成功的方法应被定义为完全的非外科的方法，包括经皮辅助的方法或仅凭应用软性内镜获得治疗的成功。WOPN 的患者是一个有着不同发病情况的群体，包括积液的量不同，总的坏死物质的多少，结肠旁沟渗漏的情况，患者的营养状态，患者的合并症，以及从坏死发生到内镜干预的时间等。这些因素导致了各中心之间的、各个比较方法之间的结果对比的困难。

在一项纳入了 260 例患者进行 1100 次内镜下坏死物质清理术的系统性回顾研究中，总的死亡率是 5%，而与操作相关的发病率是 27%[11]。仅应用内镜进行胰腺坏死的完全清理可以达到 76%。然而，这些研究涵盖了多种类型的内镜干预方法。

八、结论

急性胰腺炎可能发生一系列的并发症。早期的 ERCP 不能改变胆源性胰腺炎的预后，除了那些并存了急性化脓性胆管炎的患者。内镜下对急性胰腺炎局部并发症的干预在技术上是困难的，并且与严重的不良事件相关。

参考文献

[1] Bakker OJ, van Santvoort H, Besselink MG, et al. Extrapancreatic necrosis without pancreatic parenchymal necrosis: a separate entity in necrotising pancreatitis? *Gut* 2013; 62(10): 1475-1480.

[2] Banks PA, Bollen TL, Dervenis C, et al. Classification of acute pancreatitis--2012: revision of the Atlanta classification and definitions by international consensus. *Gut* 2013; 62(1): 102-111.

[3] Freeman ML, Werner J, van Santvoort HC, et al. Interventions for necrotizing pancreatitis: summary of a multidisciplinary consensus conference. *Pancreas* 2012; 41(8): 1176-1194.

[4] Fogel EL, Sherman S. ERCP for gallstone pancreatitis. *N Engl J Med* 2014;370:150-157.

[5] Abu Dayyeh BK, Topazian M. Endoscopic management of pancreatic necrosis. *Am J Gastroenterol*. 2018;113(9):1269-1273. doi: 10.1038/s41395-018-0060-5.

[6] Chen YI, Yang J, Friedland S, et al. Lumen apposing metal stents are superior to plastic stents in pancreatic walled-off necrosis: a large international multicenter study. *Endosc Int Open* 2019;7:E347-E354.

[7] Coelho D, Ardengh JC, Eulálio JM, et al. Management of infected and sterile pancreatic necrosis by programmed endoscopic necrosectomy. *Dig Dis* 2008;26(4):364-369.

[8] Baron TH, Wong Kee Song LM, Zielinski MD, et al. A comprehensive approach to the management of acute endoscopic perforations (with videos). *Gastrointest Endosc* 2012; 76(4): 838-859.

[9] Seifert H, Biermer M, Schmitt W, et al. Transluminal endoscopic necrosectomy after acute pancreatitis: a multicentre study with long-term follow-up (the GEPARD Study). *Gut* 2009;58(9):1260-1266.

[10] Khan MA, Kahaleh M, Khan Z, et al. Time for a changing of guard: from minimally invasive surgery to endoscopic drainage for management of pancreatic walled-off necrosis. *J Clin Gastroenterol* 2019;53(2):81-88.

[11] Haghshenasskashani A, Laurence JM, Kwan V, et al. Endoscopic necrosectomy of pancreatic necrosis: a systematic review. *Surg Endosc* 2011;25(12):3724-3730.

指　南

[1] Working Group IAP/APA Acute Pancreatitis Guidelines. IAP/APA evidence-based guidelines for the management of acute pancreatitis. *Pancreatology* 2013;13(4 Suppl 2):e1-15.

[2] Tenner S, Baillie J, DeWitt J, et al. American College of Gastroenterology guideline: management of acute pancreatitis. *Am J Gastroenterol* 2013; 108(9):1400-1145; 1416.

[3] van Geenen EJ, van Santvoort HC, Besselink MG, et al. Lack of consensus on the role of endoscopic retrograde cholangiography in acute biliary pancreatitis in published meta-analyses and guidelines: a systematic review. *Pancreas* 2013; 42(5):774-780.

[4] ASGE Standards of Practice Committee, Buxbaum JL, Abbas Fehmi SM, et al. ASGE guideline on the role of endoscopy in the evaluation and management of choledocholithiasis. *Gastrointest Endosc* 2019; 89:1075-1105. e15.

[5] Arvanitakis M, Dumonceau JM, Albert J, et al. Endoscopic management of acute necrotizing pancreatitis: European Society of Gastrointestinal Endoscopy (ESGE) evidence-based multidisciplinary guidelines. *Endoscopy* 2018; 50:524-546.

第23章

ERCP 在儿童中的应用

ERCP in Children

Moises Guelrud　Andres Gelrud　著

要　点

◆ 儿童及婴儿的 ERCP 是小儿内镜操作中要求最高的，通常都是以治疗为目的。

◆ ERCP 通常需要在三级医疗机构进行，由具有丰富操作经验的成人 ERCP 内镜医生操作。在此情况下，成人内镜医生和儿科医生之间的密切合作非常重要。目前接受 ERCP 和超声内镜（EUS）培训的新一代儿科医生正在逐步增多，但是现阶段尚未广泛普及。

◆ 清醒镇静或全身麻醉需要由接受过儿科镇静和监护培训的专业人员来负责。

◆ 当检查新生儿和 < 12 个月的婴儿时，需要使用一个更小的儿童十二指肠镜。标准成人十二指肠镜可用于大多数体重超过 10kg 的儿童。

◆ 在 1 岁以上的儿童和青少年中，胆总管插管的成功率和成人的报道相当。

◆ 胰腺适应证 ERCP 与胆道适应证 ERCP 相比，胰腺炎可能是儿童 ERCP 更常见的并发症。

◆ 对于所有的胆管炎或胰腺炎患者，如果无创检查发现其病因为解剖变异，可以考虑选择 ERCP 治疗。

ERCP 对疑似存在胰腺和胆道疾病成人患者的评估和治疗有着重要影响，婴儿和儿童 ERCP 的第一批报道也是主要来源于成人内镜医生。技能娴熟的成人 ERCP 内镜医生的增多，也带动了儿童 ERCP 操作数量的增长。内镜下括约肌切开、胆管引流、胆总管和胰管结石取出、支架放置和胰液收集引流等技术也被应用于儿童，总体成功率与成人患者相似。实施这些技术的成人胃肠病学专家也应该了解儿科病理学、熟悉镇静、熟悉较小的十二指肠镜和附件的使用，并与儿科同事在患者的整体管理方面进行合作。接受 ERCP 和超声内镜（EUS）培训的新一代儿科胃肠病专家正在涌现。在这一章中，我们回顾了儿童 ERCP 的技术、应用前景和并发症。

ERCP 是对疑似胰腺和胆道疾病的儿童进行评估和治疗的最敏感和最特异的技术。因为磁共振胰胆管成像（MRCP）现在已成为胆胰管疾病的一线诊断工具，ERCP 目前被常规用于治疗目的[1-4]。ERCP 是一种经常需要全身麻醉的侵入性手术，在儿童中的应用一直受到限制。这可能与多个原因有关，一方面是因为疾病本身在儿童的发病率相对较低，另一方面儿科十二指肠镜的获取途径有限。另外，缺乏训练有素的儿科胃肠病医生也可能是原因之一（因为似乎没有几个学术中心愿意培训他们）。儿科 ERCP 的适应证和安全性没有得到很好的界定，长期以来给人们留下了技术操作困难的深刻印象。

一、患者准备工作

（一）镇静

儿童接受 ERCP 检查的术前准备和镇静方法与上消化道内镜检查相似。因为幼儿和一些青少年不能忍受有意识镇静下的手术，所以通常需要深度镇静状态，这样患者就不容易被唤醒。内镜医生必须在综合考虑相关风险、个人技能和经验、手术预期的复杂性以及最后的成本之后，在清醒镇静和全身麻醉之间做出选择。

大多数儿童可以使用丙泊酚和芬太尼的组合来充分镇静。儿童经常需要更高的剂量（1mg/kg）。年龄较小的孩子气管较软，从理论上讲，这可能会被内镜明显压迫气道。此外，ERCP 时的俯卧位也会造成肺偏移，并可能导致服用镇静药的儿童通气不足，所以对于 7 岁以下的儿童，一般推荐使用气管插管全麻。术后监测一般与其他内镜手术一样。由于使用空气充气会限制横隔膜的运动，因此强烈建议在所有情况下充气均使用二氧化碳（CO_2）。

（二）X 线透视检查

为尽量降低辐射损伤的潜在风险，最重要的是要限制透视的剂量和次数，并在辐射敏感的器官上放置防护罩。

（三）抗生素预防

在儿童 ERCP 中指导抗生素预防的数据很少。根据我们的经验，对于胆汁淤积的新生儿，常规的抗生素预防是不必要的。对于易患心内膜炎的患者，在接受内镜检查时，应使用抗生素来预防心内膜炎。可能需要抗生素的特殊情况包括先天性瓣膜疾病、瓣膜置换术患者、使用了人工血管移植材料、留置导管或器官移植后免疫抑制的患者。预防性使用抗生素还适用于以下情况，包括

重度的胆管或胰管梗阻、胆管或胰管破裂、结石取出，以及胰液收集的引流（假性囊肿或包裹性坏死）。

（四）其他药物

包括纳入直肠用于预防 ERCP 术后胰腺炎（PEP）的吲哚美辛栓，用于降低十二指肠蠕动的东莨菪碱或胰高血糖素，以及辅助识别和插管小乳头的促胰液素等。所有的药物都是以体重为基础的。

二、设备

大多数体重超过 10kg 的儿童都可以用标准的成人仪器进行检查。对于 12 个月以下或体重不到 10kg 的新生儿和婴儿，可以使用特殊的儿科十二指肠镜[4]，如 Olympus PJF Scope[5]，它的插入管直径为 7.5mm，通道为 2.0mm，并配有抬钳器。工作钳道的直径将决定可以使用的附件的大小（例如，括约肌切开器、取石球囊、取石网篮、扩张器和支架等）。

三、技术

ERCP 需要在具备放射条件的单独空间内进行。儿科内镜助理人员和受过专门培训的护士可以帮助患者减少术前焦虑，监测患者的临床状态，并协助把控和安抚患者，能够协助给药、操作导管和注射对比剂。孩子的心率和血氧饱和度必须被持续监测。急救、复苏药物和配套的设备必须提前准备好。ERCP 通常是在门诊设置的基础上进行的，患者恢复区需要配备监护仪和熟悉儿童需要的儿科护士。

插管的原则与成人患者相同，十二指肠内空间的额外限制取决于年龄。对于年幼的婴儿，比如那些正在接受新生儿胆汁淤积检查的婴儿，尽量缩短手术时间以避免严重腹胀和呼吸损害是很重要的，注气建议使用二氧化碳。

四、指征

一般来说，疑似胆胰疾病的儿童在考虑 ERCP 之前，应该接受磁共振成像（MRI）和磁共振胰胆管成像（MRCP）（含促胰液素）检查。当条件允许时，推荐在进行 ERCP 之前选择 EUS 辅助作出诊断。

（一）胆道适应证

新生儿和婴幼儿 ERCP 的唯一适应证是胆汁淤积。1 岁以上儿童和青少年的胆道指征如下。

1. 已知的或高度怀疑的胆总管结石。

2. 已知的或高度怀疑的良性或恶性胆道梗阻。

3. 胆囊切除、肝移植或肝外伤后胆管渗漏的评估。

4. 评估异常扫描结果（超声、CT 或 MRCP）。

5. 治疗阻塞性黄疸的其他原因，如寄生虫感染（蛔虫或肝片吸虫）。

（二）胰腺适应证

儿童 ERCP 的胰腺适应证如下。

1. 胰腺分裂所致复发性急性胰腺炎（部分病例）。

2. 特发性复发性胰腺炎（部分病例）。

3. 慢性钙化性胰腺炎伴疼痛，拟取石为目的。

4. 慢性胰腺炎合并导管狭窄和疼痛，拟行支架置入。

5. 评估异常扫描结果（超声、CT 或 MRCP）。

6. 治疗有症状的胰腺和胰周积液（假性囊肿或包裹性坏死）。

7. 腹部创伤所致胰管漏的治疗。

五、小儿 ERCP 的成功率

新生儿和婴幼儿胆总管插管成功率低于成人。根据内镜医生的经验，这一比例从 27% 到 98% 不等 [5, 6]。在作者未发表的 184 例新生儿胆汁淤积的经验中，93% 的病例技术上是成功的。失败的原因包括 2 例十二指肠旋转不良，6 例无法插管。在年龄较大的儿童中，所需导管的插管成功率为 97%～98%，与成人的成功率相当 [1-3, 7-11]。作者在 220 例 1 岁以上儿童中的成功率为 98%。

六、不良事件

儿科患者的不良事件发生率尚未完全确定。在胆汁淤积的新生儿和婴幼儿中，文献报道的系列中没有重大并发症 [1-3]。在作者未发表的 184 例新生儿和婴幼儿中，24 例（13%）发生了无临床意义的轻微并发症。2 例新生儿出现一过性麻醉性呼吸抑制，4 例幼儿出现非麻醉性呼吸抑制，经吸氧后缓解。在 17 例患者中，观察到轻微的急性十二指肠糜烂，没有临床后果。1 例新生儿在 ERCP 完成后 10h 内出现腹胀，未经治疗消退。没有发生重大并发症。

1 岁以上儿童的并发症因所研究的系统不同而不同，包括胆道或胰腺。总发病率约为 5% [1-3]。在作者未发表的 220 例 1 岁以上儿童 ERCP 的经验中，有 108 例为因诊断目的而行 ERCP，其中有 2 例（1.8%）出现并发症。而治疗性的 ERCP 共 112 例，共有并发症 12 例（10.7%）。

在一项回顾性病例对照研究中，116 例儿童和 116 例成人进行了操作复杂性的匹配，比较了儿童和成人患者诊断和治疗性 ERCP 的成功率和并发症。研究发现，技术成功率相当高，不良事件发生率较低。PEP 的发病率为 3.4%。这一结果与在 343 例儿科患者的 ERCP 检查中观察到的结果相似，按照既定标准定义的 PEP 发生率不到 3% [1]。

在对 329 例 ERCP 的回顾性研究中，并发症共发生 32 例（9.7%），其中，1 例发生胆管炎，31 例发生胰腺炎。在 92 例诊断性 ERCP 中，并发症发生率为 5.4%。235 例治疗性 ERCP 中，并发症发生率为 11.1%。胆道适应证 ERCP 中有 5.6% 发生胰腺炎，胰腺适应证中有 10.6% 发生胰腺炎。

在成人中，单次直肠使用吲哚美辛栓已被证明可以降低胰腺炎的发病率[12]。它在儿童中的应用还需要进一步研究。

七、胆道表现

（一）胆道闭锁与新生儿肝炎

新生儿胆汁淤积的鉴别诊断在出生后前 2 个月是至关重要的。在大约 30% 的患者中，可以识别出特定的代谢性或感染性疾病（表 23-1）。

使用十二指肠引流、高质量诊断性超声、核素显像和肝活检的判别分析，可以在 80%～90% 的患者中准确诊断胆道闭锁或新生儿肝炎。但是，10%～20% 的新生儿需要剖腹手术才能确诊。在这些患者中，ERCP 显示的胆道未闭树可能会有所帮助。

显然，ERCP 在这方面的成功取决于内镜医生的经验，他们必须相信胆总管的不可见与技术问题和导管的位置无关。ERCP 是在熟练的内镜医生手中建立诊断的最直接的方法，当专业知识

表 23-1 **新生儿和儿童 ERCP 的胆道表现**

先天性畸形
- 胆道闭锁与新生儿肝炎
- Alagille 综合征和稀少综合征
- 先天性肝纤维化
- Caroli 病和 Caroli 综合征
- 囊性纤维性所致胆管狭窄
- 胆总管囊肿
- 良性胆管狭窄

后天获得性疾病
- 胆栓综合征
- 原发性硬化性胆管炎
- 寄生虫感染致胆道梗阻
- 胆总管结石
- 良性胆管狭窄
- 恶性胆管狭窄
- 肝移植术后胆总管并发症

和设备可用时，作为一线检查可能是合适的。

北美儿科胃肠病、肝病和营养学会的胆汁淤积指南委员会得出结论，因为仪器的成本问题和对技术专业知识的高要求，ERCP 并不能经常使用。ERCP 的有效性似乎依赖于操作者和平台。委员会建议婴儿在接受 ERCP 检查前进行肝脏活检。在有选择的情况下，ERCP 可以帮助明确新生儿胆汁淤积的原因，并免除剖腹手术的需要。

（二）ERCP 表现

胆道闭锁的 ERCP 表现分为三种类型（图 23-1）。

1 型，未见胆管树（图 23-2）。

2 型，显示远端胆总管和胆囊（图 23-3）。

3 型，分为两个亚型：3a 型，显示胆囊和完整胆总管，肝门部有胆汁湖（图 23-4）；3b 型，双肝管均可见胆汁湖。

一项研究[6] 显示，在广泛调查未能区分肝内胆汁淤积和肝外胆汁淤积的患者中，有一半的患

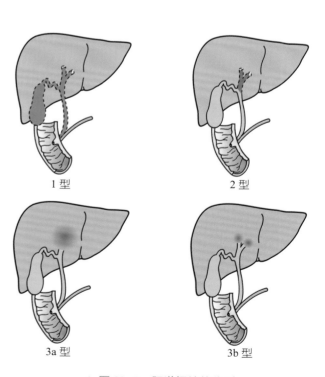

1 型　　　　　2 型

3a 型　　　　3b 型

▲ 图 23-1 **胆道闭锁的分型**

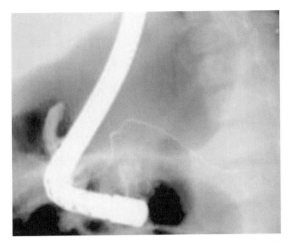

▲ 图 23-2 胆道闭锁 1 型，没有胆管树的显像，正常胰管模糊

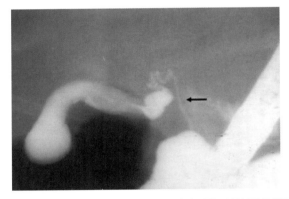

▲ 图 23-3 胆道闭锁 2 型，可见狭窄不规则的胆总管下端（箭），正常的胆囊管和胆囊

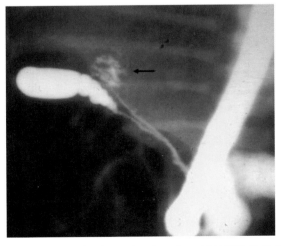

▲ 图 23-4 胆道闭锁 3a 型，在一个 25 天的新生儿身上，肝门处狭窄不规则的远端胆总管和肝总管伴胆汁湖（箭）的显示

者胆管树不透明，从而避免了手术。ERCP 诊断不正确者仅 5 例（1.6%）。当胆管树部分可见时（2 型和 3 型），诊断为胆道闭锁，并经手术证实。当胆管树未见混浊，仅胰管可见（1 型）时，可怀疑胆道闭锁，需行剖腹探查。ERCP 诊断不正确者仅 5 例（1.6%）。

八、其他遗传性胆汁淤积

在 Alagille 综合征中，肝外导管是正常的。ERCP 显示肝内胆管明显弥漫性狭窄，分支减少。先天性肝纤维化以末梢小叶间胆管紊乱为特征，形成多个大大小小的囊肿（图 23-5），可以通过 ERCP 证实。在 Caroli 病中，ERCP 可显示多个节段性圆柱状或囊状小的胆管扩张，胆总管正常。这些情况的诊断其实可以通过磁共振胰胆管成像（MRCP）来完成，避免了不必要的手术。

（一）胆栓综合征

胆栓综合征是胆道正常患者发生胆泥堵塞肝外胆管的一种可逆性疾病。超声诊断可疑，ERCP 确诊，为治疗提供了可能。ERCP 术后患者临床表现的改善提示单纯对比剂冲洗即可能对病情有帮助。

（二）胆总管囊肿

胆总管囊肿是一种先天性胆道畸形，其特征

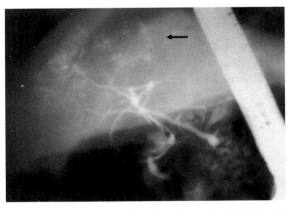

▲ 图 23-5 患有先天性肝纤维化的 38 天的婴儿。正常的肝外导管，不规则肝内导管伴多个小囊肿（箭）

是胆管树呈囊状扩张。胆总管囊肿主要是一种儿童和年轻人的疾病，报道的病例中有 60% 是在 10 岁之前诊断出来的。这种先天性胆道畸形往往是由腹部超声、CT 或 MRCP 初步诊断，ERCP 进一步证实诊断，并有助于手术计划。

（三）胆总管囊肿的发病机制

目前，关于胆总管囊肿的发病机制有许多理论解释。最为普遍接受的理论认为囊肿是后天获得的。大多数胆总管囊肿患者的胰胆管异常连接于十二指肠壁外（图 23-6），不受 Oddi 括约肌机制的影响。根据这一理论，胰液向上回流进入胆道系统，会对胆总管内层黏膜造成损害，导致胆管囊状扩张。

新生儿和 1 岁以下婴儿的共同通道最大正常长度为 3mm。在 13—15 岁的儿童和青少年中，它随着年龄的增长而增加到最大 5mm[13]。

（四）胰胆管合流异常的分类

胰胆管合流异常有三种类型。如果胰管与胆总管汇合，称为 P-B 型；如果胆总管似乎与主胰管相连，则表示为 B-P 型；如果只有一个长的共同通道，则表示为长 Y 型（图 23-7）。

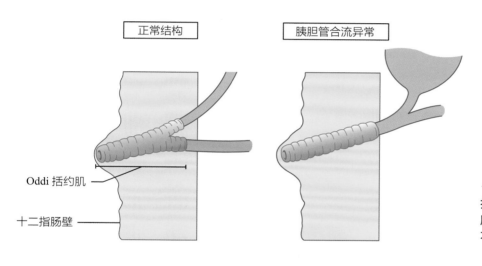

◀ 图 23-6　正常的胰胆管连接位于十二指肠壁内，异常胰胆管连接位于十二指肠壁外，不受 **Oddi** 括约肌机制的影响

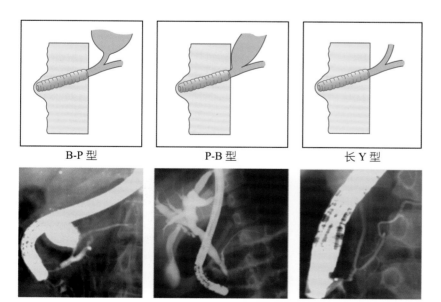

◀ 图 23-7　胰胆管合流异常有三种类型。**B-P** 型：胆总管似乎与主胰管相连；**P-B** 型：胰管与胆总管相连；长 **Y** 型：只有一条长的公共通道

（五）胆总管囊肿的分类

胆总管囊肿最常使用的解剖学分类是由 Todani 等提出的（图 23-8）。

Ⅰ型囊肿是最常见的，占胆总管囊肿的 80%～90%。可细分为：A 型，典型的胆总管囊肿扩张；B 型，节段性胆总管扩张；C 型，弥漫性或梭形扩张（图 23-9 和图 23-10）。

Ⅱ型是肝外胆管内的憩室。

Ⅲ型为胆总管囊肿，仅累及十二指肠内导管。

Ⅳ型代表多发性肝内外囊肿（图 23-11）。

Ⅴ型（Caroli 病）包括单个或多个肝内囊肿。

（六）胆总管囊状扩张

虽然被归类为胆总管囊肿的一种形式，但和胆总管囊肿可能没有直接关系，这是一种罕见的梗阻性黄疸病因。一般基于 ERCP 明确诊断，内镜括约肌切开术可有效治疗。

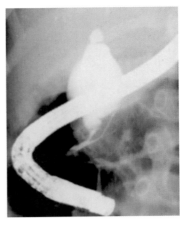

▲ 图 23-9　患者，女性，3 岁，Ⅰ-C 型胆总管囊肿，可见异常的 B-P 型合流

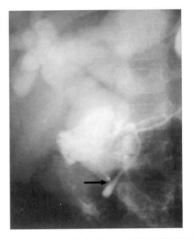

▲ 图 23-10　胆总管囊肿Ⅰ-C 型合并结石（箭）

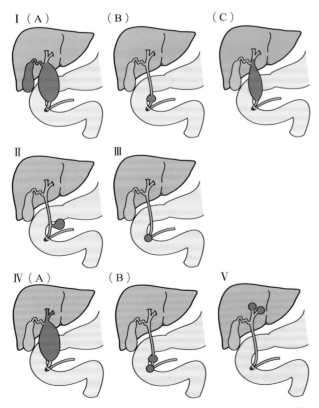

▲ 图 23-8　**Todani** 等提出胆总管囊肿的解剖学分类[38]

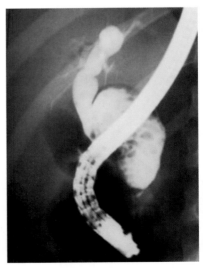

▲ 图 23-11　患者，女性，12 岁，胆总管囊肿Ⅳ-A 型，可见异常的 B-P 型合流

常可观察到远端胆管与胰管连接处的狭窄（图 23-11）。原发性囊内结石发生在 8% 的患者中，通常是多发性的（图 23-10），累及肝内和肝外胆管。

胆道长且胆道内无囊性扩张的患者患胆囊癌的风险增加，并可能在较年轻时发展为胆囊癌。这也是预防性胆囊切除术的指征。

（七）胆总管囊肿的治疗

在大多数胆总管囊肿患者中观察到的胰胆管系统的异常解剖形态对治疗计划有一定的技术指导意义。在大多数患者中，内镜括约肌切开术可能没有指征，因此通过内镜进入胆道系统来清除结石或淤泥的可能性更低。在部分病例中，对于梭形胆管扩张和广泛扩张的共同通道，已经有尝试进行内镜括约肌切开术，取得了令人鼓舞的结果。对于 Caroli 病患者，可能还是需要肝移植来解决根本问题。

（八）梭形胆总管扩张与癌

梭形胆总管扩张，而不是囊性扩张，更多地与位于胰胆管交界处或远端的轻度狭窄有关。此外，癌症很少（如果有的话）在其中发展，也很少发展成相似的形态。

九、原发性硬化性胆管炎

在儿童中，原发性硬化性胆管炎与组织细胞增多症 X、免疫缺陷状态有关，而在网状细胞肉瘤和镰状细胞贫血患者中较少发生。与炎症性肠病的关联相对较少（14%），这表明遗传和免疫学特征是最重要的因素。

大多数儿童良性胆管狭窄是硬化性胆管炎的结果。ERCP 为硬化性胆管炎的诊断提供了一种准确、敏感的方法。MRCP 是一种有用的非侵入性诊断技术，可以绕过 ERCP 的需要。胆管造影将显示周围胆管树的塑形，以及狭窄和扩张的区域。有主胆管狭窄的患者更适合内镜治疗，可采用括约肌切开和球囊扩张来改善梗阻。同时，可以通过细胞学刷检或导管内活检获得样本。然而，可接受治疗性内镜扩张的显性狭窄在儿童中很少见。扩张肝内胆管狭窄时应注意避免细小胆管破裂（图 23-12）。

十、寄生虫损害

蛔虫感染可引起急性胆道梗阻和胆管炎。通过 ERCP 可以看到蠕虫，并可以用钻石网篮将其取出。

十一、胆总管结石

婴儿和儿童很少发生胆总管结石。与结石相关的例外情况包括胆道畸形，如胆总管囊肿，慢性肝病、溶血、感染、早产、完全肠外营养以及某些药物的使用。诊断方法比较困难，而且通常不可能通过超声检查来确定梗阻的原因。MRCP 是显示胆总管结石的最佳无创性检查方法，明显优于超声检查。儿童的胆结石通常是

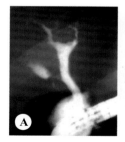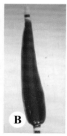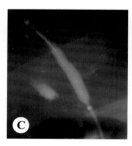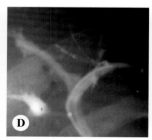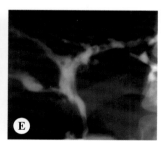

▲ 图 23-12　患者，男性，16 岁，原发性硬化性胆管炎，左右肝管均严重狭窄，无肝内胆管混浊。在两个肝管中都引入了一根导丝。锥形亲水球囊已完全充气。扩张后立即获得的胆管造影显示肝内胆管狭窄和扩张的不规则区域

由碳酸钙组成的黑色色素结石，这在成年人中很少见。

（一）ERCP 在结石中的应用

ERCP 和内镜括约肌切开术在儿童胆总管结石中的作用和价值尚不清楚。目前乳头括约肌切开术联合胆总管结石取石已成功地用于婴幼儿和儿童青少年。内镜下乳头球囊扩张术联合取石是取石的一种方法。在儿童中，关于这项技术的经验报道不多。

大多数患有无症状胆结石的婴儿，如没有易形成结石的因素，可以保守治疗。然而，较大的结石不太可能溶解，而较小的结石、淤泥和黏液应该能够在正常喂养后无症状或无并发症的自行排出。在儿童中，对于有症状的患者或有潜在结石障碍的患者，应该考虑将括约肌切开术作为一项有效的治疗方案。

目前，内镜下乳头括约肌切开取石联合腹腔镜胆囊切除术在儿童中已有相关报道。虽然联合手术似乎是安全的，但还需要更多的经验，以便将这种方法的真正优势、局限性和并发症列入临床诊疗常规。

（二）胆管狭窄和胆漏

目前已有关于原发性肝总管狭窄的报道。静液球囊扩张术可用于治疗显性狭窄。恶性狭窄在儿童中并不常见，并且已经有研究证实通过放置支架成功地进行了治疗[1-3]。主要适应证是在开始化疗或接受手术前治疗胆汁淤积。ERCP 是治疗肝移植后吻合口狭窄的首选方法，取决于手术重建的类型（管对管吻合）。有一种治疗方法是经皮穿刺肝胆道成像。当胆管树必须成像和治疗时，ERCP 是凝血功能障碍患者的首选方法。胆管狭窄可以进行扩张和支架治疗。

钝性腹部创伤或胆囊切除术后可能会发现胆漏。可以通过内镜括约肌切开术或临时支架置入术来治疗。

十二、胰腺相关表现

儿童 ERCP 指征的胰腺表现见表 23-2。

表 23-2　儿童 ERCP 的胰腺表现

复发性胰腺炎
- 先天性疾病
  - 胆道畸形
  - 胆总管囊肿
  - 胰胆管合流异常
  - 胰腺畸形
  - 胰腺分裂（解剖变异）
  - 环状胰腺
  - 胰腺短小
  - 囊性胰管扩张（胰腺囊肿）
  - 十二指肠畸形
  - 十二指肠或胃重复囊肿
  - 十二指肠憩室
- 获得性疾病
  - 寄生虫感染：蛔虫
  - Oddi 括约肌功能障碍
  - 胰腺创伤
  - 获得性免疫缺陷综合征

慢性胰腺炎
胰腺液体积聚

（一）复发性胰腺炎

ERCP 已被发现能够在约 75% 的复发性胰腺炎儿童中识别可治疗的病因[1, 14]。无论胰腺炎的病因是什么，都应始终考虑通过内镜治疗或手术解决其解剖异常的可能性。重要的是要排除其他病因，包括代谢（如高钙血症、高甘油三酯血症）、药物诱导、全身疾病（如狼疮、乳糜泻、甲状腺疾病）或存在基因突变等。

（二）胆总管囊肿与胰胆管合流异常

在 6%～18% 的病例中，胆总管囊肿与复发性胰腺炎有关。在大多数胆总管囊肿和复发性胰腺炎的儿童中观察到异常的胰胆管合流表现（图 23-13）。有时候，胰腺结石或蛋白质塞可以通过内镜取出（图 23-14）。目前也有关于复发性胰腺炎患者存在胆总管囊性扩张的报道，使用内镜括约肌切开术治疗效果极佳。

（三）胰腺分裂

胰腺分裂是一种先天性变异，由背侧和腹侧内胚芽融合失败引起。每条导管都通过各自独立的开口引流：胆胰壶腹部的大乳头位于主胰管的腹侧导管，副乳头位于主胰管的背侧导管。胰腺分裂是胰腺最常见的先天性变异。在成人中，在 5%～14% 的尸检队列和 0.3%～8% 的 ERCP 研究中发现了这种情况。

儿童胰腺分裂的流行病学情况尚不清楚。根据我们连续 272 例儿童 ERCP 成功病例的经验，9 例（3.3%）儿童发现胰腺分裂。大乳头插管显示一条短管（腹侧胰腺），迅速变细并分支（图 23-15）。要确认诊断和进行治疗，最重要的是小乳头插管以显示背侧胰腺。

胰腺分裂的临床意义存在争议。胰腺分裂与胰腺炎之间的关系已被提出，然而，部分人认为这是一个巧合的发现[15]。从理论上讲，胰腺分裂合并轻微的乳头狭窄可能会导致真正的功能性梗阻。在复发性胰腺炎的儿童中，9.5% 的患者出现胰腺分裂[16, 17]。

由于胰腺分裂的临床意义存在争议，治疗的适应证尚未明确。目前，对小乳头的外科括约肌成形术已经被使用。内镜治疗包括乳头括约肌小切开并置入支架，对于原因不明的复发性胰腺炎

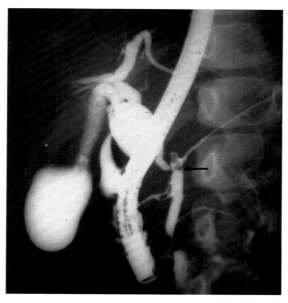

▲ 图 23-13 患者，男性，5 岁，复发性胰腺炎同时存在胆总管囊肿 I-A 型和胰腺分裂。可观察到一条长长的共同通道中的胰腺结石（箭）

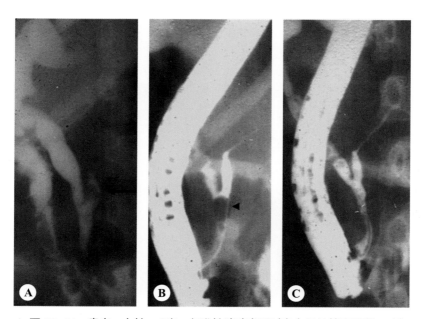

▲ 图 23-14 患者，女性，6 岁，复发性胰腺炎同时存在胆总管囊肿 IV-A 型。胰胆管合流异常，长 Y 型，胰管结石（箭）。内镜下括约肌切开后，用封堵球囊（箭头）取出胰腺结石

患者应考虑内镜治疗（图 23-16 和图 23-17），并使约 75% 的儿童情况有所改善[1]。大多数专家不建议对有疼痛但没有胰腺炎证据的患者进行内镜治疗。

（四）其他胰腺先天性畸形

环状胰腺与儿童复发性胰腺炎有关，然而，这种关系尚不清楚。在 14 例环状胰腺中，有 5 例同时存在胰腺分裂，表明存在环状胰腺时发生

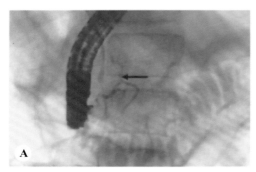
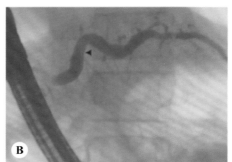
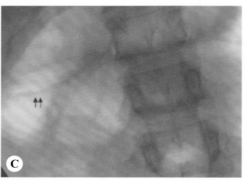

▲ 图 23-15　患者，男性，12 岁，胰腺分裂和慢性胰腺炎
A. 大乳头插管显示一个正常的胆总管和一个小的腹侧胰管（箭）；B. 小乳头插管显示胰腺背部导管（箭头）扩张，初级和次级分支扩张；C. 乳头括约肌小切开后，放置无近端侧翼的 5Fr 胰管支架（双箭），放置 5 天

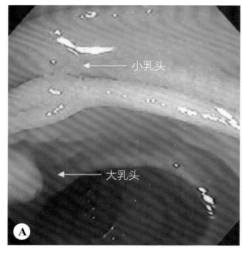
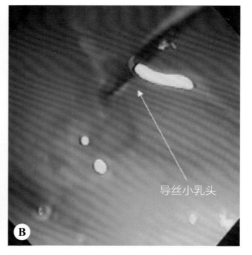

▲ 图 23-16　大乳头和小乳头的内镜视图
A. 使用锥形球囊导管（3Fr）插管小乳头；B. 将导丝引入背部胰腺

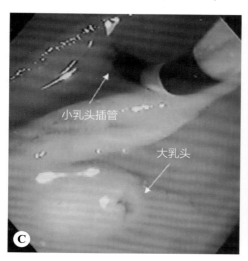
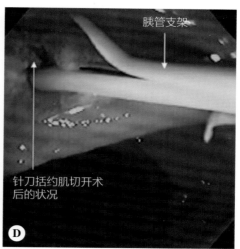

▲ 图 23-16（续）　大乳头和小乳头的内镜视图
C. 在胰腺背侧置入 5Fr 胰管支架；D. 在胰管支架上方使用针刀括约肌切开小乳头

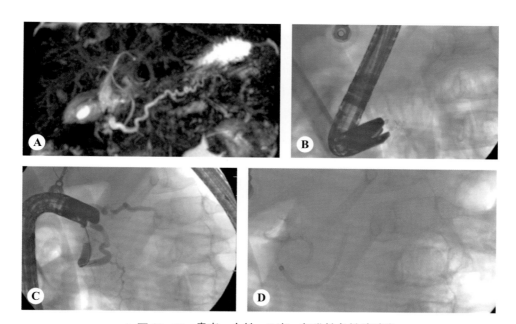

▲ 图 23-17　患者，女性，8 岁，复发性急性胰腺炎
A. 磁共振胰胆管成像（MRCP）显示扩张的背部导管，引流至小乳头，与胰腺分裂相一致；B. 经大乳头胰腺造影显示腹侧小导管；C. 经小乳头的胰腺造影显示背部导管扩张，与大乳头不相通；D. 猪尾支架置入胰管背侧

胰腺分裂的频率高于一般人群。这种联系可能可以解释某些患者的胰腺炎。有的患者可能会因为十二指肠梗阻症状而入院，最终诊断为环状胰腺。

其他发现的导致胰腺炎的先天性异常包括胰腺短小、近端胰管囊性扩张或胰腺膨出。

（五）十二指肠重复囊肿

十二指肠重复囊肿是一种先天性异常，因胰管间歇性梗阻而导致复发性胰腺炎。ERCP 已被证明在诊断和明确治疗中是有用的。如果囊肿隆起进入肠腔，可以在内镜下进行广泛的囊肿十二指肠吻合术，取得了很好的效果。

（六）Oddi 括约肌功能障碍

Oddi 括约肌功能障碍（SOD）通常发生于患有胆囊切除术后疼痛或复发性胰腺炎的成年人，偶尔也会在儿童中发现。然而，其相关性正受到越来越多的质疑，内镜操作（如测压和胆胰括约肌切开术）应该非常谨慎地推荐。

（七）胰腺创伤

最近的证据表明，创伤性胰腺炎后不久行 ERCP 是安全的。这可能有助于确定导管渗漏的存在和位置，以及是否需要通过支架置入或手术进行内镜治疗。胰腺形态正常的患者接受保守治疗。支架置入困难或失败的情况下，可考虑手术切除或重建。

（八）获得性免疫缺陷综合征（AIDS）

有关儿童 AIDS 的胰腺相关文章很少。机会性感染可能涉及胰腺，就像 AIDS 儿童的其他消化器官一样。最常见的是巨细胞病毒和隐孢子虫，其次是卡氏肺孢菌、弓形虫和禽分枝杆菌。ERCP 已被证明对 AIDS 儿童的评估和治疗是有用的。文献报道有 2 例相关胰管狭窄患儿行胰管扩张术，临床疼痛明显改善。

十三、慢性胰腺炎

患有急性复发性胰腺炎的儿童倾向于迅速进展为慢性胰腺炎。当胰管狭窄、胰腺结石或胰腺液体积聚导致的折磨人的疼痛和反复发作的损害最终可能会损害胰腺分泌物正常流出时，ERCP 可用于治疗慢性胰腺炎[1-3]。

儿童慢性胰腺炎通常有潜在的基因突变（PRSS1、CFTR、SPINK1、CTRC 等）。内科治疗可能对某些患者有帮助，但文献报道一组有反复疼痛的内科治疗无反应者可能会从全胰腺切除加自体胰岛移植中受益[17]。

儿童慢性胰腺炎的内镜治疗

内镜治疗的目的是基于胰管减压术的概念。为了改善胰腺引流和进行导管内治疗，临床上已经开展了胰腺括约肌切开术的治疗，对严重的狭窄进行扩张并用支架支撑引流，移除梗阻结石，在某些情况下，梗阻的结石被液电碎石术或体外冲击波碎石术粉碎后被移除（图 23-17）。这些内镜技术构成了一种很好的替代方法，可以缓解频繁反复的或慢性的腹部胰腺疼痛，并避免早期手术干预。

儿童时期的内镜胰腺治疗耐受性好，安全性好，在有经验的人手中很可能在技术上取得成功。总体而言，慢性胰腺炎儿童经胰腺内镜治疗后有 80% 的短期症状改善[1-3]。尚需要更长的随访期来确定长期的临床改善。

十四、胰腺假性囊肿

胰腺假性囊肿是急性胰腺炎、慢性胰腺炎最常见的并发症之一，通常可自行吸收。只有有症状的患者才需要治疗。如果患者有上腹痛、胆道梗阻、早饱、恶心呕吐等胃或十二指肠梗阻的症状就需要干预治疗。内镜作为治疗方式可以联合或不联合超声内镜，取决于囊肿是否足够的肿胀充盈。这项技术可作为治疗的一线方案，另外可选择的方式是经皮穿刺与外科引流。内镜治疗包括囊肿经胃壁引流（图 23-18），经十二指肠壁引流及经乳头引流（图 23-19 和图 23-20）。

成人的胰腺假性囊肿吸收的成功率高达 90%，因为联合了其他的干预措施，儿科的内镜治疗经验较为有限。

十五、有待解决的问题与未来的趋势

在儿童当中，通过非侵入性影像学检查和 EUS 确诊的病例，应用 ERCP 进行治疗已成为规定程序。无论是成人的胃肠镜医生还是不断涌现的接受过良好培训的儿科医生，很好地完成这些操作是非常重要的。对于成人来说，一些适应证（如胆管结石，胆漏及胆管狭窄的治疗）已经明确地建立。然而，却缺乏严谨的数据来指引 ERCP 对其他人群的应用，如慢性复发性胰腺炎、 胰腺分裂及乳头括约肌功能障碍。仍需进行更深入的研究。

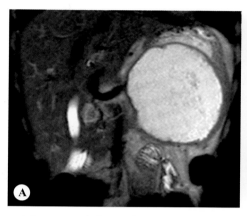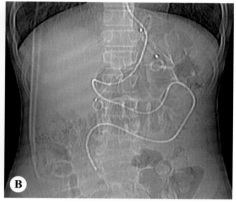

▲ 图 23-18 患者，女性，12 岁，腹部被马踢中，随后就出现了不断进展的胰腺炎。2 周后患者确定需要治疗，可能是主胰管破损导致了有压迫症状的胰腺囊肿

A. 磁共振胰胆管成像显示 8cm×9cm×10cm 的胰腺囊肿压迫胃壁；B. 手术经胃壁 10Fr×4cm 的双猪尾塑料支架置入囊腔，经乳头置入 5Fr×7cm 主胰管支架，同时经鼻置入鼻空肠营养管，6 周后经腹部 CT 诊断囊肿完全吸收，支架拔出

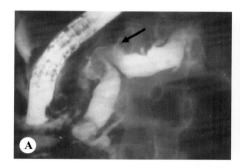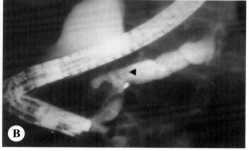

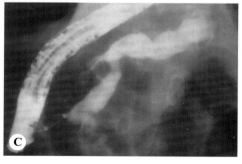

▲ 图 23-19 患者，女性，14 岁，慢性胰腺炎，病因为遗传性

A. 大的胰管结石位于胰腺头部与体部交界处（箭）；B. 胰腺括约肌切开术后 2 天，行体外冲击波碎石术，用螺旋网篮将多发残余小结石（箭头）取出；C. 一个月后随访，ERCP 显示扩张的胰管内没有结石

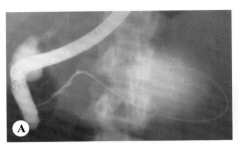 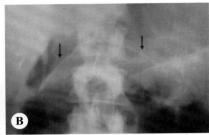

▲ 图 23-20　患者，女性，13 岁，胰腺假性囊肿与胰管相通，经乳头行 ERCP 胰管内置入内支架
A. 内镜下胆管胰管括约肌切开后，导丝置入囊腔；B. 置入 7Fr 支架（箭）跨越狭窄段

参考文献

[1] Iqbal CW, Baron TH, Moir CR, et al. Post-ERCP pancreatitis in pediatric patients. *J Pediatr Gastroenterol Nutr* 2009; 49:430-434.

[2] Jang JY, Yoon CH, Kim KM. Endoscopic retrograde cholangiopancreatography in pancreatic and biliary tract disease in Korean children. *World J Gastroenterol* 2010; 16:490-495.

[3] Otto AK, Neal MD, Slivka AN, et al. An appraisal of endoscopic retrograde cholangiopancreatography (ERCP) for pancreaticobiliary disease in children: our institutional experience in 231 cases. *Surg Endosc* 2011;25:2536-2540.

[4] ASGE Technology Committee, Barth BA, Banerjee S, et al. Equipment for pediatric endoscopy. ASGE Technology Committee. *Gastrointest Endosc* 2012;76:8-17.

[5] Guelrud M, Jaen D, Torres P, et al. Endoscopic cholangiopancreatography in the infant: evaluation of a new prototype pediatric duodenoscope. *Gastrointest Endosc* 1987; 33: 4-8.

[6] Shteyer E, Wengrower D, Benuri-Silbiger I, et al. Endoscopic retrograde cholangiopancreatography in neonatal cholestasis. *J Pediatr Gastroenterol Nutr* 2012;55:142-145.

[7] Buckley A, Connon JJ. The role of ERCP in children and adolescents. *Gastrointest Endosc* 1990;36:369-372.

[8] Hsu RK, Draganov P, Leung JW, et al. Therapeutic ERCP in the management of pancreatitis in children. *Gastrointest Endosc* 2000;51:396-400.

[9] Lemmel T, Hawes R, Sherman S, et al. Endoscopic evaluation and therapy of recurrent pancreatitis and pancreaticobiliary pain in the pediatric population. *Gastrointest Endosc* 1994; 40:A54.

[10] Putnam PE, Kocoshis SA, Orenstein SR, et al. Pediatric endoscopic retrograde cholangiopancreatography. *Am J Gastroenterol* 1991;86:824-830.

[11] Tagge EP, Tarnasky PR, Chandler J, et al. Multidisciplinary approach to the treatment of pediatric pancreaticobiliary disorders. *J Pediatr Surg* 1997;32:158-164.

[12] Elmunzer BJ, Scheiman JM, Lehman GA, et al. A randomized trial of rectal indomethacin to prevent post-ERCP pancreatitis. *N Engl J Med* 2012;366:1414-1422.

[13] Guelrud M, Morera C, Rodriguez M, et al. Normal and anomalous pancreaticobiliary union in children and adolescents. *Gastrointest Endosc* 1999;50:189-193.

[14] Agarwal J, Nageshwar Reddy D, Talukdar R, et al. ERCP in the management of pancreatic diseases in children. *Gastrointest Endosc* 2014;79:271-278.

[15] Gelrud A, Sheth S, Banerjee S, et al. Analysis of cystic fibrosis gene product (CFTR) function in patients with pancreas divisum and recurrent acute pancreatitis. *Am J Gastroenterol* 2004;99:1557-1562.

[16] Enestvedt BK, Tofani Ch, Lee DY, et al. Endoscopic retrograde cholangiopancreatography in the pediatric population is safe and efficacious. *J Pediatr Gastroenterol Nutr* 2013;57:649-654

[17] Bellin MD, Freeman ML, Gelrud A. Total pancreatectomy and islet autotransplantation in chronic pancreatitis: recommendations from PancreasFest. *Pancreatology* 2014; 14: 27-35.

第四篇
质量与安全
Quality and Safety

第24章

不良事件的定义、预防及处理
Adverse Events: Definitions, Avoidance, and Management

Peter B. Cotton   B. Joseph Elmunzer   著

要 点

◆ 内镜医生的经验、术前风险评估、早期发现以及对不良事件的适当处理是将风险降至最低的关键。

◆ 急性胰腺炎是 ERCP 术后最常见的严重不良事件，其高危因素与患者自身和手术相关。预防性胰管支架置入、直肠给予非甾体抗炎药（NSAID）和乳酸林格液输注可降低 ERCP 术后胰腺炎（PEP）的发生率。使用这些方法应当依据风险因素和专业知识，注重个体化治疗。

◆ 穿孔常发生于导丝穿透、括约肌切开、肠管损伤或支架移位，保守治疗在大多数情况下有效，但大多数小肠穿孔需要内镜或外科干预。

◆ ERCP 术后发热时应怀疑感染。当手术引流失败时，胆管炎是最令人担忧的感染，但也可能发生医院感染、胆囊炎或胰腺败血症。对高危患者进行充分引流和预防性应用抗生素可降低感染风险。

◆ 当 ERCP 结束后出现明显出血时，视为不良事件。凝血功能障碍是最常见的危险因素。纠正凝血功能障碍、内镜和（或）介入治疗以及手术是治疗的主要手段。

◆ 心肺相关、镇静相关和支架相关并发症是其他不良事件。ERCP 术后并发症很少导致死亡。

◆ 如果内镜医生和团队在手术前后能够与患者和家属进行充分的沟通，则不良事件发生后的相关纠纷及诉讼风险将大大降低。

患者及家属在接受 ERCP 检查后可能不满的原因有很多。这些程序可能在技术上不成功，或者已完成但没有临床获益，或者因不良事件而变得复杂。即使手术完全成功，如果过程效率低下或工作人员缺乏同情心，患者也可能不满。

本章的主要目的是描述不良事件，以及如何避免和处理不良事件。

一、不良事件

导致 ERCP 无法顺利进行的问题可能会出现在很多方面，严重程度从相当轻微的"事件"（如在术中的短暂出血）到危及生命的并发症（如穿孔）。大多数不良事件在手术过程中或术后不久即可发现，但有些不良事件可能发生在手术前（如由于某些方面的准备不足导致），有些不良事件则只有在术后才会出现（如括约肌切开术后延

迟出血)。

意外事件进展为不良事件及其严重程度相对随机，但统计这一过程很重要，因为如果要收集和比较有意义的数据，定义是必不可少的。1991年我们的一次共识研讨会提出了一个简单的定义（即事件的严重性足以要求住院治疗或延长现有入院时间）。它还表明了一些严重程度，主要取决于入院时间长短。这些指南已被广泛使用，2010 年由美国胃肠内镜学会（ASGE）主办的多学科研讨会更新，涵盖了所有类型的内镜手术[1]。它提出了一个新的定义。

定义：不良事件包含以下之一。

• 阻止原有计划的顺利完成（由于事件，而不仅仅是技术原因）。

• 14 天内有需要治疗的临床状况，如计划外入院或延长了住院时间，或者需要其他程序（需要镇静或麻醉），或者需要咨询其他专家。

因此，不良事件指未达到上述标准的计划外事件。为了提高技术质量，应记录一些不良事件（如缺氧或暂时性出血）。

不良事件严重性分级详见表 24-1。

二、总体发生率和影响因素

不良事件的发生可能取决于许多临床和技术因素，我们将对此进行讨论。从整体上看，胰腺炎约在每 20 次手术中就会发生 1 次，出血、穿孔、感染和心肺事件约各占 100 例中的 1 例。与手术相关的死亡是一种罕见的事件。

影响报告数据准确性的一个重要问题是收集方法。众所周知，回顾性研究低估了并发症的发

表 24-1　不良事件严重程度分级

结果	等级				
	事　故	轻　度	中　度	重　度	致　命
手术完成，无后遗症	×				
手术流产（或没有开始）		×			
术后医疗会诊		×			
非计划麻醉 / 通气支持			×		
非计划住院 ≤ 3 晚		×			
意外住院 4～10 晚			×		
意外住院 > 10 晚				×	
ICU 住院				×	
输血			×		
重复内窥镜检查 AE			×		
AE 的介入放射学			×		
AE 手术				×	
永久性残疾（具体说明）				×	
死亡					×

AE. 不良事件；ICU，重症监护室

生率，因为许多延迟事件被遗漏了。尤其是一些较大手术量的中心，因为住院时间通常很短，大多数患者会回家接受进一步的护理，通常距离较远。最可靠的数据来自前瞻性研究，包括常规随访或电话，但这是依赖人力的，很少在研究之外进行。

本文详细介绍了特定不良事件的预测因素、最小化风险的方法以及处理建议。一般风险包括独立内镜医生（和团队）的技能、患者的临床状况以及手术的精确性。

（一）专业技能

许多系列研究表明，即使在处理更复杂的病例时，做过例数更多的内镜医生（和中心）比例数少的内镜医生的成功率更高，并发症发生率更低。这一事实对培训、资格获取和知情同意具有重要意义。失败也带来了后续所需干预的风险。

（二）一般患者相关事件

人们非常重视分析患者的特征，这些特征可能会影响实施 ERCP 的风险 [2, 3]。如第 6 章所述，在计划手术之前必须认识到这些问题，有些问题可以得到缓解。

许多研究证明，在婴儿、儿童和老年人中进行诊断和治疗是安全的。不良事件更可能发生在病情严重的患者身上，如急性胆管炎 [4]，以及有严重合并症的患者。最重要的是心肺功能不全（对镇静和麻醉造成风险）、免疫抑制和凝血功能障碍（包括治疗性抗凝）[2, 3]。美国麻醉医生协会（ASA）生理分级被用作镇静和麻醉风险的广泛指南。

妊娠期 ERCP 目前看也应当是安全的。如果采取适当的预防措施，置入起搏器或除颤器的患者也可以安全地接受治疗，患有慢性过敏的患者也可以安全地接受治疗。

（三）指征和具体技术

如第 25 章所述，术中的复杂性和风险通常是并存的。因此，壶腹切除术和假性囊肿引流术可能比单纯的胆管结石取出术风险更大。很明显，对不明原因腹痛（"疑似括约肌功能障碍"）患者进行 ERCP 手术尤其危险。2002 年，美国国立卫生研究院（NIH）关于 ERCP 的国家科学会议强烈强调了这一点 [5]。"ERCP 对于最不需要的人来说是最危险的" [6]。

具体的治疗干预（如括约肌切开术）会影响可能带来的风险。这些将在每个事件类别中讨论。

三、胰腺炎

胰腺炎是最常见的 ERCP 并发症。

（一）定义

如果在 ERCP 术后几个小时内进行化验，许多患者的血清淀粉酶和脂肪酶水平可能会升高，即使有时在胰管未显影的情况下也是如此。虽然这表明手术对胰腺有一定的刺激性，但并不造成临床相关的胰腺炎。1991 年的共识研讨会提出了 ERCP 术后胰腺炎（PEP）的工作定义 [7]。ERCP 术后胰腺炎是一种有典型疼痛症状的临床疾病，24h 血清淀粉酶（或脂肪酶）至少增加 3 倍，症状严重，需要入院治疗（或延长现有或计划的住院时间）。如果住院时间少于 3 天，则严重程度分级为轻度；如果住院时间为 4～9 天，则为中度；如果住院时间超过 10 天，或者患者需要重症监护或外科治疗，则严重程度分级为重度。这个类别已广泛应用于后续的内镜评估系列。最近的报告表明，经修订的亚特兰大急性胰腺炎分类在评估 PEP 严重程度方面比住院时间更准确，尽管临床研究和基准的首选定义仍有待确定。

（二）发病率和严重性

据报道，胰腺炎的发病率范围很广，从不足 1% 到高达 40%。这种巨大的差异可归因于不同的定义、不同的数据收集方法，尤其是不同的案例组合。最新的前瞻性研究采取一致的标准，显示结果为 2%～9% [8]。加拿大一项基于人群的研究报道了 97 810 例 ERCP，胰腺炎发生率为 2.2%，年轻患者和女性的风险更大[9]。大多数病例为轻度（<3 天住院），约 20% 为中度（3～10 天），5% 为重度，1% 为致命。另一项针对 2808 例 ERCP 的大型多中心前瞻性研究报道了 3.1% 的相对相似比[3]。在最大程度预防的情况下，高危患者普遍接受的胰腺炎发生率为 10%～15%。然而，定义中的疼痛和住院因素是主观的，并且受到当地条件的影响，如在 ERCP 术后对所有高危病例进行观察的策略。因此，PEP 发病率在不同研究和不同中心间的比较是不可靠的。

（三）危险因素

任何 ERCP 操作都可能导致胰腺炎，但众所周知，某些因素会使风险增加。

1. 患者因素　现在非常清楚的是，胰腺炎最有可能发生在胰腺健康的年轻患者身上，如隐匿腹痛和"疑似 Oddi 括约肌功能障碍"的女性。2002 年 NIH 国家科学会议 ERCP 共识小组指出："这是典型的 SOD 患者特征(年轻、健康的女性)，也是 ERCP 诱发重症胰腺炎甚至死亡的最高风险"[5]。一项包含 10 997 例患者的 Meta 分析显示，Oddi 括约肌功能障碍（SOD）患者的发病率为 10.3%，而无症状患者的发病率仅为 3.9%[10]。既往有急性胰腺炎发作（自发性和 ERCP 诱发）的患者其风险也增加。相反，慢性胰腺炎患者或胰头癌患者的风险较低。以前认为正常大小的胆管会增加 PEP 的风险，但这仅对于括约肌功能障碍的患者，不适用于结石患者。

2. 技术因素　胰腺炎更可能发生在多次插入胰管开口[8]和反复注射对比剂的情况下，有时可通过腺泡化或管路造影来证明。导管内压力增加和主乳头水肿的重要性得到了以往观察结果的支持，但在副胰管未闭的患者中 PEP 发生的可能性较小。

长期以来，人们认为括约肌测压是胰腺炎的一个重要原因。然而，现在很清楚，测压只是 SOD 的替罪羊，SOD 才是真正的罪魁祸首[11]。

一些研究表明，标准的胆道括约肌切开术不会显著增加胰腺炎的总体风险。

在一些专家意见共识中，括约肌预切开术似乎既有效又安全，至少在用于良好（胆道）适应证且在病例早期合理应用时是如此。一系列文献表明，在进行预切开时，胰腺炎的风险显著增加[12]；然而，根据最近的随机试验，之前的长时间插管尝试可能才是直接原因[13]。在一项大型前瞻性多中心分析中，预切开术后并发症发生率为 24.3%，其中 3.6% 为重症胰腺炎[13]。

胰腺括约肌切开术越来越多地在进行，因为有许多不同的适应证，但它被认为是胰腺炎的一个危险因素。一项前瞻性意大利多中心研究的单变量分析显示，接受胰腺括约肌切开术的患者的发病率为 3.9%，而对照组仅为 0.6%（$P = 0.03$）[14]。在大多数已发表的研究中，纯切电流可以降低胰腺炎风险的观点目前尚未得到证实。

球囊扩张胆道括约肌可用来协助清除非常大的结石。也有人提倡将其作为括约肌切开术的替代方法用于常规取石，以期降低（小）短期和长期风险。早期的病例系列给出了令人欣喜的结果，但该技术可能导致胰腺炎。多项随机研究将球囊扩张与标准括约肌切开术的风险进行比较，提示在一些年龄较大、伴有胆管扩张及较大结石的患者，括约肌切开术和球囊扩张术的短期风险相似。然而，保留括约肌的概念对于结石较小且导管相对正常的年轻患者最具吸引力。一项针对这类患者的主要多中心美国研究（在腹腔镜胆囊切除术的背景下）显示，胰腺炎的风险显著增加，有 2 例死亡[15]。这导致形成了一个共识，至少在美国是这样的，即球囊技术现在只应在特殊情况下考虑，如凝血功能障碍或管腔解剖改变的患者。这一限制性建议可能会随着预防胰腺炎的进一步进展而改变（例如，将球囊扩张与药物、支架置入预防相结合）。在一项前瞻性随机试验中，球囊技术广泛应用于亚洲国家，其不良事件发生率与括约肌切开术相当[16]。对 15 项随机对照试验（1768 例受试者）进行的 Cochrane 系统回顾比较了两种技术，得出结论：球囊扩张在统计学上与结石清除不完全成功（相对风险 0.90）、机械碎石率较高（相对风险 1.34）和胰腺炎风险较高（相对风险 1.96）相关，但从统计学上看，其出血率显著降低，短期和长期感染也较少。在死亡率、穿孔或总的短期并发症方面没有统计学上的显著差异[17]。如果对完整的括约肌进行球囊扩张，延长球囊扩张时间（2～5min）比标准的 30～45s 持续时间可能会显著降低胰腺炎的风险。

胆道括约肌临时支架置入已被用作疑似括约肌功能障碍患者的治疗试验。这种技术是胰腺炎的一个潜在原因，应当避免。

3. 患者与技术共有因素　这些风险因素中有许多是叠加性的[8]。例如，在一项研究中，对疑似括约肌功能障碍的患者进行预切导致的并发症发生率为 35.3%，不少于 23.5% 的患者分级为严重[8]。在同一组的另一项研究中，一例血清胆红素正常、胆管结石、易插管的女性患胰腺炎的风险为 5%。如果插管困难，则增加到 16%，如果未发现结石（即疑似 SOD），则增加到 42%[12]。这些不幸的患者在 ERCP 术后仍在发展为重症胰腺炎，他们可能会提起医疗诉讼[18]。PEP 的风险因素汇总如表 24-2 所示[19]。

（四）ERCP 术后胰腺炎的预防

预防胰腺炎的唯一方法是不进行 ERCP，这是一种在风险高且效益不确定时的选择，应仔细考虑和讨论。当具备 ERCP 指征时，应采取一些合理的预防措施。

1. 技术层面　注重术中的技术性因素可以降低风险。对目标管道进行合理有效的探测将有所帮助。尽管存在争议，但总体而言，文献确实表明，导丝引导插管是首选方法，当导丝不能无缝

表 24-2　ERCP 术后胰腺炎的危险因素

是否增加风险	患者相关	相关程序
是的	• 年轻 • 女性 • 可疑 SOD • 复发性胰腺炎 • 无慢性胰腺炎 • 既往 ERCP 后胰腺炎	• 影像学分析 • 胰腺括约肌切开术 • 完整括约肌球囊扩张 • 插管困难 • 预先切开括约肌切开术
也许	• 没有结石 • 胆红素正常 • 小体积内镜	• 胰腺放射线化 • 胰腺刷细胞学检查 • ERCP 过程中的疼痛
没有	• 小 / 正常胆管 • 壶腹周围憩室 • 胰腺分离器 • 对比剂过敏 • 既往 ERCP 失败	• 治疗 vs. 诊断 • 胆道括约肌切开术 • 括约肌测压法 • 壁内对比剂注射

ERCP. 内镜逆行胰胆管造影术；SOD. Oddi 括约肌功能障碍

进入任一导管时，通常采用缓慢轻柔注射对比剂的方法以更好地定义解剖结构[20, 21]。

目前，广泛的研究并没有显示一种或其他对比剂对 ERCP 有明确的益处。

知道何时中止手术也很重要。未能完成 ERCP 可能会让人感觉不好，但重症胰腺炎对于内镜检查者和患者来说都会让人感觉更糟。只有在有明确的手术指征（即胆道或胰腺病理学的良好证据）和可能需要内镜治疗的情况下，坚持和使用更危险的方法（如预切）才是合理的。

进行测压时，应使用抽吸导管系统。

括约肌切开术使用的电流类型可能不是影响胰腺炎发生率的主要因素，但避免胰口附近过度凝固显然是明智的。

2. 药物预防　为预防 PEP 而提出和测试的药物清单很长，而且种类繁多[8, 22, 23]，包括抗生素、肝素、皮质类固醇、硝苯地平、奥曲肽和生长抑素衍生物、硝酸甘油、利多卡因喷雾剂、加贝酯、分泌素、局部肾上腺素和细胞因子抑制药。

在所有这些中，只有直肠用双氯芬酸或吲哚美辛具有强有力的证据。一项大型美国多中心双盲随机对照试验对 602 例高危患者进行了直肠吲哚美辛治疗，结果显示，服用吲哚美辛患者的风险显著降低 46%[24]。随后对四项随机对照试验进行的 Meta 分析表明，在高危和低危患者中，围术期给予直肠吲哚美辛可将包括中重度胰腺炎在内的 PEP 发生率显著降低一半[25]。欧洲胃肠内镜学会（ESGE）的最新建议是在 ERCP 前后立即常规使用直肠给药双氯芬酸或吲哚美辛预防 PEP[26]。有趣的是，一项网络 Meta 分析表明，直肠非甾体抗炎药（NSAID）在预防 PEP 方面优于胰管支架置入术，且不低于直肠吲哚美辛和预防性胰管支架置入术的联合应用[27]。

随后的两项随机试验表明，舌下含服硝酸酯和直肠非甾体抗炎药联合应用在预防胰腺炎方面优于单独使用非甾体抗炎药。然而，这些试验确实存在方法上的缺陷，并且登记了少数接受预防性胰管支架的患者，因此硝酸盐在临床实践中的作用仍不清楚[28]。一项针对 62 例平均风险患者的试点研究表明，使用乳酸林格液进行积极水合与较低的 PEP 发生率相关（0% vs. 17%，$P = 0.016$）[29]。

3. 胰管支架　根据 14 项随机对照试验的 Meta 分析，有强有力的证据表明，至少在有经验的中心，临时性胰管支架置入术可以降低高危患者（如怀疑或证实有括约肌功能障碍的患者）ERCP 术后胰腺炎的风险 [$OR = 0.39$（$0.29 \sim 0.53$），$P < 0.001$][30]。使用 $3 \sim 5Fr$ 规格的支架，短（$3 \sim 5cm$）或深（$9 \sim 12cm$）。由于缺乏内部瓣膜，支架可以在几周内移出肠道（通过腹部 X 线检查）。一个重要的警告是，需要额外的技法才能将小导丝深入胰管，因此，该方法的安全性和价值在经验较少的人手中无法证明。由于这一点，以及最近的研究（如前所述）表明，与胰管预防性支架置入或两种方法的组合相比，吲哚美辛直肠给药

的疗效和成本效益更高，不良事件也更低，因此预防性胰管支架置入的使用可能会减少[28, 31]。

（五）诊断及处理

许多患者在 ERCP 术后 $1 \sim 2h$ 内出现上腹部不适和腹胀。通常这是由于过量的空气注入，空气弥散很快（使用二氧化碳代替空气可以减轻症状）。胰腺炎通常在术后 $4 \sim 12h$ 后变得明显，其特征是典型的胰腺疼痛，通常伴有恶心和呕吐。患者有心动过速、上腹部压痛、肠鸣音缺失或减弱。血清淀粉酶和脂肪酶水平升高，但白细胞增多比酶水平更能预测严重程度。

穿孔是一个最重要的诊断，如果术后很快出现明显的痛苦和腹部压痛（尤其是如果血清淀粉酶和脂肪酶水平不高），则应始终考虑穿孔。腹部 X 线片在某些情况下可能是诊断性的，但计算机断层扫描（CT）更为敏感。

PEP 患者的严重程度和治疗范围与自发性胰腺炎患者相同。充分的镇痛和积极的补液是关键。如果怀疑有穿孔，则在 24h 内进行 CT 扫描，如果临床进展缓慢或出现发热，则可以在几天后进行 CT 扫描（图 24-1）。除非有明确细菌感染的临床证据（最可靠是来自胰液收集），否则抗生素不推荐使用。少数发生假性囊肿或胰腺坏死的患者可能需要经皮或内镜引流或外科清创，并可能需要转移到另外的医疗中心。

（六）结论

胰腺炎是目前 ERCP 最常见的并发症，还可能是毁灭性的。在大多数情况下，熟练的技术、药物预防和小型胰管支架的使用将降低风险，但仍不能消除风险。

四、穿孔

四种不同类型的穿孔可以在 ERCP 中发生。

- 导管或肿瘤通过导丝或其他器械穿孔，可能更适合称为"穿透"。
- 与十二指肠括约肌切开术相关的十二指肠后

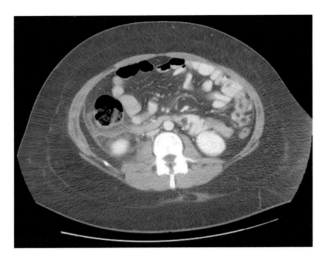

▲ 图 24-1　ERCP 术后 1 周重症胰腺炎的 CT 扫描

位穿孔。

• 食管、胃、十二指肠或小肠腔穿孔。

• 支架移位相关穿孔。

（一）导管和肿瘤"穿透"

导丝和附件（如括约肌切开术、导管和扩张器）在通过时可以穿过胆管或胰管系统的壁（或刚刚行括约肌切开术的初始区域）[32]。这种情况可能最常发生在试图对乳头区肿瘤患者进行插管时。这些事件很少有报道，因此其发生频率不得而知。在困难的病例中，尤其是肿瘤引起导管方向明显偏离时，暴力探查更有可能发生这种情况。刚性导丝可能更危险。通常，使用"翻转"的尖端导丝更安全，这样更容易找到管腔。

当胰胆管过度狭窄时，球囊扩张压迫偶尔也会破坏管腔。当注射对比剂时，X 线下可能会有一定的预警提示表现。

在意识到潜在风险时，要小心插入器械，可以降低该事件的风险。识别通常很简单，通过找到正确的管腔并完成操作（例如，通过支架置入），可以令人满意地解决问题。对于患者来说，产生任何不良后果都是难以接受的。

（二）括约肌切开术相关穿孔

约 1% 的胆道括约肌切开术后会发生穿孔，

穿孔通常发生在十二指肠后位。依据腹膜后是否有空气（或对比剂）进行确定。然而，对无症状患者进行简单括约肌切开术后的常规 CT 扫描显示，高达 30% 的患者出现少量十二指肠周围或腹膜后空气[33]，无症状的"微穿孔"比通常认为的更多。在症状性 PEP 患者中解释 CT 扫描发现的少量游离空气相对困难。

1. 危险因素及预防　据推测，较大且重复的胆道括约肌切开术更有可能导致穿孔，而超过 1~2 点钟方向的切口风险更大。目前尚无报道穿孔与乳头旁憩室相关。

如前所述，在有限的情况下，预切括约肌切开术在有经验的内镜医生手中似乎相对安全和有效，但在常规实践中，以及在使用时，如在疑似括约肌功能障碍的患者中，它显然更危险[18, 34]。对六项比较早期预切与标准插管持续尝试的试验的 Meta 分析表明，早期预切后不良事件的总发生率为 5%，与对照组的 6% 无显著差异[35]。在涉及 ERCP 的法医学案件中，预切开相关的穿孔事件非常突出。

疑似 SOD 的患者似乎也更容易发生穿孔[12]。这可能仅仅是由于较小（通常为正常）尺寸的胆管，或者是相比而言，胆管结石反倒起了某种保护效用（由于反复结石嵌塞或通过引起的扭曲或纤维化效应）。据报道，有时在用力取出大块结石后，甚至在未经括约肌切开的情况下通过球囊扩张括约肌移除结石后，也会出现这种情况。胰管括约肌切开术后（主乳头或小乳头处）穿孔极为罕见。此外，在 ERCP 中增加胆道镜检查似乎不会显著增加穿孔的风险[36]。

显然，降低括约肌切开术中穿孔风险的最佳方法是尽量减少使用高风险技术，如切得太远、切割轴向偏离、扩大先前的括约肌切开术和预切术等。

2. 识别　当术中见到不寻常的区域，或者当射线照片显示十二指肠周围组织的解剖形状时，穿孔可能更加容易识别。也可以通过充气然后吸气来确认，以显示不寻常的 X 线图像形状有无改变（如果对比剂位于十二指肠，则会改变）。偶尔，如果穿孔后吸入了足够的空气，透视可能会显示右肾周围和肝脏下缘有空气（图 24-2）。

大多数穿孔病例直到手术后才被确认，当患者出现上腹部疼痛时，首先鉴别的应当是胰腺炎，这是更常见的。当疼痛在 ERCP 后几乎立即开始（胰腺炎在 4～12h 内可能不会出现），当症状比预期更严重，以及伴随监护和心动过速时，应始终考虑穿孔。很少情况下，患者会在数小时后出现皮下气肿、纵隔气肿或气胸。白细胞计数通常上升很快。在腹痛严重的患者中，发现淀粉酶或脂肪酶的血清水平正常或仅轻微升高，也应怀疑穿孔。

腹部 X 线片可能显示十二指肠后空气，但 CT 更为明确（图 24-3），对于括约肌切开术后出现严重腹部症状的患者，应在 24h 内进行。

3. 处理　穿孔是危及生命的事件，及时识别和有效管理非常重要[32, 37-39]。当 ERCP 期间发现或强烈怀疑与括约肌切开术相关的穿孔

时，在括约肌切开区域放置一个全覆膜自膨式金属支架（SEMS）可有效地完全封闭缺损并避免严重的腹膜后污染。这已成为美国大多数中心的标准做法。患者应禁食水，给予足够的静脉输液（以及必要的营养），并通常加用抗生素。一些专家建议放置胃或十二指肠引流管。当在初始 ERCP 期间未发现穿孔时，一些内镜医生建议重复 ERCP 放置胆道支架或鼻胆引流管以减少腹膜后的污染，但这不是经证实的或标准的做法，额外的操作可能会使情况变得更糟。因此，决定再次内镜干预应该基于患者的临床进展和与外科同事的讨论。也有一些专家用金属夹有效地治疗了括约肌切开术穿孔[38]。

4. 手术　大多数外科医生将穿孔等同于立即手术。然而，外科医生在探查此类病例时往往无法找到穿孔部位，最终只留下腹膜后引流管。许多研究表明，大多数（已报道的）十二指肠后穿孔是保守处理的。需要重视的是，保守治疗似乎只有在早期发现穿孔时才有效。尽管穿孔的非手术治疗占主导地位，但明智的做法是尽早获得手术意见。应每天对患者进行联合管理。如果早期开始，保守治疗通常是有效的，但如果右肾或结肠周围出现积液或脓肿，则可能需要在随后的几

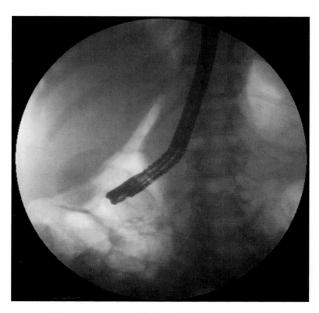

▲ 图 24-2　ERCP 腹部 X 线片显示腹膜后空气

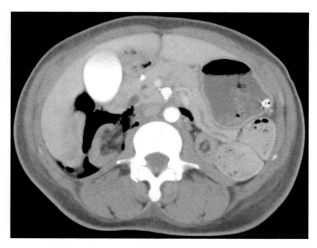

▲ 图 24-3　CT 显示穿孔后腹膜后空气

天或几周内进行干预（经皮引流或手术）。由于感染和炎症，后期手术往往很困难；可能需要执行转运程序以及多部位引流。在一份关于 9314 例 ERCP 的报告中，只有 14% 的括约肌切开术相关穿孔患者需要手术，没有死亡报告[38]。

（三）胃肠道穿孔

内镜穿孔可以发生在内镜移动的任何地方。在老年咽部憩室患者中，十二指肠镜的侧视特性可能会增加穿孔风险。在缺乏病理依据的情况下，我们很难想象内镜下食管或胃穿孔是如何发生的，但类似情况同样也有报道[38]。穿孔很少发生在十二指肠，第一代十二指肠治疗内镜远端较长，当存在肿瘤引起的狭窄或明显变形时，用力取石也可能会导致穿孔。

在对 Billroth Ⅱ 式胃切除术（以及减肥干预后更复杂的旁路手术）后的患者进行内镜检查时，输入襻穿孔是一个明确的风险。穿孔通常是由于肠襻的拉伸而不是内镜尖端的穿透而发生的。通过仔细插入内镜可以在很大程度上避免这种情况。

识别及处理 管腔穿孔的诊断通常较容易，无论是在 ERCP 过程中，还是由于患者的明显痛苦，以及术后胸部或腹部的临床症状。X 线显示腹膜或纵隔有空气，必须立即进行外科手术相关的沟通，外科手术通常是有效的。如果在 ERCP 过程中发现管腔穿孔，如果其位置和特征有利于夹子闭合或内镜缝合，并且内镜医生既往有类似的封闭经验，则可以尝试内镜闭合。如果穿孔完全闭合并在随后的对比成像中得到确认，则基本可以避免手术。然而，明智的做法是，需要和患者进行外科手术相关的沟通并完善同意或拒绝的签字。

（四）支架移位相关穿孔

相关报道较少，现有文献提示支架从胆管移位后，可能会穿透十二指肠、小肠和结肠。几乎所有这些都是"直头的"10Fr 规格支架。在二次

ERCP 检查中发现的那些从胆管脱出并刺入对侧十二指肠壁的患者，通常没有临床症状，可以通过内镜取出进行简单处理。当穿孔支架与腹膜炎和腹腔感染的临床症状相关时，需要外科干预，这种情况更常见于免疫功能低下的患者，如肝移植受者。

五、感染

ERCP 不同于大多数其他内镜操作，因为它有污染无菌部位的风险。此外，当胆汁受到感染时（例如，患有结石或支架阻塞的患者），胆道操作可能会引起局部或全身感染。根据共识，感染被定义为"ERCP 术后持续 24～48h 的 38℃以上不明原因发热"。ERCP 术后临床感染的报告发病率较低，在现阶段报道中从 0.7% 到 1.6% 不等[12]。然而，据报道；无症状菌血症发生率高达27%。肠道细菌是大多数 ERCP 术后感染的原因。

- 院内感染：ERCP 术后的假单胞菌、克雷伯菌和沙雷菌感染早已被描述。这通常被归因于内镜洗消的原因。然而，对最近爆发的耐碳青霉烯类肠杆菌科（carbapenem-resistant enterobacteriaceae，CRE）感染的调查表明，即使经过反复洗消也可能发生感染。这是一个非常重要的问题，有一个单独的章节（第4 章）专门进行了讨论。许多微生物对抗生素有抗药性，其结果便可能是毁灭性的。

- 胆管炎：当胆汁被污染和排出系统受损时，就会发生菌血症和败血症。高达 90%的 ERCP 术后胆管炎病例发生在胆管结石或狭窄患者未能提供充分引流后。脓毒症是 ERCP 治疗肝门部肿瘤和硬化性胆管炎后的一种特殊风险，在这种情况下，可能无法对所有阻塞段进行完全引流。这是事先获得详细解剖成像（CT 或磁共振胰胆管成像）的一个很好的理由，以帮助制订治疗计划，并避免将对比剂注射到导丝无法到达的肝段。

- 胆囊炎：ERCP 术后可能发生胆囊炎；当结石或肿瘤（或支架置入后偶尔）导致胆囊管破裂时，这种情况更可能发生。尽管许多专家在可能的情况下避免堵塞胆囊口，但在胆囊管出口放置全覆膜金属支架是否是胆囊炎的危险因素仍不清楚。尽管 ERCP 下胆囊支架置入和超声内镜（EUS）引导下的胆囊引流正变得越来越流行，但胆囊炎的标准治疗仍然是经皮穿刺引流或外科手术。
- 胰腺脓毒血症：这是 ERCP 术后重症胰腺炎的一部分，也发生在引流不完全的胰腺积液的患者中。尽管其发病率明显低于胆管炎，但当胰管支架阻塞时，可发生胰管的扩张性感染，这通常需要抗生素和更换支架来解决。

（一）感染的预防

当胆汁受到污染时，通过遵守抗感染流程、降低胆汁压力（通过吸入胆汁或在注入大量对比剂之前反复拖动球囊通过导管），可将感染风险降至最低，并通过移除所有阻塞的结石或放置适当的支架来确保充分的引流。

预防性抗生素　大多数专家建议，在预测完全引流可能失败的情况下（如复杂的肝门肿瘤、硬化性胆管炎和假性囊肿），在术前应给予抗生素，并在任何引流失败的手术后立即静脉给予抗生素。对 7 项试验的 Meta 分析未能显示未经选择的患者或怀疑有胆道梗阻的患者经抗生素预防后 ERCP 术后胆管炎的发生率显著降低[40]。有人主张将抗生素和对比剂混合使用，但这种做法从未得到证实。ASGE 建议，当可能存在不完全引流的情况下，对于已知或预期存在胆道梗阻的患者，以及患有交通性胰腺囊肿或假性囊肿的患者，以及经乳头或经壁引流假性囊肿的患者，在 ERCP 前应预防性应用抗生素，但对于胆道梗阻的患者，ERCP 很可能完成完全的胆管引流，则不适用。引流失败后或移植后胆管狭窄时应继续

使用抗生素[41]。此外，由于研究表明术后菌血症的发生率较高，在胆道镜检查期间和肝移植受者中，即使实现引流，也需要单剂量静脉注射抗生素。

（二）迟发感染

迟发胆道败血症最常见的原因是支架阻塞，感染性胆管炎患者的病情可能很快会变得严重。因此，必须充分告知患者及其护理者这种风险，并指示他们在症状出现时立即进行报告。出于同样的原因，常规更换塑料支架（3～4 个月）是常见的做法，尤其是良性胆管狭窄患者。

六、出血

切割过程如括约肌切开术、乳头切除术和假性囊肿引流术，不可避免地会导致即时或延迟出血，一些渗血是常见的，但临床上有意义的出血现在很少见。括约肌切开术后乳头球囊扩张以清除大结石后有时也会发生出血。

（一）定义及发生率

出血的定义更多是从临床角度出发。即使是令人印象深刻的即时出血，如果在治疗过程中自发停止或可以通过内镜操作停止，也不计算在内。因此，只有当手术预期（如取石）无法完成时，或者如果术后出血明显（呕血或黑便或有症状的血红蛋白下降）足以需要住院治疗或其他手术治疗时（如重复内镜检查或血管造影），出血才会成为不良事件统计数据。根据这些定义，出血仅发生在约 1% 的括约肌切开术后（更常见于乳头切除术后）。这在早期更为常见[7, 42]。

（二）出血风险及预防

出血更可能发生在凝血功能障碍或门静脉高压、肾衰竭的患者中，而且在重复括约肌切开术时也会增加。没有证据表明服用阿司匹林的患者出血风险更大，在 ERCP 前一般不应停止服用阿司匹林，尤其是在冠心病二级预防时。根据临床实践指南，其他影响血小板功能的药物，如噻吩

吡啶，应停止使用。当出现一些即时渗血时，延迟性临床出血可能更常见，但也并不一定[43]。

1. 预防　凝血功能障碍应尽可能纠正，但肝硬化患者凝血酶原时间 / 国际标准化比值（PT/INR）升高通常并不反映出血倾向增加，也不要求常规纠正。根据最新的国家指南，抗凝药应停止使用。临时肝素替代方案的必要性和持续时间是根据抗凝药停止使用时出血的风险和血栓栓塞事件的可能性确定的[44]。括约肌切开术（但不是 ERCP）被认为是一种高风险的手术。括约肌切开术应始终以受控方式进行，混合电流，避免"拉链"式切口。使用的电流类型也可能与出血相关。一项研究表明，Erbe 电切机可减少内镜检查时可见的出血，但不会降低临床意义上的出血风险。另一项使用初始切割电流（降低胰腺炎风险）的研究显示其出血风险略有增加。对于患有不可逆性凝血病或严重门静脉高压的患者，球囊扩张括约肌可代替括约肌切开取石。

2. 处理　括约肌切开术中或术后出血通常会自动停止（除非有搏动血管）（图 24-4），通常无须采取任何激进的措施。持续出血大多可以通过内镜控制，使用肾上腺素注射、球囊填塞或夹子。先用约 10ml 稀释的（1：100 000）肾上腺素溶液喷洒该部位可能有用（出血不明显）。这通常会暂时停止渗血，至少足以确切了解出血的来源。如果出血较剧烈或如果渗出持续，球囊填塞往往作为下一步推荐。回收球囊在胆管内打开，然后用力向下拉，以压迫球囊和内镜头端之间的出血部位 5min。如果失败，我们还可以用标准硬化治疗针注射肾上腺素（稀释 1：10 000），最多 5ml，可分为 1ml 的等份注射，注意不要损害胰管开口。推荐的做法是在括约肌切开术的顶部边缘外注射，而不是在其内部注射。如果进行了大量操作，放置一个保护性胰管支架（如果可能）也是明智的。如果使用压迫、注射和夹子进行内镜止血无法实现，则可以用全覆膜金属支架。极

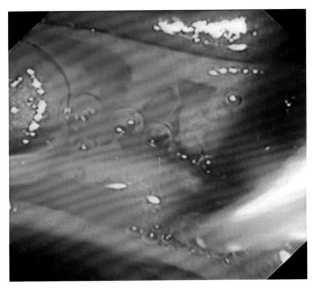

▲ 图 24-4　括约肌切开术后立即出血

少数情况下，大量出血使内镜视野很快消失。如果在这种情况下不能使用全覆膜支架，或者不能阻止出血，那么推荐介入血管造影。当所有其他方法都失败时，外科手术探查似乎是合乎逻辑的，但可能会发生再次出血。

虽然大出血通常表现为吐呕或黑便，但如果出血充满胆管，患者偶尔会出现胆源性疼痛和胆管炎。

3. 迟发出血　可在括约肌切开术后 2 周内发生，应像其他出血一样进行治疗。在括约肌切开术后 3 天内恢复华法林或肝素会增加这种风险[44, 45]。确认出血来源很重要，因为患者偶尔会从其他病变处出血。

七、网篮嵌顿

在试图从胆管中取出大块结石时，网篮可能会嵌顿。通常，这种情况可以通过分离结石或用"应急"碎石套筒将其压碎来迅速纠正（第 16 章）。为了防止这个问题，当接近直径＞1cm 的结石时，最好先使用机械碎石系统。在胰管内应谨慎使用网篮。它们能有效去除软结石（蛋白塞）和黏液，但钙化的胰腺结石很难应用

机械碎石术。网篮有可能在胰管内断裂并持续受到影响。嵌顿的网篮可以通过球囊的扩张挤压或通过胆道镜的液电碎石来取出。

八、心肺并发症及麻醉相关事件

心肺事件可能发生在任何内镜手术期间或之后[46]，ERCP 期间心肌缺血已有专门研究，ERCP 过程中偶尔会出现暂时性缺氧和心律失常，但通常会得到正确地识别和处理，不会产生临床后果。极少数情况下，它们可能导致手术期间或术后严重失代偿，是 ERCP 导致罕见死亡的重要原因。

心肺并发症的风险因素包括已知或未预料到的术前状况以及与镇静和镇痛有关的问题。过度睡眠也可能是一个严重的问题，尤其是老年人和体弱者，在监测不足的情况下（如在黑暗的房间里）。

通过仔细的术前评估，在处理高危患者（ASA 生理分级Ⅲ级及以上）时与麻醉师（和心脏专家）适当合作，对内镜医生和护士进行镇静和复苏方面的正式培训，以及仔细监测，可以在很大程度上避免心肺并发症。在使用阿片类药物和苯二氮䓬类药物时，应用丙泊酚的镇静或增加二氧化碳浓度监测可减少缺氧和呼吸暂停的发作[47, 48]。

吸入性肺炎在所有类型的内镜手术后都有描述；发病率未知，但可能比公认的更常见，因为其发病可能存在延迟。

九、支架相关迟发并发症

胆管和胰管支架可通过局部损伤、堵塞和移位引起问题。这在很大程度上取决于它们的大小、性质和位置。

（一）塑料胆道支架的堵塞

在几个月以后是不可避免的，可能导致严重的胆管炎。20 多年来，为防止这一现象而进行的一系列独创性尝试至今都没有成功。根据支架直径，建议在 6～12 周内常规更换塑料胆道支架，以降低感染风险。在放置金属支架的恶性疾病患者中，如果他们（及其护理者）充分了解最初症状（通常是颤抖性寒战）和紧急处理的措施，等待堵塞发生是常见的，并且被认为是可以接受的。可膨胀金属支架通常使用时间更长，但堵塞的后果也同样严重。

（二）塑料支架移位

如果支架向外移动，可能会损坏十二指肠或远端小肠。向内移动的支架可能很难取出，尤其是在胰管中[49]。大多数移位的支架可以用回收球囊从乳头中取出，或者用异物钳、圈套或网篮抓住。如果支架内腔可通过导丝，Soehendra 支架取出器通常是有效的。很少需要手术来纠正这些情况。

（三）塑料支架导致管腔损伤

胆管内支架存在数月可能会导致管壁不规则和增厚。这在放射学上可以看到（并可能导致 EUS 诊断困难），但没有临床相关性。然而，支架阻塞导致的长期胆道梗阻可导致上游胆道系统出现继发性硬化性胆管炎。支架引起的导管损伤在胰腺中是一个严重的问题[50]，尤其是当胰管最初正常时。支架尖端（尤其是导管弯曲处）或内部瓣的刺激通常会导致管壁不规则和临床显著狭窄。选择胰管支架的长度时，应确保支架远端位于胰管的直线部分。

（四）金属支架的移位、堵塞和取出

金属支架的不良事件报道少于塑料支架。一个原因可能是，它们主要用于姑息治疗。此外，它们还没有像塑料支架那样被广泛研究。然而，大多数关于塑料支架的不良事件可以在金属支架上看到，包括移位（更多的是覆盖支架）、阻塞和十二指肠溃疡[51, 52]。

十、括约肌切开相关迟发并发症

人们对胆道括约肌切开术可能产生的长期

不良后果关注较多[53]。当对"十二指肠乳头狭窄"进行检查时，无论是由于再狭窄还是诊断错误，都有进一步出现胆汁相关症状的重大风险（第 17 章）。

括约肌切开术几乎不可避免地会导致胆汁的细菌污染，这可能是色素结石形成的有力促进因素。一项研究显示，外科括约肌成形术后胆管癌的发病率显著增加，但斯堪的纳维亚的一项队列研究发现，内镜括约肌切开术后胆管癌的发病率没有这种相关性[54]。许多患者在括约肌切开取石术后随访了 10 年或更长时间。在这些研究中，进一步出现胆道问题的概率从 5% 到 24% 不等，平均约为 10%。阿姆斯特丹研究的数据最高（24%），除 1 例患者外，其余所有患者都有复发性结石[55]。在其他系列中，一些患者有无结石的胆管炎发作，甚至在没有括约肌切开后狭窄的基础上出现胆管炎发作。

括约肌切开术的大部分长期并发症都很容易通过内镜处理，目前看来，重复切口确实会带来稍大的风险。少数患者继续每隔 6～12 个月会出现结石再形成，尽管引流明显充足，但可能需要安排多次内镜"胆道清洗"。

胰管括约肌切开术的主要风险似乎是再狭窄，至少有 20% 的病例发生再狭窄，通常通过内镜检查进行治疗，但乳头内发生的狭窄即使在外科修复中也可能具有挑战性。希望更好的技术（和新的支架）能在将来降低这种风险。

胰管开口狭窄导致复发性胰腺炎已被报道为胆道括约肌切开术的晚期并发症。

十一、罕见并发症

ERCP 其余相关并发症列举如下。

- 胆石相关肠梗阻：发生于较大胆结石取出术后。
- 肌肉骨骼损伤：如颞下颌关节或肩部脱位、牙齿外伤。
- 血管显影：当通过锥形导管注射对比剂时，可以看到门静脉系统和淋巴管。透视时对比剂移动迅速。如果同时注入空气，CT 扫描的表现令人震惊，但没有相关后遗症报告。
- 门脉空气或胆汁栓塞：当引起心脏或脑空气栓塞时可导致死亡[56]，这可能与直接胆道镜检查有关。
- 上颌窦感染：继发于鼻胆管引流放置术后。
- 肾功能不全：可见于使用肾毒性药物（如庆大霉素）。
- 鼻胆管或鼻胰管阻塞或破裂。
- 对含碘对比剂的过敏反应：即使在 ERCP 期间进入血液的剂量很小，过敏反应也会发生。内镜检查机构应该制定政策来处理声称过敏的患者。
- 胆汁淤积：可能在硬化性胆管炎患者中出现加重。
- 脾脏损伤：发生于 ERCP 术中，有数例报道。
- 异位脓肿：常发生在脾脏和肾脏，但也可以发生在其他地方。
- 溶血：可能继发于葡萄糖 –6– 磷酸脱氢酶（G6PD）缺乏和溶血性尿毒症综合征患者。
- 胰腺癌播散：发生于括约肌切开术后，有相关报道。
- 胰十二指肠动脉分支假性动脉瘤：可能出现在针刀括约肌切开术后。

ERCP 相关死亡

报道 ERCP 术后死亡的文献很难分析，因为该系列包含不同的患者和手术过程，有些没有区分 30 天死亡率和手术本身引起的事件。有一篇论文阐述了将死亡率归因于并发疾病、活动性并发症和 ERCP 失败后所需其他处理引起的并发症之间的困难。1991 年共识会议收集的数据报道了 7729 例括约肌切开术后 103 例死亡（1.3%）。迄今为止最大的 Meta 分析包括 21 项前瞻性研究，共 16 885 例患者，报道的 ERCP 相关死亡率为 0.33%（CI 0.24～0.42）[57]。

所有报道系列中的死亡原因涵盖了最常见的并发症，胰腺炎、出血、穿孔、感染和心肺事件导致的死亡人数大致相同。在一些出版物[58]中提到，穿孔诊断延迟是一个诱因。在丹麦导致保险索赔的 9 起死亡事件中，有 7 起可归因于胰腺炎（其中 2 起存在预切开）[59]。

十二、ERCP 术后护理

（一）是否住院

让患者在医院过夜意味着工作人员可以确保足够的液体摄入（主要是静脉注射），并能够快速发现任何可能预示重要并发症的症状并给予适当关注。然而，隔夜观察增加了成本、医源性风险，并可能增加患者及其家人的其他负担。一些研究评估了预测入院需求的因素[60]。在大多数标准水平的手术中（简单的胆管结石和支架），入院是不必要的，但当预计风险高于平均水平（如括约肌功能障碍管理）、手术在某种程度上困难时，或者当患者身体虚弱或没有负责的陪同人员时，应考虑入院。对于住在路程一到两个小时以外的患者来说，在当地酒店过夜是一个合适的折中选择。

（二）早期是否恢复进食

患者往往渴望补上因手术而错过的一餐，但一些学者建议在第二天早上，当胰腺炎的主要风险已经过去时，才可进食液体。然而，一项试验表明，早期恢复进食并无害处[61]。

十三、不良事件的处理

每种不良事件都需要特定及熟练的识别和处理，但有几个重要的一般准则。

（一）快速识别及响应

有效处理的关键是及早识别和迅速采取重点行动。拖延在医学上和法律上都是危险的。术后疼痛和不适的患者应始终仔细检查，绝不能简单地"放心"。获得适当的化验检查和放射学影像，查阅大量文献，并毫不犹豫地向相关领域的其他专家寻求建议。明智的做法是尽早咨询（知情的）外科医生，以了解任何可能需要外科干预的情况。有时，将患者的护理转移到专业或更大的医疗中心可能是合适的，但如果发生这种情况，请尝试与患者及家属保持联系，并表现出持续的关注，否则可能会疏远患者及其亲属，并可能导致其提起法律诉讼。

（二）专业精神与有效的沟通

当出现严重并发症时，术者常常感到很沮丧。有些痛苦是可以理解的，表现出同情很重要，但沉着和专业同样重要。过分的道歉可能会给人一种不幸的印象。沟通不畅是许多不满和诉讼的基础。请记住，真正知情的患者和任何陪同人员已经被告知可能发生并发症，这是知情同意程序的一个重要组成部分。因此，本着这种精神处理疑似并发症是适当和正确的。"看起来这里好像有穿孔，我们事先讨论过这是一个遥远的可能性。我很抱歉它已经发生了，下面是我认为我们应该做的"。注意说"对不起"现在是一个很好的公认做法。不是"对不起，我搞砸了"，而是我和你一样失望。联系并告知其他关注的亲属、转诊医生、监管人员和风险管理顾问也是明智之举。

（三）凭证

及时、仔细、真实地记录所发生的事情。尽量不要考虑追溯并添加注释。许多诉讼的结果取决于文件的质量或缺乏相关文件。

十四、从法律诉讼中汲取教训

幸运的是，大多数复杂情况不会导致法律诉讼。尽管 ERCP 是常规内镜手术中最危险的一种，但在结肠镜和胃镜检查后同样也有诉讼[62]。患者（或其生存者）提出索赔的原因有很多。

（一）沟通

术前知情同意过程中的教育不足（第 5 章）通常是一个主要问题。我们经常听到"如果我们知道可能会发生这种情况，我们就永远不会同意手术"。不良事件发生后的良好沟通同样重要，要表现出你的关心。如果诉讼当事人得到的印象是你没有这样做，他们有时会（而且有理由）生气。

（二）标准化护理

一旦提起诉讼，关键问题是内镜术者（以及其他相关人员）是否在"手术资质"范围内执业。这是指具备资质的同事在类似情况下会做什么（并通过专家证人的意见在法庭上表达）。

1. 适应证 ERCP 是否真的需要？手术指征及治疗目的显然是平衡可能的利益和潜在的风险[63]。尽管专业协会发布了 ERCP 使用指南，但关键在于细节（例如，对肝功能的评估或胰胆管宽度增加是否有"病理学的客观证据"）。在实践中，继续治疗决策的有效性将根据症状的严重程度、先前治疗和临床评估的完整性以及沟通过程来判断。症状（或其他病理迹象）真的那么紧迫吗？侵入性较小的方法（现在包括 MRCP）是否已经用尽，或者至少已经考虑和讨论过了？

对于经验较少的内镜医生，考虑替代方案（尤其是高风险手术）时，应包括可能的转诊专家。

2. 手术技术 是否有明显偏离常规的做法，如在正常胰管内放置 10Fr 支架？对病理学的怀疑程度是否真的决定了预切开？是否存在胰腺过度操作、过度注射（如腺泡化）或向分支导管注射的放射学证据？护士的记录可能包含重要证据，如过度注射镇静药、对比剂或患者痛苦状况的描述。漂亮的内镜照片也可能会成为证据（例

如，如果它们显示括约肌切开方向异常）。

3. 术后护理 是否对患者进行了适当的监测，患者出院时情况是否良好并得到了适当的建议？出现意外症状时是否及时采取措施？内镜医生是否可以提供建议？最常见的错误是对术后胰腺炎患者处理不及时（尤其是在考虑和处理穿孔时）和液体复苏不足。

十五、内镜医生及团队风险

内镜中心不是一个危险的地方，但对于 ERCP 内镜医生和工作人员来说有一些风险。感染传播的可能性是存在的，但通过标准预防措施（即穿长袍、戴手套和护目镜）和严格的消毒方案，应该完全可以预防。某些免疫接种也是适当的。很少情况下，员工会对 ERCP 过程中使用的材料敏感，如戊二醛或乳胶手套。辐射风险也可以通过适当的教育、屏蔽和安全监测降至最低。一些年长的内镜医生可能会因为向下看纤维镜而出现颈部问题，如果 ERCP 室的视频和 X 线监视器没有并排放置也可能会加重这种颈部的劳损。忙碌的 ERCP 从业者有时也会抱怨"电梯拇指"。

十六、结论

经过 50 多年的发展，ERCP 及其治疗过程的风险现已得到充分证明。胰腺炎是最常见的，但出血、穿孔、感染和镇静相关事件仍会发生，同时可能会有许多罕见的并发症。经验丰富的团队、对主要风险因素的理解和管理可以将这些事件控制在最低限度，但仍无法消除它们。确保患者理解他们正在接受的治疗是至关重要的。当不良事件发生时，对患者进行细致和体贴的管理可以将法律风险降至最低。

参考文献

[1] Cotton PB, Eisen G, Romagnuolo J, et al. Grading the complexity of endoscopic procedures: results of an ASGE working party. *Gastrointest Endosc* 2011:868-874.

[2] Romagnuolo J, Cotton PB, Eisen G, et al. Identifying and reporting risk factors for adverse events in endoscopy. Part I: cardiopulmonary events. *Gastrointest Endosc* 2011; 73(3): 579-585.

[3] Romagnuolo J, Cotton PB, Eisen G, et al. Identifying and reporting risk factors for adverse events in endoscopy. Part II: noncardiopulmonary events. *Gastrointest Endosc* 2011; 73(3): 586-597.

[4] Leung JW, Chung SC, Sung JJ, et al. Urgent endoscopic drainage for acute suppurative cholangitis. *Lancet* 1989; 1(8650): 1307-1309.

[5] Cohen S, Bacon BR, Berlin JA, et al. National Institutes of Health State-of-the-Science Conference Statement: ERCP for diagnosis and therapy, January 14-16, 2002. *Gastrointest Endosc* 2002; 56: 803-809.

[6] Cotton PB. ERCP is most dangerous for people who need it least. *Gastrointest Endosc* 2001;54(4):535-536.

[7] Cotton PB, Lehman G, Vennes J, et al. Endoscopic sphincterotomy complications and their management: an attempt at consensus. *Gastrointest Endosc* 1991;37:383-393.

[8] Freeman ML, Guda NM. Prevention of post-ERCP pancreatitis: a comprehensive review. *Gastrointest Endosc* 2004; 59(7): 845-864.

[9] Urbach DR, Rabeneck L. Population-based study of the risk of acute pancreatitis following ERCP. *Gastrointest Endosc* 2003; 57(5): AB116.

[10] Masci E, Mariani A, Curioni S, et al. Risk factors for pancreatitis following endoscopic retrograde cholangiopancreatography: a meta-analysis. *Endoscopy* 2003; 35(10): 830-834.

[11] Freeman ML, DiSario JA, Nelson DB, et al. Risk factors for post-ERCP pancreatitis: a prospective, multicenter study. *Gastrointest Endosc* 2001;54(4):535-536.

[12] Freeman ML, Nelson DB, Sherman S, et al. Complications of endoscopic biliary sphincterotomy. *N Engl J Med* 1996; 335: 909-918.

[13] Navaneethan U, Konjeti R, Lourdusamy V, et al. Precut sphincterotomy: efficacy for ductal access and the risk of adverse events. *Gastrointest Endosc* 2015;81(4):924-931.

[14] Testoni PA, Mariani A, Giussani A, et al. Risk factors for post-ERCP pancreatitis in high- and low-volume centers and among expert and non-expert operators: a prospective multicenter study. *Am J Gastroenterol* 2010;105(8):1753-1761.

[15] DiSario JA, Freeman ML, Bjorkman DJ, et al. Endoscopic balloon dilation compared with sphincterotomy for extraction of bile duct stones. *Gastroenterology* 2004; 127: 1291-1299.

[16] Fujita N, Maguchi H, Komatsu Y, et al. Endoscopic sphincterotomy and endoscopic papillary balloon dilatation for bile duct stones: A prospective randomized controlled multicenter trial. *Gastrointest Endosc* 2003;57(2):151-155.

[17] Weinberg BM, Shindy W, Lo S. Endoscopic balloon sphincter dilation (sphincteroplasty) versus sphincterotomy for common bile duct stones. *Cochrane Database Syst Rev* 2006; (4): CD004890.

[18] Cotton PB. Analysis of 59 ERCP lawsuits; mainly about indications. *Gastrointest Endosc* 2006;63(3):378-382.

[19] Cotton PB, Garrow DA, Gallagher J, et al. Risk factors for complications after ERCP: a multivariate analysis of 11,497 procedures over 12 years. *Gastrointest Endosc* 2009; 70(1): 80-88.

[20] Tse F, Yuan Y, Moayyedi P, et al. Guide wire-assisted cannulation for the prevention of post-ERCP pancreatitis: a systematic review and meta-analysis. *Endoscopy* 2013; 45(8): 605-618.

[21] Mariani A, Giussani A, Di Leo M, et al. Guidewire biliary cannulation does not reduce post-ERCP pancreatitis compared with the contrast injection technique in low-risk and high-risk patients. *Gastrointest Endosc* 2012;75(2):339-346.

[22] Freeman ML. Prevention of post-ERCP pancreatitis: pharmacologic solution or patient selection and pancreatic stents. *Gastroenterology* 2003;124(7):1977-1980.

[23] Andriulli A, Leandro G, Niro G, et al. Pharmacologic treatment can prevent pancreatic injury after ERCP: a meta-analysis. *Gastrointest Endosc* 2000;51:1-7.

[24] Elmunzer BJ, Scheiman JM, Lehman GA, et al. A randomized trial of rectal indomethacin to prevent post-ERCP pancreatitis. *N Engl J Med* 2012;366(15):1414-1422.

[25] Yaghoobi M, Rolland S, Waschke KA, et al. Meta-analysis: rectal indomethacin for the prevention of post-ERCP pancreatitis. *Aliment Pharmacol Ther* 2013; 38(9): 995-1001.

[26] Dumonceau JM, Andriulli A, Deviere J, et al. European Society of Gastrointestinal Endoscopy (ESGE) Guideline: prophylaxis of post-ERCP pancreatitis. *Endoscopy*. 2010; 42(6): 503-515.

[27] Akbar A, Abu Dayyeh BK, Baron TH, et al. Rectal nonsteroidal anti-inflammatory drugs are superior to pancreatic duct stents in preventing pancreatitis after endoscopic retrograde cholangiopancreatography: a network meta-analysis. *Clin Gastroenterol Hepatol* 2013; 11(7):778-783.

[28] Tomoda T, Kato H, Ueki T, et al. Combination of diclofenac and sublingual nitrates is superior to diclofenac alone in preventing pancreatitis after endoscopic retrograde cholangiopancreatography. *Gastroenterology* 2019; 156: 1753-1760.

[29] Buxbaum J, Yan A, Yeh K, et al. Aggressive hydration with lactated Ringer's solution reduces pancreatitis after

endoscopic retrograde cholangiopancreatography. *Clin Gastroenterol Hepatol* 2014;12(2):303-307.e1. doi: 10.1016/j. cgh.2013.07.026

[30] Mazaki T, Mado K, Masuda H, et al. Prophylactic pancreatic stent placement and post-ERCP pancreatitis: an updated meta-analysis. *J Gastroenterol* 2013;49:343-355.

[31] Elmunzer BJ, Higgins PD, Saini SD, et al. Does rectal indomethacin eliminate the need for prophylactic pancreatic stent placement in patients undergoing high-risk ERCP? Post hoc efficacy and cost-benefit analyses using prospective clinical trial data. *Am J Gastroenterol* 2013;108(3):410-415.

[32] Enns R, Eloubeidi MA, Mergener K, et al. ERCP-related perforations: risk factors and management. *Endoscopy* 2002; 34(4):293-298.

[33] Genzlinger JL, McPhee MS, Fisher JK, et al. Significance of retroperitoneal air after endoscopic retrograde cholangiopancreatography with sphincterotomy. *Am J Gastroenterol* 1999;94(5):1267-1270.

[34] Cotton PB. Needleknife precut sphincterotomy: the devil is in the indications. *Endoscopy* 1997;29:888.

[35] Cennamo V, Fuccio L, Zagari RM, et al. Can early precut implementation reduce endoscopic retrograde cholangiopancreatography-related complication risk? Meta-analysis of randomized controlled trials. *Endoscopy* 2010; 42: 381-388.

[36] Hammerle CW, Haider S, Chung M, et al. Endoscopic retrograde cholangiopancreatography complications in the era of cholangioscopy: is there an increased risk? *Dig Liver Dis* 2012;44(9):754-758.

[37] Balmadrid B, Kozarek R. Prevention and management of adverse events of endoscopic retrograde cholangiopancreatography. *Gastrointest Endosc Clin N Am* 2013; 23(2): 385-403.

[38] Lee TH, Han JH, Park SH. Endoscopic treatments of endoscopic retrograde cholangiopancreatography-related duodenal perforations. *Clin Endosc* 2013;46(5):522-528.

[39] Faylona JM, Qadir A, Chan AC, et al. Small-bowel perforations related to endoscopic retrograde cholangiopancreatography (ERCP) in patients with Billroth II gastrectomy. *Endoscopy* 1999;31(7):546-549.

[40] Bai Y, Gao F, Gao J, et al. Prophylactic antibiotics cannot prevent endoscopic retrograde cholangiopancreatography-induced cholangitis: a meta-analysis. *Pancreas* 2009; 38(2): 126-130.

[41] ASGE Standards of Practice Committee, Anderson MA, Fisher L, et al. *Complications of ERCP. Gastrointest Endosc* 2012; 75(3):467-473.

[42] Vaira D, D'Anna L, Ainley C, et al. Endoscopic sphincterotomy in 1000 consecutive patients. *Lancet* 1989; 2: 431-434.

[43] Wilcox CM, Canakis J, Monkemuller KE, et al. Patterns of bleeding after endoscopic sphincterotomy, the subsequent risk of bleeding, and the role of epinephrine injection. *Am J Gastroenterol* 2004;99:244-248.

[44] ASGE Standards of Practice Committee, Anderson MA, Ben-Menachem T, et al. Management of antithrombotic agents for endoscopic procedures. *Gastrointest Endosc* 2009; 70(6): 1060-1070.

[45] Hussain N, Alsulaiman R, Burtin P, et al. The safety of endoscopic sphincterotomy in patients receiving antiplatelet agents: a case-control study. *Aliment Pharmacol Ther* 2007; 25(5): 579-584.

[46] Lee JF, Leung JWC, Cotton PB. Acute cardiovascular complications of endoscopy: prevalence and clinical characteristics. *Dig Dis* 1995;13(2):130-135.

[47] Riphaus A, Stergiou N, Wehrmann T. Sedation with propofol for routine ERCP in high-risk octogenarians: a randomized, controlled study. *Am J Gastroenterol* 2005; 100(9): 1957-1963.

[48] Qadeer MA, Vargo JJ, Dumot JA, et al. Capnographic monitoring of respiratory activity improves safety of sedation for endoscopic cholangiopancreatography and ultrasonography. *Gastroenterology* 2009;136(5):1568-1576.

[49] Johanson JF, Schmalz MJ, Geenen JE. Incidence and risk factors for biliary and pancreatic stent migration. *Gastrointest Endosc* 1992;38:341-346.

[50] Rashdan A, Fogel E, McHenry L, et al. Pancreatic ductal changes following small diameter long length unflanged pancreatic stent placement [Abstract]. *Gastrointest Endosc* 2003; 57: AB213.

[51] Kahaleh M, Tokar J, Conaway MR, et al. Efficacy and complications of covered Wallstents in malignant distal biliary obstruction. *Gastrointest Endosc* 2005;61(4):528-533.

[52] Ee H, Laurence BH. Haemorrhage due to erosion of a metal biliary stent through the duodenal wall. *Endoscopy* 1992; 24(5): 431-432.

[53] Park SH, Watkins JL, Fogel EL, et al. Long-term outcome of endoscopic dual pancreatobiliary sphincterotomy in patients with manometry-documented sphincter of Oddi dysfunction and normal pancreatogram. *Gastrointest Endosc* 2003; 57(4):483-491.

[54] Karlson BM, Ekbom A, Arvidsson D, et al. Population-based study of cancer risk and relative survival following sphincterotomy for stones in the common bile ducts. *Br J Surg* 1997;84:1235-1238.

[55] Bergman JJGHM, van der Mey S, Rauws EAJ, et al. Long-term follow-up after endoscopic sphincterotomy for bile duct stones in patients younger than 60 years of age. *Gastrointest Endosc* 1996;44(6):643-649.

[56] Finsterer J, Stöllberger C, Bastovansky A. Cardiac and cerebral air embolism from endoscopic retrograde cholangio-pancreatography. *Eur J Gastroenterol Hepatol* 2010; 22(10): 1157-1162.

[57] Andriulli A, Loperfido S, Napolitano G, et al. Incidence rates of post-ERCP complications: a systematic survey of prospective studies. *Am J Gastroenterol* 2007;102(8):1781-1788.

[58] Howard TJ, Tan T, Lehman GA, et al. Classification and management of perforations complicating endoscopic sphincterotomy. *Surgery* 1999;126(4):658-665.

[59] Trap R, Adamsen S, Hart-Hansen O, et al. Severe and fatal

complications after diagnostic and therapeutic ERCP: a prospective series of claims to insurance covering public hospitals. *Endoscopy* 1999; 31(2):125-130.

[60] Linder JD, Tarnasky P. There are benefits of overnight observation after outpatient ERCP. *Gastrointest Endosc* 2004; 59(5):AB208.

[61] Barthet M, Desjeux A, Gasmi M, et al. Early refeeding after endoscopic biliary or pancreatic sphincterotomy: a randomized prospective study. *Endoscopy* 2002;34(7):546-550.

[62] Gerstenberger PD, Plumeri PA. Malpractice claims in gastrointestinal endoscopy: analysis of an insurance industry data base. *Gastrointest Endosc* 1993;39(2):132-138.

[63] Cotton PB. Is your sphincterotomy really safe—and necessary? *Gastrointest Endosc* 1996;44(6):752-755.

确保真正胜任的实践
Ensuring Really Competent Practice

Peter B. Cotton　著

要　点

- ERCP 医生在专业知识上的差别，影响操作的成功与风险。
- 患者有权了解所提供服务的质量。
- 应该鼓励医生通过在报告卡中使用已建立的质量评价标准，并参与基准测试练习来提供这些信息。
- ERCP 手术的结果也取决于设施和协助团队的质量，这是能够被评测和记录的。

ERCP 因其巨大的临床价值而在世界范围内得到广泛应用。问题是，只有当手术在最佳质量水平上执行时，效益才会最大化，但情况并非总是如此。技术性失败和严重的并发症可能发生在最优秀的医生手中，但更可能发生在技术和临床专业知识不充分的内镜医生中。医生、患者和支付方都应该关注提高内镜检查质量及其记录文本。

内镜相关的专业组织及其领导者越来越多地接受在医学领域不断发展的质量改进范式，并发表了有帮助的报告和指南[1-6]。问题是，到目前为止的现实世界中，这些组织的大多数深思熟虑的结论和意义良好的文献没并有什么影响。美国胃肠内镜学会（ASGE）多年来一直走在这方面的前沿。最新的指南（2015 年）提供了对质量问题的全面评估，并提出了许多相关指标[7]。美国胃肠病学会（ACG）和 ASGE 共同发起了一个内镜检查的基准项目——GIQUIC，但它是自愿的，目前还不包括 ERCP[8]。包括英国和澳大利亚在内的其他国家已经发展了更为有条理的部署[4, 5]。

我们需要就内镜操作表现的指标达成一致，开发收集和分析数据的基础结构，并利用由此产生的知识来促进实践中的改进，使患者受益。

一、什么是高质量内镜

人们（即知情的患者）希望我们的手术是合理的，并且能够迅速、熟练、安全、舒适地进行。这些期望可以扩展出所有类型的内镜手术所需的特性列表。

- 正确的适应证：遵守已公布的指南。
- 适当的环境、支持团队及行为。
- 充分准备并知情的患者。
- 降低风险的策略，包括患者的准备和监测。
- 适当使用药物，包括镇静和镇痛。
- 正确选择设备。

- 舒适的插管。
- 完成相关领域的调查。
- 识别所有异常（和照片文件）。
- 根据需要进行适当的组织取样。
- 暗示疗法的应用。
- 避免、识别和管理不良事件。
- 合理的时间。
- 顺利恢复，解释，出院。
- 详细清晰的建议和后续计划。
- 综合病理结果和沟通交流。
- 完整的文档。

正如本书所强调的，ERCP是一个团队活动，但我们将就内镜医生和他们工作单位的质量方面分别讨论。

二、如何识别和评价内镜医生的优秀水平

ERCP内镜医生的某些因素更有可能产生良好的结局。第1章描述了适当的培训和技能评估方法。随后提到丰富的经验虽然不能保证高质量的实际操作，但能提高其可能性。因此，这些记录资料和相关元素应该是任何内镜操作表现评估的一部分。适当的指标可以包括以下方面。

- 专业培训和认证（地点和日期）。
- 生命支持及镇静能力的训练和保持。
- 相关继续教育的证据。
- ERCP操作总数和上一年度总量。
- 上一年度的实践范围（复杂性等级）。

质量证明源于操作表现的记载，因此，收集相关数据是必不可少的。目前，许多国家的受训人员在培训过程中都需要保留其手术活动日志，一些权威机构建议内镜医生应该前瞻性地收集有关其内镜实践和操作表现的数据，这就是作者多年来一直提倡的"内镜检查报告卡"[9]。

三、报告卡和基准测试执行

报告卡不能包括在各种具有积极意义的出版物[7]中列出的所有数据元素。应该根据数据收集的便捷性和假设的相对重要性来选择项目。一些项目很容易记录，并且已经出现在大多数手术报告中（例如，适应证、解剖范围、持续时间、诊断、即时不良事件）。另一些项目更主观（如病变解释）或更难以记录（如延迟并发症、内镜医生特定的患者满意度）。而有些项目似乎成为更重要的质量标志。对于ERCP而言，选择性插管率和不良事件发生率明显是关键参数。

基准测试是指将一个内镜医生的表现与他（她）的同行和"竞争对手"的表现进行比较。这需要一个组织和动力，ERCP质量网络项目就是一个例子。我们建立了一个自愿试验项目，收集和比较内镜医生个体之间关于ERCP的操作和质量数据，以测试这项工作的实用性和可接受性。数据点包括适应证、复杂性等级、美国麻醉医生协会（ASA）级别、镇静/麻醉、入院政策、范围和透视时间，以及个人技术性手术（如深胆管插管、括约肌切开术、支架置入等）的成功率，并关注即时和延迟的并发症，同时隐去患者身份。参与者可以查看他们自己的操作表现摘要（报告卡），并与系统中所有未指定姓名的其他参与者（基准测试）进行比较。来自多个国家的150多名ERCP操作者输入了超过2万例数据。一些内镜医生准备提交的数据显示成功率相当低，这或许令人感到惊讶（但同时也令人鼓舞）。GIQUIC项目在结肠镜检查和胃镜检查中也有类似的用途[8]。

四、什么样的表现水平是足够好的，由谁来决定

ERCP质量项目证实了一个明显的事实，即使是那些乐于分享数据的内镜医生，他们所表现

的操作水平也各不相同。不是所有的患者都能得到顶级专家的治疗。接下来的问题是，由谁来决定合格的操作表现应该是什么，有哪些组成部分。专业组织最初假定了过低的受训人员获得能力所需的操作例数，但最近关注于合格的表现可能是什么［例如，证明能独立操作的技能水平（完成正式培训）］。ASGE 关于 ERCP 质量的最新报道描绘了一个宏伟的蓝图，对手术过程和操作规程的许多方面提出了基准测试。另外许多其他研究中，建议将大于 90% 的单纯乳头患者作为理想的导管插管目标[7]。

在陷入困惑之前，重要的是要认识到 ERCP 并不是一种单一的手术过程。它是类似腹腔镜一样的平台，能提供各种各样的诊断和治疗手段。内镜下逆行胰胆管造影术这个名字现在已经不恰当了，因为它远不止是一种获取胆管图片的方法。认识到不同的手术在复杂性上的差异决定了难易程度，类似于登山和冰上舞蹈。ASGE 的最新指南认识到三个水平（见第 1 章的表 1-1）：基本的（常见的胆道指征），进阶的（主要是胰腺指征）和第三级别的（可怕的指征）[11]。这些标准反映了临床和技术上的困难。针对疑似括约肌功能障碍的括约肌切开术很容易做（也许太容易了），但风险很高，患者的管理往往具有挑战性。我们应该根据具体情况来评估合格的成功率。很少有内镜医生能够声称在肝门区狭窄或小乳头插管的患者中放置多个支架的成功率很高。

五、谁来做你的 ERCP

你会放手让你的新学员对你的家人手术吗？你自己会接受一个掌握 80%~85% 技能的 ERCP 手术医生或允许你的母亲去做这项操作吗？在某些紧急情况和偏远地区，这种水平表现是可以接受的，也许可以挽救生命，但对于专家就在附近的选择性手术来说，这是肯定不行的。作者认为 95% 的技能掌握程度是一个合适的目标，至少对

于基本水平的胆道手术适用。那么患者怎样才能做出明智的判断？因为他们没有办法区分 85% 和 95% 的操作者，我们这些从事医疗行业的人有办法知道操作者的优劣，但我们的大多数患者都没有办法。他们听从于家属和朋友的建议，以及内镜医生的直言相告和沟通能力（而有时并不充分）。作者相信我们需要做得更好，只有两条路可走：第一种方法是让专业团体和支付者提高准入标准，并要求通过正式考试才能获得证书或文凭。这种资源的高度集中并不是没有争议的，但在许多其他领域中，考试是确保知识和技能在合理水平的公认方法。毕业证书将基于来自报告卡的数据、对核心知识的考查、对一些案例的观察，可能还有一些在模拟机上的操作。这项工作需要就如何评价手术中较为主观的因素达成协议。第二种方法，也是迈向第一个方法的一步，是鼓励或强制要求报告卡，如前文所述，并教育公众要求获得报告卡。

六、资格审查和特权

ERCP 与其他常见的胃肠手术不同，它只在医院进行。那些负责人有能力和责任决定谁应该被允许在院内进行 ERCP 手术。最近的一项调查显示，这种责任在美国并非总是准确地执行：21% 的报告称他们的医院没有关于初始认证的书面指导方针，59% 报告称他们的医院没有关于重复认证的书面指导方针。在有指导方针的人群中，不到一半的人有 ASGE[12] 推荐的所有标准。其实一些模板已经被建议提出[13]，目前世界内镜组织正在世界各地进行一项调查，以审查认证实际情况。

七、现在如何前进

质量网络项目和 GIQUIC 表明通过志愿者的参与，数据是可以被收集、分享和比较的。那么什么才能调动大部分医生的积极性呢？手术结果

不好的医生，或者选择不提供数据的医生，将处于不利地位。提供有效数据的情况应当有医学相关法律的保障，并有国家层面报销或赔偿政策的支持。增加电子内镜报告系统的使用可以使这一过程更加容易，甚至实现自动化。

这种系统需要一个经验丰富的中央机构来收集、分析和分配数据，这将需要持续的财政支持。医生们愿意付多少钱呢？然而成本并不是唯一的障碍。质疑者总是怀疑数据的准确性，并会说（正确地）目前提议的报告卡主要集中在技术能力上，而知识量和判断力也是手术结果的重要决定因素。这些都是需要解决而非逃避的挑战。

八、如何识别和衡量内镜单位的优秀

患者希望并且通常认为自己的手术会"做得很好"，他们往往更关心自己的安全、舒适、尊严和过程的效率。事实上，患者在镇静状态下对这些因素的评估显然要比技术方面好得多。内镜医生（无论多么有才华）都离不开良好的设施、设备和训练有素、工作积极的员工团队。虽然内镜医生负责这些因素，并可以影响团队其他成员的工作方式，但内镜单位和工作人员的重要质量因素是可以分别考虑的。

不难列出可能影响 ERCP 操作质量的内镜单位的特征。

- 单位的年限。
- 性质：医院、独立内镜诊所或公立机构。
- 认证机构（以及最近的评级）。
- 医务主任姓名。
- 主管护士姓名。
- 去年的 ERCP 体量，并按复杂性分级。

- 手术室和病房的数量。
- 护理人员总数（及培训水平）。
- 成文的政策和制度：镇静和监控；清洁和消毒；减少风险；患者召回进行监测；跟踪病理结果；质量改进。
- 安全数据：胰腺炎发生率；感染率；计划外插管；计划入院。
- 沟通与反馈：患者满意度数据；员工满意度的数据。

通过选择其中一些标准，可以开发出"内镜单元报告卡"。作为英国内镜现代化进程的一部分，Roland Valori[14] 开发了内镜单位的"全球评级量表"。该系统由一个全面的知识库和有效的改进工具构成。在几乎所有的英国内镜单位的连续测量都显示了令人满意的和逐步改善的结果。在美国，ASGE 发起了"内镜单位识别计划"[15]。这个项目很受欢迎，现在得到了数百个单位的官方认可，它着重于质量改进的方案和过程。

九、结论

所有参与内镜检查的人都相信我们流程和手术最高质量的重要性。患者认为任何提供手术的医生都有能力做到这一点，而且所有的设施都同样安全（尽管有些设施可能看起来不那么吸引人）。内镜检查的简单性就像"走进去走出去"的过程，会让患者和医生都产生一种虚假的安全感，但是不好的事情的确会发生。我们的职业应该鼓励收集和传播操作表现数据。事实上，一些内镜医生不愿意记录和宣传他们的表现，但这并不能阻止我们做正确的事情。我们应该清楚而自豪地把数据作为质量的标志。这是正确的做法，最终会得到回报。

参考文献

[1] British Society of Gastroenterology. Available at: www.bsg.org.uk.

[2] American Society for Gastrointestinal Endoscopy. Available at: www.asge.org.

[3] American College of Gastroenterology. Available at: www.gi.org.

[4] The Royal College of Physicians, Joint Advisory Group on GI Endoscopy. Available at: www.thejag.org.uk.

[5] Conjoint Committee for Recognition of Training in Gastrointestinal Endoscopy. Available at: www.conjoint.org.au.

[6] Faigel DO, Cotton PB; World Organization of Digestive Endoscopy. The London OMED position statement for credentialing and quality assurance in digestive endoscopy. *Endoscopy* 2009;41:1069-1074.

[7] Adler DG, Lieb JG, Cohen J, et al. Quality Indicators for ERCP. *Gastrointest Endosc* 2015;81(1):54 -66.

[8] GI Quality Improvement Consortium, Ltd. Available at: www.giquic.gi.org.

[9] Cotton PB. How many times have you done this procedure, doctor? *Am J Gastroenterol* 2002;97:522-523.

[10] Cotton PB, Romagnuolo J, Faigel DO, et al. The ERCP Quality Network: a pilot study of benchmarking practice and performance. *Am J Med Qual* 2013;28(3):256-260.

[11] Cotton PB, Eisen G, Romagnuolo J, et al. Grading the Complexity of Endoscopic Procedures: results of an ASGE working party. *Gastrointest Endosc* 2011:868-874.

[12] Cotton PB, Feussner D, Dufault D, et al. A survey of credentialing in the United States. *Gastrointest Endosc* 2017: 86;866-869.

[13] Cotton PB. Credentialing for ERCP must be improved. *Beckers GI&Endoscopy July* 2017. Available at: https://www.beckersasc.com/gastroenterology-and-endoscopy/credentialing-for-ercp-must-be-improved.html. Accessed January 7, 2020.

[14] Global Ratings Scale. Accessed August 8, 2014, from www.globalratingscale.com.

[15] American Society for Gastrointestinal Endoscopy, Endoscopy Unit Recognition Program. Available at: https://www.asge.org/home/practice-support/recognition-programs/eurp.